몸·에너지·마음을
조화시키는
소마틱스

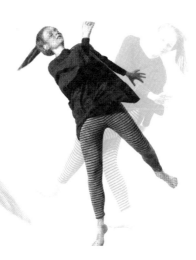

바디마인드
센터링
입문

An Introduction to Body-Mind Centering (BMC)
Wisdom of the Body Moving

린다 하틀리 저
최광석 옮김

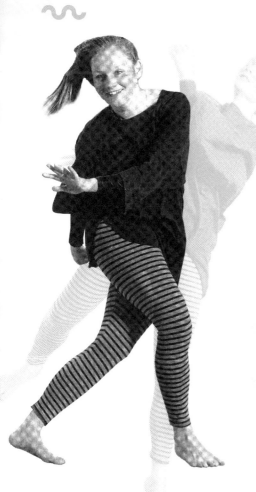

군자출판사

바디마인드센터링 입문

첫 째 판 1쇄 인쇄 | 2020년 04월 01일
첫 째 판 1쇄 발행 | 2020년 04월 08일

지 은 이   린다 하틀리(Linda Hartley)
역   자   최광석
발 행 인   장주연
출 판 기 획   한수인
책 임 편 집   이경은
표지디자인   양란희
편집디자인   양란희
발 행 처   군자출판사
　　　　　등록 제4-139호(1991.6.24)
　　　　　(10881) 파주출판단지 경기도 파주시 회동길 338(서패동 474-1)
　　　　　전화 (031)943-1888   팩스 (031)955-9545
　　　　　www.koonja.co.kr

Wisdom of the Body Moving: An Introduction to Body-Mind Centering

ISBN 979-11-5955-559-6

정가 28,000원

Wisdom of the Body Moving

An Introduction to Body-Mind Centering

Linda Hartley

나에게 글쓰기 재능을 선물해준 아버지와

생명이라는 선물을 준 어머니께

이 책을 바칩니다.

CONTENTS

감사의 글

바디마인드센터링Body-Mind Cnetering이라는 독특한 기법을 개발한 보니 베인브릿지 코헨Bonnie Bainbridge Cohen에게 깊은 감사의 마음을 전하고 싶습니다. 그녀는 오랜 시간 지칠 줄 모르는 열정으로 이 기법을 연구하고 탐구했으며, 열린 마음과 관대한 정신, 그리고 창조적 영감으로 자신의 비전과 접근법을 지속적으로 세상과 공유해 왔습니다. 나는 나 자신의 경험과 인식을 신뢰하는 법을 그녀를 통해 배웠으며, 그로 인해 나의 한계와 재능까지 자각할 수 있었습니다. 이 책에 소개된 내용 중 많은 부분이 그녀에게서 비롯되었습니다. 책이 나오기까지 이루 말할 수 없이 큰 지원과 조언을 해준 코헨에게 다시 한번 감사의 말을 전합니다. 바디마인드센터링 스쿨의 공동 이사인 레오나르드 코헨Leonard Cohen에게도 감사의 말을 전합니다. 그의 공헌과 헌신이 없었다면 이 기법이 요즘처럼 널리 알려질 수 없었을 것입니다.

나와 함께 바디마인드센터링 여정을 함께 하는 스승, 동료, 학생들에게도 감사의 말을 전합니다. 나는 이들로부터 도움과 격려를 정말 다양한 방식으로 받아 왔습니다. 내가 가르친 학생과 고객에게서도 수년 간 말할 수 없이 많은 것들을 배웠습니다. 당신들이 제게 보여준 사랑과 용기, 그리고 열정에 감사함을 전합니다.

친구이자 동료인 카트야 블룸Katya Bloom의 도움이 없었더라면 이 책은 완성되지 못했을 것입니다. 카트야에게 매우 감사하다는 말을 전합니다. 그녀의 사랑, 우정, 그리고 열정 덕분에 나의 프로젝트가 완성될 수 있었습니다.

집필 과정에서 다양한 방식으로 도움을 준 다른 친구들과 동료들에게도 감사의 말을 전합니다. 책의 그림을 그려준 다비드 필벳쥐David Philbedge, 사진 작업을 도와준 우도 헤세Udo Hesse, 시몬 퍼거슨Simon Pergusion, 카트야 블룸에게 감사하다고 말하고 싶습니다. 레나테 다이스Renate Deiss, 다니엘라 헤얼라인Daniela Herlyn, 우테 랭Ute Lang, 레지나 루디거Regina Rudiger, 시건 쉥크Sygun Schenck, 바바라 슈미트–로Barbara Schmidt-Rohr, 베로니카 비탈러Veronica Wiethaler, 요아힘 위츠케Joachim Witzke는 사진 모델이 되어 주었습니다. 이들 뿐만 아니라, 칼 슈미트–로Carl Schmidt-Rohr, 메간 워너Megan Warner, 그리고 그들의 부모님께도 감사함을 전합니다.

원고가 조금씩 완료될 때마다 다양한 시점에서 보니 베인브릿지 코헨, 카트야 블룸, 닥터 제니 굿맨Dr. Jenny Goodman, 그리고 샤르나 트라버스–스미스Sharna Travers-Smith 씨가 읽어주었습니다. 이들의 가치 있는 조언과 격려에 감사함을 전합니다. 또 마리안 드레서Marianne Dresser와 린 우렛스키Lynne Uretsky는 편집 과정에서 큰 도움을 주었습니다. 정말 감사합니다.

마지막으로, 내 영적 친구이자 마음의 스승인 라마 차임 린포체Lama Chime Rinpoche에게 깊은 감사의 말을 전합니다. 당신이 보여준 끝없는 애정과 지혜로운 인도 덕분에 이 책을 완성할 수 있었습니다.

추천사

지난 30년 동안 나는 몸과 마음 사이의 관계를 탐험해 왔으며, 그동안에 깨달은 통찰과 발견한 내용을 구조화하고 시스템화하여 바디마인드센터링BMC 을 개발하였습니다. 이 기법은 움직임, 접촉, 음성, 그리고 마음을 통해 체화에 이르게 하는 매우 근본적인 접근법입니다.

수천 명의 사람들이 나의 탐험 과정에 동참했는데, 지금까지 오직 200명 만이 바디마인드센터링 전체 과정을 이수하였습니다. 이 책의 저자인 린다 하틀리는 유럽에서 바디마인드센터링을 교육하고 보급하는데 중요한 역할을 담당하고 있습니다. 그녀는 이 책에서 자신의 경험과 해석을 감각적이고도 지적으로 통합시키며, 아름답고 시적이면서도 명료한 어조로 바디마인드센터링 체화 과정의 핵심을 전달하고 있습니다.

고마워요. 린다.

바디마인드센러링 스쿨의
창립자이자 교육 이사
보니 베인브릿지 코헨
1995년 2월

역자 서문

린다 하틀리가 쓴 이 책은 원제가 "Wisdom of the Body Moving"이다. 직역하자면 "신체 움직임의 지혜"이다. 부제는 "An Introduction to Body-Mind Centering"이다. 이 책은 바디마인드센터링 기법에 대해 국내에 정식으로 소개하는 첫 번째 책이기 때문에 책 제목도 간단하게 "바디마인드센터링 입문"으로 정하였다.

바디마인드센터링은 보니 베인브릿지 코헨이 개발한 기법으로 소마틱스 분야의 훌륭한 접근법 중 하나이다. 하지만 어떤 훌륭한 접근법도 단 하나의 영역에 가둘 수는 없다. 바디마인드센터링을 소마틱스 영역의 일개 기법이라고 규정짓기엔 다루는 영역이 실로 광범위하다. 저자가 서문에서 밝히고 있듯, 바디마인드센터링은 서양 문화에서 쉽게 나오기 힘든 접근법임에 틀림이 없다. 그만큼 동서고금 수련에 대한 통합을 다루고 있는 책이다. 여기서 다룬 기법들은, 그렇기 때문에 몸과 마음, 그리고 에너지의 관계를 탐구하는 모든 종류의 기법과 학문에 그 기본 원리와 방법론을 응용해 적용할 수 있다.

소마틱스 자체가 사실, 철학적으로, 나라는 인간 존재의 본질에 대한 탐구와 닿아있다. 『소마틱스』를 쓴 토마스 한나 또한 서양의 심신이원론을 인간 몸의 움직임 탐구를 통해 극복해보고 싶어했던 철학자였다. 그는 소마틱스 영역의 수련법을 통해 감각운동기억상실증SMA, Sensory-Motor Amnesia을 극복하고 자기교정과 자기치유를 스스로 만들어가는, 다시 말해 몸과 마음이 통합된 자기 주도적인 인간, 그리고 자기책임이 있는 인간이 많아지길 바랬다. 그 과정에서 "노화에 대한 오래된 신화가 새로운 신화로, 좀 더 희망차고 밝은 신화"로 바뀌는 것을 볼 수 있길 기대했다.

바디마인드센터링 또한 토마스 한나의 생각과 공통분모가 많다. 바디마인드센터링의 창시자인 보니 베인브릿지 코헨은 그녀의 책『감지, 느낌, 그리고 행동Sensing, Feeling, and Action』에서 토마스 한나를 톰Tom으로 부를 정도로 서로 친근한 사이였다. 이 책의 저자 린다 하틀리의 언어 논리 바탕에도 토마스 한나와 보니 베인브릿지 코헨의 철학이 녹아 있다. 바디마인드센터링에 관심이 있는 전문가라면 이 책 뿐만 아니라『감지, 느낌, 그리고 행동』도 꼭 읽어보길 바란다.

바디마인드센터링에서는 인체 시스템을 구성하는 각 부분들이 모두 특수한 "마음"을 지니고 있고, 그 마음이 "몸"을 통해 "표현"될 수 있다는 논리를 편다. 심지어 세포 하나하나, 또는 체액의 흐름에도 독특한 마음이 담겨 있고, 수련을 통해 몸과 마음을 센터링시킬 수 있다고 주장한다. 이를 코헨은 "바람이 모래에 닿아 생기는 그 패턴을 통해 마음의 프로세스를 관찰하는 것"으로 묘사한다. 린다 하틀리 또한 마음이 신체 시스템 모두에 함장되어 있어 움직임으로 표현되고, 이러한 움직임을 주도적으로 구동하고 시퀀싱하면 몸과 마음을 건강하게 깨어나게 할 수 있다고 여긴다. 그리고 움직임을 탐험하는 과정에서 자신의 몸과 마음에 대한 이해를 점점 높여 나갈 수 있다고 주장한다. 특히 인간의 발달과정에서 개발되는 움직임패턴을 각 단계별로 정리하고, 이 발달 움직임패턴을 촉진시킴으로써 "몸의 움직임에 담긴 지혜 Wisdom of the Body Moving"를 되찾는다는 논리는 탁월하다.

요즘 한국에서도 건강과 관련된 일을 하는 전문가들이 발달 움직임패턴과 관련된 공부를 여기저기서 다양하게 하고 있는데, 이 부분에 있어서 바디마인드센터링에서 제시하는 이론과 실제는 선구적이며 탐구할 만한 것들로 가득하다. 이 책이 독자들의 관점을 업그레이드시키고, 몸-에너지-마음의 통합을 일깨우는데 각성제소마가 되길 기대한다.

저자 서문

바디마인드센터링은 자연스러움을 추구한다. 그러므로 그 과정 또한 지속적인 자연의 진화 과정을 따른다. 이 책에서는 탐구와 학습을 끊임없이 해나가는 순간, 또는 인간 의식 발달에서 드러나는 특정한 아이디어가 결정화되는 순간을 소개한다. 모든 자연 속의 과정들이 그러하듯, 이 책에서 소개하는 체화 과정 또한 지속적으로 발전하여 결정화되었다 용해되고, 더욱 새로운 통찰과 연결성을 통해 구조화된다.

이 책에서 소개하는 기본 착상은 1989년 2월에 이미 완료되었다. 하지만 그때 이후로 최근의 기법 발달을 반영한 미세한 개정을 거쳤다. 그동안에 나 자신이 개발한 기법들도 잉태되어 책의 형태로 정리되기 시작했고, 이제서야 바디마인드센터링 과정을 다양한 연구, 탐구, 그리고 개인적인 경험과 통합시켜 이렇게 내놓을 수 있게 되었다. 하지만 책 안에서 소개한 대로, 바디마인드센터링 원리와 기법의 핵심은 변함없이 이 책의 기저를 면면히 흐르고 있다.

바디마인드센터링은 다양한 분야에 적용할 수 있다. 고정된 규칙이나 프로세스가 없기 때문이다. 그러니 전문가나 교사가 자신만의 경험과 창조성을 발휘해 각자에 맞게 활용할 수 있다. 전문가라면 자신이 진행하는 1:1 레슨이나 그룹 레슨 환경에 맞게 바디마인드센터링 원리를 변형해서 활용해보라. 바디마인드센터링은 몸에서 실제로 일어나는 현상을 설명하는 이론과 언어뿐만 아니라, 원리와 기법까지 제공한다. 이를 통해 다른 이들을 격려하고, 인도하며, 이끌어줄 수 있다. 이 기법은 자연과 유기체에서 일어나는 과정을 기반으로 성립되었다. 그러므로 이를 통해 각자가 외적으로는 세상 속에서 자신의 독특한 존재성을 표현할 수 있고, 내적으로는 더 깊은 경험의 세계를 탐험할 수 있다. 그리 되면 바디마인드센터링 자체도 우리와 함께 변화하고 진화하게 될 것이다.

난 진실로 독자들이 이 책을 유용한 도구로 활용하기를 바란다. 이 책이 여러분의 성장과 배움에 창조적 영감과 구체적 도움을 줄 수 있길 희망한다.

영국 캠브릿지에서
린다 하틀리
1994년 10월

서론

　　이 책은 인간이 이미 자신의 내면에 지니고 있는 지혜의 핵심, 즉 이 지구 위에서 살아가는 "자신이 누구인지 인지하는 법"을 다룬다. 내적으로는 자기 자신에 대해 경험하고, 외적으로는 자신이 살아가는 세상에 대해 인식하며 살아가는 동안, 우리는 조건화된 자기이미지self-image, 사고, 움직임, 그리고 습관적 패턴 너머에 있는 진실한 자신이 누구인지 알아가기 시작한다.

　　탐구의 수단은 몸과 움직임이다. 살아있는 모든 것들은 그 동기에 따라 움직인다. 의식적이든 무의식적이든, 유기적이든, 본능적이든, 또는 의도적이든, 움직임이야말로 생명의 핵심이다. 심지어 식물조차도 자라면서 그 형태와 위치를 움직이며 변화시키고, 스스로 움직여 태양빛에 닿으려 한다. 이렇게 생명은 무궁무진한 움직임을 통해 자신을 표현한다. 그러니 움직임은 생명이 지속되기 위해 필수불가결한 요소이다. 인간은 살아가면서 생명력을 움직임으로 표현하고, 움직임이면서 살아감을 느낀다. 계속해서 살아간다는 것은, 그러므로 계속해서 움직이고 변화한다는 것이다. 인간이 지닌 생명력은 몸을 통해 표현되고, 미세한 세포의 호흡으로 드러난다. 의식적이면서 무의식적이고 미시적이고 거시적인 움직임, 그리고 목소리나 생각을 통해서도 생명의 움직임이 표현된다. 따라서 움직임이 자유롭고 통합되면 생명력도 자유롭고 강하게 흐른다. 이때의 자유와 통합은 바디마인드센터링 여정에서 얻는 선물이다. 복잡하고도 놀라운 인체를 면밀히 탐험하는 바디마인드센터링 과정에서 여러분은 자신의 생명력, 그리고 내적 지혜를 더욱 잘 활용할 수 있게 될 것이다.

이 책에서 나는 바디마인드센터링의 관점, 그리고 몇 가지 테크닉과 원리를 제시했다. 이를 통해 여러분은 자기 탐험의 여정에 도움을 받게 될 것이다. 바디마인드센터링 원리는 인간 존재의 자연스러운 발달 과정과 잠재력을 개화시키는 방식에 기반을 두고 있다. 새로운 인지, 새로운 형태를 순간에서 순간으로 학습하고, 변형시키고, 재창조시키는 과정이 이 책 안에 기술되어 있다. 여기엔 생과 사의 자연스러운 리듬, 그리고 생명의 재생 사이클이 담겨 있다. 바디마인드센터링은 경험의 매 순간 순간에 내재하는 성장, 학습, 그리고 변화 가능성 그 자체에 관심을 둔다. 『역경易經』에서는 변화와 재생이 동시에 일어나는 순간을 "터닝포인트"로 기술한다.

> 어둠의 시간은 지나갔다. 쇠락의 시간이 지나고 터닝포인트가 다가온다. 꺼진 빛이 강력하게 되살아난다. 움직임은 있지만 아직 힘을 얻지 못했다. 하지만 움직임은 자연스럽고 즉흥적으로 솟아오른다. 오래된 것은 변형되기 쉽고, 옛 것은 버려지니, 새 것이 나온다. 되돌아 온다는 개념은 자연의 질서에 기반한다. 움직임은 주기적으로 일어나고, 그 과정은 스스로 완결된다. 이러한 방식으로 정적인 상태는 동적인 상태에 자리를 내준다. 모든 것들은 처음부터 부드럽고 주의 깊게 다루어져야 한다. 그래야 되돌아옴이 개화로 이어진다.[1]

흥시과 재생이 주기적인 리듬은 세포의 삶에서부터 호흡의 흐름을 지나, 잠을 잤다 깨어나 생활하는 일상생활의 주기까지, 인체와 관련된 어디에나 존재한다. 이 리듬은 인간을 땅과 이어주고 다른 모든 생명체들과도 깊게 이어준다. 이 책에 소개된 바디마인드센터링 작업을 통해 우리는 인체 내부를 탐구하며, 내적인 리듬, 그리고 이 리듬이 보편적인 패턴과 연결된 모습을 이해하게 될 것이다. 또 이러한 이해를 바탕으로 그 리듬을 더욱 강화시킬 수도 있다.

이 책은 인간의 이야기를 다룬다. 단지 읽거나 듣고 끝낼 이야기가 아니다. 자신의 모든 감각과 상상력을 동원해 몸과 영혼으로 들어가야하는 이야기이다. 이 독특하고도 개인적인 여행을 통해 자기 안에서 일어나는 미묘한 변화, 그리고 밝음과 어둠의 가치를 경험할 수 있을 것이다. 이는 이전과는 다른 질서를 배우는 과정이다. 여기서 기술한 내용을 통해 여러분은 직접적이고도 개인적인 방식으로 인체의 지혜와 마음을 연결하고 탐험할 수 있는 기회를 갖게 될 것이다.

나는 여기서 체화에 대해 이야기한다. 자신의 신체 안에서 편안함을 느낄 수 있도록 하는 것이 체화이다. 몸 안에서 현존하기 위해서는 인지가 필요하다. 인지야말로 자기 자신과 타인에게 친숙하게 다가갈 수 있는 첫걸음이기 때문이다. 몸 안으로 들어옴으로써 우리는 좀 더 큰 고향으로 돌아오고, 땅과 연결되어 땅의 일부가 된다. 그러면 땅도 우리의 일부가 된다. 우리가 땅에 받아들여지면, 땅이 우리에게 받아들여지고, 우리가 땅을 통해 성장하면, 땅도 우리를 지지하고 양육해준다. 그렇게 되면 우리는 우리의 존재 자체로 땅의 속성을 표현한다. 땅은 바로 인간 존재의 토대이기 때문이다.

인간의 마음 또는 의식은 "땅"과 떼려야 뗄 수 없는 관계이다. 중국 철학에서 마음은 "하늘"과 관련되어 있다. 고대 도가 철학자들은 하늘과 땅, 음과 양, 몸과 마음이 인체 내에서 조화롭게 공존한다고 여겼다. 도道, 즉 자연의 길은, 그렇기 때문에 조화롭고 온전한 인간이 되는 방법이다.

하지만 현대 서양 문화에서는 너무도 이 "땅"과 "하늘", 몸과 마음이 원리가 조화를 잃고 있으며, 하나를 너무 강조하면서 다른 하나를 무시해 둘 중의 하나가 왜곡되고 비틀려졌다. 둘 사이의 연결성을 북돋는 관계가 상실되니 분열감이 조성되고, 결국 몸과 마음에 질병을 야기하였다. 몸과 마음의 부조화가 생기면 몸 안에서 "고향"과 같이 편안한 느낌을 받기 힘들다. 결국 자신이 어디에 있는지 알아채지 못해 근본 없는 상실감이 만연한다. 이게 바로 몸이나 영혼과 관련된 질병이 서양인들에게 창궐하는 근본 원인이다. 침술사인 디안 코넬리Dean Connelly는, "모든 질병은 향수병이다"라고 말한다.[2] 그래서 인간은 자신이 누구이고, 어디에 있는지 알기 위해 끊임없이 탐구하는지도 모른다.

자신이 찾는 것이 정확히 무엇이지 모른 채, 하지만 마음에 숨겨진 무언가를 미세하게 감지하면서 길을 찾는 존재가 인간이다. "아는 것"과 "모르는 것" 사이의 이 신비한 균형 때문에 인간은 머뭇거리면서도 "미지"의 세계를 향해 발을 내딛는다. 배움이란 새롭고 낯선 곳으로 뛰어들면서, 동시에 자신이 이미 내면 깊게 알고 있던 것을 되새기는 과정이기도 하다. 그러므로, 우리는 한편으로는 길을 따라 앞으로 여행을 해나가면서, 또 한편으로는 자신의 근원으로 계속 되돌아 오고, 또 자신이 그 길 위에 있음을 자각한다.

내가 이 책을 쓴 이유는 독자들에게 바디마인드센터링의 이론적 기반을 제시하려는 것이다. 여기서 제시한 원리가 어떻게 구체적인 수련에 적용될 수 있는지도 전할 예정이다. 여러분은 이 책을 통해 움직임, 마음, 그리고 느낌 사이의 관계를 탐험하는 기회를 갖게 될 것이다. 각 장의 말미에는 탐험과 수련법을 제시하였다. 또 독자들이 바디마인드센터링 작업을 하는데 흥미를 잃지 않게 약간의 가이드라인도 제시하였다. 몇 가지 수련은 다른 사람과 함께 할 수도 있고, 서로 파트너를 바꿔가며 탐험할 수도 있다.

니의 여정

나는 댄서, 안무가, 댄스&움직임 교육자, 그리고 바디워크 치료사였다.

이전에는 문학, 심리학, 철학, 그리고 시에 관심이 많았다. 하지만 본능이 내게 속삭였다. "모든 것이 뜬구름이다." 뭔가 발을 지면에 견고하게 붙이고 몸 안에서 명확하게 자신을 확립시킬 필요가 있었다. 나는 내가 누구인지 체득하고 표현하는 수단으로 춤을 선택했다. 그때에야 나는 내가 누구인지 알아가는 길, 새로운 형태의 길 위에 있음을 알게 되었다. 탐구가 깊어져 몸과의 접촉이 심화될수록 내 몸은 나에게 새로운 인지에 대한 가르침을 선사하였다.

내가 탐구했던 모든 것들은 명확하게 보이는 양극성 사이의 관계 맺음과 관련이 있다. 몸과 마음, 수용성과 창조성, 고대 동양 전통과 현대 서양 문화에서 발생한 움직임 원리들, 과정과 형태, 치유와 예술, 내향성과 외향성, 상향성과 하향성. 이들 양극 사이의 연결성은 오랜 시간 계속해서 존재해 왔고, 하나의 측면은 다른 측면과 늘 어우러져 있으며, 서로는 서로에게 열리면서 또 동시에 닫혀있다.

움직임을 통해 몸과 마음의 관계를 탐험하는 새로운 댄스 조류에 우연히 합류할 수 있게 된 것을 난 행운으로 여긴다. "릴리즈워크Release Work"라고 부르는 즉흥 댄스가 바로 그것이다. 여기서는 상상력 또는 신체 감각을 통해 중력장 안에서 인체를 재정렬하고, 좀 더 효율적으로 건강한 움직임패턴을 창조하는 것을 목적으로 한다. 이미지는 동작을 인도하고 또 새로운 동작에 영감을 전한다. 이미지는 또 자신만의 창조적인 움직임을 자극하는 원천이다. 움직임은 또한 몸—마음의 느낌에 영향을 주고 새로운 인상과 이미지를 창출한다. 이렇게 끊임없이 주고받는 사고, 감각, 느낌, 그리고 행위 사이의 관계를 활용해 창조적인 작업과 인간을 치료하는 일에 활용할 수 있다. 사실 이런 상호작용은 원래 인간의 몸에 내재되어 있던 것들이다.[3]

나의 생각과 경험은 나중에 하는 작업과 연구에 영감을 불어넣었고 태극권을 배우는 데까지 나아가게 되었다. 태극권은 중국에서 발생한 무예이자 움직임 명상법으로 몸, 마음, 영혼의 조화를 목표로 한다. 나중엔 새로운 춤을 추구하며 미국을 여행하면서 더 많은 것을 보고 배우는 도중, 1979년 가을에, 드디어 보니 베인브릿지 코헨을 만나게 된다. 그녀와 함께 한 첫 수업에서 나는 믿을 수 없는 일을 겪게 된다. 내가 기존에 가지고 있던 지식과 고정관념이 뒤집어지는 체험을 통해 완전히 혼동과 혼란에 빠지게 되었다. 하지만 무언가 내 호기심과 열정을 붙잡는 것이 있어서 좀 더 적극적으로 알아봐야겠다는 결심을 하게 된다. 보니 베인브릿지 코헨은 내가 당시 품고 있던 질문에 답을 하고 있었고, 뭔가 내가 오랜 시간 붙잡고 있던 문제들에 독특한 통찰을 내보이고 있었다. 나는 그녀가 운영하는 바디마인드센터링 스쿨에 머물며 트레이닝을 하게 된다. 바디마인드센터링은 인간의 움직임과 발달과정에 대한 놀랄만한 접근법으로, 이를 통해 나는 새로운 통찰을 수없이 얻게 되었고, 또 그만큼 많은 질문도 갖게 되었다. 고향인 영국으로 돌아온 다음 이 질문과 통찰을 지닌 채 계속해서 작업을 했다. 그리고 그러한 작업이 기반이 되어 이 책이 탄생하였다. 나에게 바디마인드센터링을 배운 학생과 고객들이 그동안 나의 스승이 되었다. 바디마인드센터링 스쿨에서 얻었던 자극과 보니 베인브릿지 코헨이 해주었던 영감 넘치는 가르침 또한 이 책의 초석을 이룬다.

바디마인드센터링의 기원

인터뷰에서 보니 베인브릿지 코헨은 자신의 작업을 다음과 같이 묘사했다.

나는 몸을 모래와 같은 것으로 본다. 바람을 알기는 어렵다. 하지만 바람에 의해 만들어지는 모래의 패턴, 그리고 그 패턴이 사라졌다 다시 나타나는 방식을 보면 바람의 패턴을 유추할 수 있다. 이 경우 바람은 마음이다. 내가 주로 관찰하는 것은 마음의 프로세스이다.[4]

보니 베인브릿지 코헨은 댄스 강사이자 작업치료사로서 경력을 쌓아나갔다. 1962년에서 1972년까지 그녀는 병원과 재활센터에서 치료사로 근무하였고, 뉴욕에 있는 에릭 호킨슨 댄스 스쿨과 헌터 칼리지에서 배우고 가르쳤다. 물리적, 심리적 문제를 지닌 사람들이 그녀에게 찾아와 도움을 청하였고 놀랄만한 회복을 보였지만, 당시에 코헨은 자신이 행한 결과를 관찰하면서도 그게 무엇인지, 왜 그러한 치유가 일어나는지 이해하지 못했다. "스스로 인지하게 하는 것, 스스로 돕는 자를 돕게 하는 것"[5] 그리고 그로 인해 일어나는 자연치유 현상을 이해하고 타인과 소통하고자 하는 열망이 그녀를 이끌었다. 그 결과 나온 것이 바디마인드센터링 원리와 수련법이다.

이러한 배움에 대한 열망 때문에 그녀는 영국에서 보바스the Bobaths 부부와 함께 신경발달 치료사로 트레이닝을 하면서 심각한 뇌기능장애를 지닌 아이들을 치료하였다. 또한 바바라 클락Barbara Clark, 안드레 버나드Andre Bernard와 함께 신경근재학습을 연구하였고, 하루치 노구치Haruchi Noguchi와 함께 일본에서 활원운동Katsugen-Undo을 탐구했다. 또 이름가르트 바르테니에프Irmgard Bartenieff와는 라반 움직임 분석Laban Movement Analysis과 바르테니에프 기초원리Bartenieff Fundamentals를, 마리안 체이스Marian Chase와는 춤치료dance therapy를 연구했다. 여기에 요가, 명상, 발성 훈련, 무예, 그리고 두개천골요법 등과 같은 움직임과 마음 수련을 광범위하게 배우며 탐구를 심화시켰다. 재능 있는 교사들과 함께 공부하면서, 또한 자신이 수년 간 치료했던 아이들과 어른들을 통해서도, 그녀는 늘 배우는 자세를 견지했다. 그녀의 이런 개방성, 관대함, 겸손함, 지칠 줄 모르는 호기심, 그리고 초보자의 마음으로 "무지"한 상태를 견지하는 자세가 어우러져, 모든 상황에서 배움이 이어졌다. 그녀는 다른 사람이 지닌 통찰과 재능이 크든 작든 늘 진심 어린 존경을 표했으며, 그들이 지닌 어려움에 마음을 다해 접근하였다.

보니 베인브릿지 코헨이 서양 문화에서 나오기 힘든 이 독특한 접근법을 개발시킬 수 있었던 것은 아마도, 몸과 마음이 고요할 때 또는 움직이는 가운데 미묘한 변화를 포착할 수 있는 정교하게 조율된 감수성을 지니고 있었기 때문이다. 이러한 감수성, 그리고 인간의 움직임과 자세에서 표현되는 심층의 패턴을 인지하는 능력, 그리고 그 패턴이 반영된 흐름과 장애를 파악하는 능력이 바로 바디마인드센터링 작업의 핵심이자 원천이라고 할 수 있다.

바디마인드센터링 원리는 그녀에게 직관적으로 다가왔기 때문에 이를 자연스럽게 알아챌 수 있었다. 그녀가 바디마인드센터링 접근법이라는 프레임워크를 통해 가르치고 있는 내용은, 달리 말하면 그녀가 살아오며 탐구한 수년 간의 노력과 연구의 결과물이다. 스스로 말했듯, 그녀는 바디마인드센터링의 이론적 원리와 교수법에 대해서 아는 게 없었다. 그래서 그녀는 더욱 자신이 개발한 치유 작업의 핵심을 가르치고 타인과 소통하기 위한 언어를 발견하고 정형화시키는 노력을 심화시켰다. 바디마인드센터링은 이러한 탐구의 결과이다. 그리고 그녀가 개발한 이 접근법에서 활용하는 언어를 통해 나 또한 몸과 마음 사이의 치유 원리를 배우고 전할 수 있게 되었다.

마음의 본질에 관하여

바디마인드센터링에서는 마음과 몸에 서로 구별되는 기능이 있다고 간주한다. 하지만 바디마인드센터링을 통해 몸 내부를 경험하면 이 둘이 서로 통합적으로 연결되어 있음을 자각하게 된다. 내 관점에서 보면 신체와 마음을 관통해 항상 흘러 다니는 사고, 느낌, 이미지 등은 다르다. 하지만 이들은 한 개인이 살아가는 삶의 밑바탕을 흐르는, 딱 꼬집어 말할 수는 없지만 핵심적인 가치를 표현하는, 서로 다른 양식일 뿐이다. 이 핵심을 생명 흐름, 생명력, 기본 의식, 내적 자아, 영혼 등으로 부를 수 있다. 그 표현이 어떻든, 마음은 끊임없이 그 형태를 변화시키며 스스로를 표현expression한다. 마음과 마찬가지로 신체도 끊임없이 변화하는 과정에 따라 순간에서 순간으로 그 형태를 바꿔가면서 스스로를 표현한다.

바디마인드센터링에서는 골격, 근육, 장부 등과 같은 특정 신체 시스템에서 "마음" 또는 움직임패턴이 드러난다고 여긴다.[6] "마음"이라는 개념은 다양한 측면, 수준, 그리고 기능을 내포하고 있으며, 사람들도 이 단어를 각기 다른 관점에서 바라보고 이야기한다. 따라서 마음은 광범위하면서도 매력적인 주제이다. 특정한 개인 또는 문화에서는 마음이라는 개념을 주로 이성적 사고와 관련해서 사용한다. 하지만 마음을 상상력, 느낌, 직관 등과 같은 요소들과 함께 이해하는 이들도 있다. 예를 들어, 불교 전통에서는 실체의 궁극적 본질을 순수하게 인지한 상태, 즉 일차 마음primary Mind이 있고, 끊임없이 흘러 다니는 감각과 인식 과정에 의해 이 궁극적인 마음이 모호하게 변하여 생긴 이차 마음secondary mind이 있다고 여긴다. "마음"을 어떻게 인식하고 어떻게 개념 정의하든, 또는 누가 그 변화를 어떻게 인지하든, 이 주제는 사람들의 관심을 끈다.

마음의 본질, 그리고 마음이라는 용어를 얼마나 다르게 사용하느냐에 대한 논의는 확실히 많은 이들의 흥미를 유발시키지만, 이는 이 책에서 내가 의도하는 범주를 넘어선다. 이 책의 목적은 바디마인드센터링을 소개하는 것이고, 여기서 나는 "마음"이라는 용어를 특정한 몸—마음 경험body-mind experience을 기술하는 용도로 사용할 것이다. 의식을 신체 부위나 시스템에 집중했을 때, 또는 특정한 집중 상태에서 눈에 띄는 형태로 움직일 때 경험되거나 관찰되는 특수한 "마음"이 내가 다루는 주제이다. 하나의 움직임패턴 또는 신체 시스템을 체화할 때 우리가 경험하고 관찰하는 특정한 인지, 느낌, 인식, 그리고 집중이 바로, 그 움직임패턴 또는 신체 시스템과 관련된 "마음"이며, 이는 통합된 몸—마음의 "표현expression"이다.

나는 때로 이 마음이라는 단어를 넓은 의미로 또는 좀 더 일반적인 의미로 사용하기도 한다. 왜냐면 마음은 능동성, 수용성, 지성, 상상, 느낌, 통찰 등과 같은 인간의 다양한 기능들과 연계되어 있기 때문이다. 바디마인드센터링에서는 신체 시스템의 특정한 영역에 마음을 집중한다. 바디마인드센터링 작업을 하는 사람은 시각, 음성, 고유수용감각, 또는 운동감각을 활용해 몸에 정보를 보낸다. 그러면 집중, 의도, 감각이 정렬되는 과정에서 신체 조직에 잠재되어 있던 움직임이 깨어나고 몸과 마음은 통합을 향해 나아간다. 궁극적으로는 어떠한 생각, 느낌, 또는 인식이라도 우리의 의식 또는 무의식적 인지를 통해 몸-마음 경험에 영향을 미치며, 그 순간에 "표현"되는 "마음"의 미묘한 변화로 이어진다.[7] 이를 통해 마음의 능동적이고 수용적인 측면, 그리고 표현적인 측면에 통합이 이루어진다.

나는 "마음"이라는 용어를 서양인들이 일반적으로 사용하는 의미와 구별한다. 서양에서는 정보를 저장하고 처리하며, 이를 통해 생각, 추론, 예측, 상상, 기억, 집중하는 일을 마음이 한다고 여긴다. 마음이 정신적 기능과 관련이 있다는 생각을 먼저 살펴보자. 현대 서양 과학과 철학에서는 정신적인 과정을 신체와 분리해서 바라보는 경향이 있다. 마음은 뇌와 관련이 있고 이 뇌는 신체와 분리되어 있다는 견해이다. 하지만 뇌는 수십 억 개의 세포로 이루어져 있으며 신체의 일부이다. 뇌는 복잡한 신경 섬유 네트워크와 호르몬 분비 체계 그리고 세포 기능에 영향을 주는 다른 요소들을 통해 신체 다른 부위와 밀접하게 연계되어 있다. 아이 때 인간은 정신신체적 통합체psychosomatic unity로 존재하며, 이로부터 마음과 신체가 분화된다. 정신신체적 통합체로서의 경험은 발달 과정에서 중요한 역할을 한다. 그리고 이러한 경험이 박탈된 아이는 심리적으로 미성숙한 어른으로 성장하게 될 수도 있다. 하지만 마음-지향적인 문화에서는 신체와 마음을 서로 분열시키고 여기에 위계를 부여한다. 마음이 신체를 지배한다고 여기니 결국 마음과 신체 둘 다 상처를 입게 된다.

최근 연구 결과에 따르면, 전문 바디워커들과 움직임 분야의 선구자들은 경험적으로, 정신과 감정이 신체에서 일어나는 일들과 분리될 수 없다는 사실을 깨닫고 있다. 마음과 신체는 극도로 미묘하고 복잡한 상호작용을 하고 있다는 사실을 알게 된 것이다. 실제로 이들은 신경화학적 과정을 통해 상호작용을 하며 불가분의 관계를 맺고 있다. 미국 국립 정신건강연구소의 뇌생화학 분과 소장이었던 캔다스 퍼트Candace Pert는 신경펩티드neuropeptides라는 화학메신저와 그 수용체들이 뇌와 신경 다른 부위에 네트워크처럼 펼쳐져 있으며, 이들이 뇌, 내분비 시스템, 그리고 면역 시스템을 서로 연결시키면서 커뮤니케이션한다는 사실을 밝혀냈다. 퍼트 박사의 연구는 사고, 감정, 그리고 신체 사이의 관계뿐만 아니라 몸—마음 치유가 일어나는 기전에 대한 이해에도 중요한 시사점을 제공한다. 그녀는 다음과 같은 결론을 내린다.

> 신경펩티드와 그 수용기들은 마음과 몸이 어떻게 서로 연결되어 있으며, 또 어떻게 감정이 몸 전체에서 발현될 수 있는지를 이해하는데 핵심 열쇠이다. 사실, 신경펩티드에 대해 더 많이 알아갈수록, 신체와 마음에 대해 전통적인 방식으로 이해하는 것이 점점 더 어려워지고 있다. 신경펩티디에 대한 이해를 통해 "몸—마음body-mind"이 하나로 통합되어 있다는 말을 더 깊게 이해하게 된다. [8]

서양인들의 일반적인 생각과는 달리, 퍼트 박사의 결론에 따르면 의식은 머리에 있지 않고 몸의 다른 부위에 투사되어 있다. 그녀는 다음과 같은 주장을 했다.

> 마음은 정보로 구성된다. 그리고 이 정보는 뇌와 신체라는 물리적 기관을 기반으로 한다. 마음은 또한 여기저기 흘러 다니는 정보와 관련된 비물질적인 다른

> 종류의 기판도 필요하다. 아마도 마음은 이러한 네트워크를 결합시키는 그 무엇일지 모른다.[9]

나는 퍼트 박사가 마음을 정보와 비물질적 기판 또는 정보의 흐름으로 정의한 내용이 나의 정의와 유사성이 있다고 여긴다. 나는 정신과 마음의 인식 과정, 그리고 이들 사이를 움직이고, 가로지르고, 인식의 모든 과정에 스며들어 있는 인지 기능을 마음으로 정의한다. 바디마인드센터링에서는 정신과 신체적인 측면을 하나로 통합시키는 것을 목표로 한다. 인지를 통해 몸을 탐구하고 동시에 몸과 마음의 기능을 즉각적으로, 그리고 전체적으로 아우르는 것이 바디마인드센터링을 통해 얻어야 할 것이다. 또 궁극적으로는 신체와 마음에 대한 이론적인 분별이 실제 수련 안에 녹아들어야만 한다.

바디마인드센터링 이론과 실제

바디마인드센터링은 몸에 내재된 직관적인 지혜를 일깨우고, 인지 기법과 접촉 기법을 통해 치유력을 높이는 접근법이다. 이를 통해 우리는 움직임의 심층적인 영역까지 탐험해 들어갈 수 있다. 움직임패턴에 대한 인지를 개발하면 할수록 우리는 자신의 마음이 어떻게 움직이는지, 또는 마음이 몸 안에서 어떻게 제한되어 있는지 알게 된다. 특히, 바디마인드센터링을 통해 여러분은 신체의 해부학적 시스템과 발달 움직임패턴을 직접적으로 체득하고, 접촉 기법과 움직임 리패터닝 기법을 활용할 수 있게 될 것이다.

이 책에서는 객관적인 연구 결과와 주관적인 체험을 통해 배움을 확장시키는 방법이 담겨 있다. 이를 통해 둘 사이의 균형을 통합시킬 수 있다. 서양 문화에서는 수관성과 객관성을 분리해서 바라보는 경향이 팽배해 있다. 하지만 이 책에서는 주관적이고 경험적인 배움을 더 강조한다. 이유는 서양인들이 객관적이고 과학적인 지식에 치중하기 때문이다.[10] 나는 이 둘 사이의 불균형이 해소되어야 한다고 믿는다. 주관적인 경험과 객관적인 지식은 서로 통합되어야 더 나은 결과를 가져올 수 있다.

이러한 측면에서 바디마인드센터링은 기여하는 바가 크다. 해부학, 생리학, 심리학, 그리고 유아 발달과정과 같은 관찰 가능한 원칙에 기반을 두고, 또 인체 역학과 물리학적인 법칙을 바탕으로 하면서도 개인의 주관적인 경험을 심화시킬 수 있는 지식과 지혜 전통에 강력하게 뿌리내리고 있는 접근법이기 때문이다. 바디마인드센터링은 자신의 용어로 자신의 목소리를 낼 수 있도록 해준다. 과학적이고 학술적인 용어는 객관적인 지식의 프레임워크를 제공해준다. 하지만 그 내면엔 직관적이고 "여성적"인 지혜가 담겨 있다. 몸에 담긴 지혜가 그러한 프레임워크에 의해 개화될 수 있다. 이러한 방식으로 바디마인드센터링을 수련해보면 자기 자신의 신체에 담긴 지혜를 신뢰하고 그 가치를 믿는 방법을 학습할 수 있다. 이 책에 담긴 이론과 원칙은 사실 바디마인드센터링을 탐구하는 사람들의 집단적인 경험을 기반으로 계속해서 진화하고 있다.

바디마인드센터링 철학은 몸과 마음이 통합적으로 연결되어 있고 서로 상호작용한다는 것을 전제로 한다. 몸—마음의 치유나 변화는 실제 신체 조직에 직접적인 접촉이 가해지거나 마음에 영향을 주는 움직임패턴을 통해 일어난다. 또는 의식적인 마음으로 물리적인 신체 조건에 영향을 줌으로써 긍정적인 치유와 변화가 일어나기도 한다. 바디마인드센터링 작업은 배우는 법을 배우는 것을 다룬다. 이는 정보에 접근하는 방법, 하나의 상태에서 다른 상태로 이행하는 방법, 그리고 이러한 과정을 인지하는 방법을 아우른다. 이 접근법은 직접적인 경험과 관찰에 기반을 두고 있다. 바디마인드센터링을 통해 다른 이들을 촉진해주는 사람이 직접 체득한 인지와 체화 수준은, 그렇기 때문에 교육, 치유 또는 치료 작업의 핵심적인 요소이다.

바디마인드센터링은 세포인지를 깨워 인체의 내적 지성에 접촉하는 과정이다. 세포인지를 깨우면 "몸에 대한 사랑"을 일깨우게 된다. 마리온 우드만 Marion Woodman은 이런 글을 썼다. "진정한 사랑은... 몸의 모든 세포에 스며있네."[11] 접촉과 현존을 통해 다른 존재와 연결되고 또 근원적인 세포인지 수준에서 그들과 공명하는 것이 바디마인드센터링 수련의 핵심이다. 실제 바디마인드센터링 과정은 전문가가 손을 통해 수동적인 자극을 가하는 것에서부터 자발적으로, 타인의 도움 없이 스스로 새로운 감각에 기반한 움직임패턴을 새롭게 펼치는 것까지 모두 아우른다. 그렇기 때문에 그 과정은 연속성을 띈다. 학생이나 고객은 이 접근법을 통해 스스로 변화와 성장을 이루는 과정에 능동적으로 참여하는 법을 배운다. 바디마인드센터링은 수동적인 바디워크 또는 교정기법을 좀 더 능동적이고 예술적인 움직임 재학습 기법과 연계시키는 길을 제공한다. 신체 조직은 지성을 지니고 있다. 이 말은 신체 조직 자체가 이미 의식적으로 인지하기도 전에 전문가의 손길에 따라 전해지는 메시지를 받아들이고, 인지하고, 반응한다는 뜻이다. 이러한 바디워크, 교정기법, 접촉요법 등을 바탕으로 움직임이 일어나면, 새로운 감각이 좀 더 건강한 움직임패턴에 통합된다. 그러면 이때 개화된 움직임패턴을 기반으로 좀 더 명료하고 의식적인 패턴이 몸 안에서 구축되고 통합된다.

많은 이들이 어린 시절부터 자신의 몸에 대한 감각과 감정 표현을 억압시켜 왔다. 결과적으로 막대한 에너지와 생명력이 억제되어 자신의 신체가 지닌 내적 지식과 지혜로 향하는 길이 막혔다. 그러니 몸과 단절되거나 분리된 느낌이 생겨 땅과의 연결성이 끊기고, 긴장이나 약화가 일어나 불안과 통증이 발생하고, 실제 환경을 생생하게 인지하는 능력이 감소하게 된 사람들이 많아졌다. 이렇게 몸과 단절된 감각이 생기면 심리 상태와 몸 전체의 건강에도 악영향을 끼치게 된다.

바디마인드센터링을 통해 여러분은 몸이라는 고향으로 되돌아가 감각, 느낌, 마음, 그리고 영혼이 조화롭게 통합되는 것을 재경험할 수 있다. 고요한 가운데 감지하고, 호흡하고, 이미지를 활용하는 기법으로 몸이 하는 말에 귀를 기울이다 보면, 내면의 지혜가 여러분을 탐험의 세계로 인도한다. 그러면 자신의 몸과 그 직관적인 형태의 지식을 신뢰하게 될 것이다. 집중력 가득한 접촉과 감각적인 움직임이 발생하면 긴장과 장애가 풀려나가면서 인체의 코어엔 힘과 지지력이 발생한다. 이렇게 몸에 균형과 통합이 커질수록 마음은 각성되고 명료해지며, 존재하고 인식하는데 더 큰 개방성과 즉흥성이 생겨나고, 습관적 고정패턴이 해소되어 내적인 창조성을 더 온전하게 표현할 수 있게 된다. 이러한 작업을 통해 자연치유 능력이 증진된다.

잉태의 순간부터 중력장 안에서의 움직임을 마스터할 때까지 진행되는 인간의 움직임 발달 과정에 대한 통찰이 바디마인드센터링 수련의 프레임워크를 형성한다. 인간의 발달 과정은 여러 단계로 이루어져 있다. 또 단세포 유기체에서 인간이라는 종으로 진화해 온 과정이 인체의 움직임패턴에 반영된다. 이러한 발달 시퀀스를 통해 우리는 "존재"에서부터 "행위"까지 경험하게 된다. 다시 말해, 지구 또는 어머니와 접속된 존재 상태에서 자아감이 형성되고, 놀기 위해 몸을 뻗고, 창조적인 활동과 세상과 관계 맺는 행위로 이어지는 과정이 바디마인드센터링의 기반을 이룬다. 이러한 발달 움직임패턴은 아이, 청소년, 어른이 미래에 학습하게 되는 모든 배움의 밑바탕을 형성한다. 움직이고, 감지하는 일, 심리적이고 지적인 일, 그리고 영적인 성장까지, 인간과 관계된 모든 것들이 이 초기 움직임 경험에 의해 깊은 영향을 받는다.

발달 과정은 보편적이면서도 개인적이다. 바디마인드센터링 수련에서는 개인적인 능력, 한계를 인식하게 해주는 일련의 움직임패턴을 탐험한다. 습관화되고 학습된 움직임패턴이 변하려면 "마음"에 의해 움직임의 리패터닝이 "허용”되어야 한다. 이러한 “허용”에 의해 여러분은 더 큰 통합, 명료함, 그리고 창조성을 세상 속에서 “표현”하게 될 것이다.

바디마인드센터링에서는 인체의 모든 해부학적 시스템을 다룬다. 근골격 시스템뿐만 아니라 장부, 선, 신경, 그리고 체액 시스템까지 아우르며, 각각의 시스템에서 표현되는 움직임, 느낌, 접촉감, 인식 상태, 그리고 집중에 미치는 영향까지 탐험한다. 이러한 시스템을 통해 우리의 일부가 표현되며, 각각의 시스템이 서로 균형을 이루고 역동적인 상호작용을 함으로써 일어나는 움직임을 체화시킬 수도 있다. 또한 모든 신체 시스템은 구조적이고 에너지적인 측면에서 인체를 지지해준다. 각각의 시스템은 호흡, 감각 인지, 그리고 접촉에 의해 유도되는 움직임을 협응시키는데, 이를 통해 어떤 인체 조직을 통해서도 통합과 치유를 촉진시키고 에너지 흐름을 리패터닝시킬 수 있다.

바디마인드센터링 수련을 통해 우리는 다양한 신체 시스템에 직접적으로 접촉하는 법을 배우고 이들 시스템에서부터 움직임을 구동시키게 된다. 그렇게 구동된 움직임은 자신을 표현하는 수단이다. 또 다른 사람들의 신체에 존재하는 서로 다른 시스템과, 거기서 발생하는 움직임에 접촉하고 인지하는 법도 배운다.

인체의 시스템은 각기 다른 형태의 질감을 지닌 움직임을 표출하거나, 느낌, 인식, 인지 상태에 있어 눈에 띄는 변화를 표현하기도 한다. 마찬가지로, 즉흥적으로 일어나는 어떤 움직임이라도, 그게 의도적인 동작이든, 또는 특수한 운동이든 상관없이 특정한 형태의 집중, 인식 과정, 에너지, 그리고 집중의 방향성을 표현한다. 움직임은 구동, 시퀀스, 그리고 완료로 이어지는 독특한 패턴을 지니고 있으며, 이러한 패턴은 일련의 “마음”과 관련이 있다. 한 개인 또는 집단이 어떤 “마음”을 함께 지니고 있다면, 이를 명확하게 인지할 수 있다. 이때의 마음은 특수한 분위기나 무드로 감지된다.

우리가 해부학적인 시스템과 신체 구조를 직접적으로 경험한다는 것은, 그 구조에 내재한 "성격"을 체화한다는 의미이다. 이러한 "성격"은 인간의 내부에서 공존하는 잠재적 인격들subpersonalities 또는 에너지 응집체이며, 모든 개인에게 있어 독특한 패턴으로 상호작용한다.[12] 이러한 패턴들은 때때로 고정된 상태로 남거나, 또는 살아가는 과정에서 새로운 관계를 형성하며 변화할 수도 있다.

이 에너지 응집체는 신체 조직이나 구조에 담겨 있다가, 물리적으로는 감각, 자세, 움직임, 신체 증상으로, 심리적으로는 느낌, 태도, 품행 등으로 자신을 표현한다. 내가 볼 때, 이 두 차원의 표현 양식은 서로 순수하게 인과율로 이어지진 않는 것 같다. 또한 그럴 필요도 없어 보인다. 신체 활동으로 인해 심리적 패턴이 표현되거나, 또는 정신의 필요에 의해 육체 기능이 결정되기도 한다는 뜻이다. 이렇게 육체와 정신은 서로에게 영향을 주면서 함께 성장하고 또 삶의 여정에서 그 관계성을 표현해 나가기도 한다.

바디마인드센터링은 다양한 전문가 집단이 연구하고, 수련하며, 자신의 연구 분야에 적용시키고 있다. 여기에는 요가, 댄스, 무예 강사들뿐만 아니라 교육가, 마사지 테라피스트, 바디워크 전문가, 물리치료사, 작업치료사, 심리치료사, 카이로프랙터, 의사, 간호사, 보육교사, 건강 교육 전문가, 가수, 음악가, 배우, 그리고 시각 예술가 등 다양한 직종의 전문가들이 모두 포함된다. 바디마인드센터링 접근법이 매우 개방적인 성향을 지니고 있기 때문에, 이렇게 다양한 전문 영역에서 사람을 관찰하거나 진단하는 용도로 사용될 수 있는 것이다. 바디마인드센터링은 학생이나 고객의 신체에서 표현되는 움직임패턴, 불균형, 그리고 잠재력과 약점 등을 인식하고 판단할 수 있는 언어적 기반을 갖추고 있다. 따라서 이 접근법을 활용해 교육적, 치료적, 또는 창조적인 일을 하는 사람들이 그 잠재력을 개화시킬 수 있도록 도울 수 있다. 학생이나 고객의 신체, 지각, 심리, 또는 상상력과 창조력에 접근할 수도 있기 때문에, 바디마인드센터링은 움직임의 예술이자 과학으로 볼 수도 있고, 또 의식적인 마음과 무의식적이지만 창조성을 내포한 잠재력 사이에 개방된 문으로 볼 수도 있다.

이 접근법을 교육과 치료 작업에 적용할 때, 또는 변형시켜 창조적인 활동에 응용할 때, 우리는 개인에게 내재된 에너지와 표현력 사이의 균형과 융합을 고려한다. 균형이란 끊임없이 변화하는 서로 다른 상태들 사이에서 깨어서 역동성을 유지하는 것이다. 우리는 인지를 개발시켜 활동하고, 수용하고, 휴식을 취하는 흐름 속에서도 이러한 역동적 균형dynamic balance을 경험할 수 있다.

각각의 시스템을 분화시켜 인지하는 힘이 커질수록 이들을 전체적으로 재통합시킬 수 있는 힘도 커진다. 또 좀 더 풍부하고 다양한 경험을 표현할 수 있게 된다. 이러한 과정에서 신체 구조는 중력장 안에서 정렬을 이룬다. 바디마인드센터링은 인체의 내부 환경과 외부 환경의 관계, 내부 집중과 외부 집중의 정도, 그리고 느낌, 욕구, 의도가 집중, 행동과 통합되도록 해준다. 이를 통해 인지가 높아질수록 변화를 가로막아 정체시키는 고정패턴을 풀어내고, 점차 우리 내부와 주변에서 실제로 일어나는 것에서 자유로움을 확보하며, 끊임없이 변화하는 순간 속의 춤을 추게 될 것이다.

초보자의 마음

나는 이 책을 통해 여러분이 자기 자신에 대해 더 깊게 인지하게 되기를, 그리고 살아있는 몸에 대한 경이로움을 체험할 수 있길 희망한다. 마음의 패턴에서 통찰을 얻고, 이러한 패턴이 몸과 그 움직임을 통해 가시적으로 드러나는 것을 체화하길 바란다. 이러한 일이 일어나기 위해서는 열린 마음과 유연한 마음이 최대로 "허용"되어야 한다. 이 책에 나온 운동을 탐험하면서 그러한 열린 마음을 얻을 수 있길 희망한다.

무언가를 진실로 배우기 위해서는 배울 것에 대해 무지한 상태를 견지해야 한다. 새롭고 뭔가 이상해 보이는 것에 접근할 때는 특히 자신이 배운 시스템, 자신이 서 있는 전통, 또는 이미 갖추고 있는 믿음과 관념을 내려놓아야 한다. 약간의 불신을 얼마간 견지하더라도 지나친 고정관념은 내려놓고 "초보자의 마음"으로 접근해야 한다.

나 또한 뭔가 새로운 것을 배울 때면 처음엔 흥미를 느끼고 마음을 여는 단계를 거친다. 이전에 단편적으로 알아왔던 무지의 조각들이 연결되면, 새로운 정보가 실로 엮인 것처럼 꿰어져 점차 확장성을 지닌 거미줄처럼 변한다. 그런 다음 통찰의 패턴이 형성된다. 하지만 빛과 그림자처럼, 아직은 가능성만 감지되고, 전체성과 연결성의 새로운 비전엔 도달하지 못한다. 좀 더 많은 경험을 겪고 나면 새로운 지식이 내 안에서 살아 꿈틀대며 호흡하고 사랑스러운 형태로 실현된다. 그런 다음에야 나는 진실로 시작점에 섰다고 여긴다. 이제 막 태어난 아이처럼, 배움의 태초에 선 것이다. 나는 여전히 초보자이다. 그러니 무지와 경이로움을 지니고 겸손한 자세를 갖추려 한다. 나의 무능함을 수용하고 기억 속에 있는 가능성의 지점으로 지금도 나아가고 있다. 잠재성, 전체성, 그리고 사랑에 대한 비전이야말로 내가 맹목적으로 발걸음을 옮기는 가이드이다. 앎을 연결시키지 못하여 침묵하고, 하지만 그 비전을 인내하면서도 신뢰하는 것이 내가 앞으로 나아갈 수 있는 유일한 방식이 되길 기원한다.

이 책을 쓸 때에도 모든 것이 어둠 속에서, 무지에서 태동되었다. 처음엔 오랜 친구처럼 친숙한 캐릭터들이 등장하는 하나의 이야기로 책이 전개되었지만, 나아갈 여정은 미지의 영역으로 그리고 누구도 알려주지 않은 사건들로 가득해 보였다. 그 이야기가 어떻게 전개될지, 질감과 형태는 어떠할지, 그리고 나와 독자에게 어떤 의미로 전해질지, 처음 책을 쓸 때에는 어떤 것도 확정된 것은 없었다. 다만 무언가 가치를 지닌 약속의 씨앗이 언젠간 개화될 것이라는 믿음으로 첫 발을 떼었다. 나는 자연의 순환 사이클을 신뢰하면서, 그 자연 안에 함장된 신비한 음성이 실현되리라고 믿으면서, 미지의 영역과 조우하였다.

이게 초보자의 마음이다. 나는 계속해서 이 마음으로 바디마인드센터링 과정에서 무언가를 발견하려 한다. 그렇게 이 접근법에 다가가야 한다. 나는 독자 여러분도 이러한 마음으로 바디마인드센터링을 만나길 희망한다. 책에 소개된 내용을 탐험할 때는 이미 여러분이 지니고 있는 것을 내려놓고 초보자의 마음으로 접근하라. 오래된 것들은 버려라. 맨몸으로, 날것으로, 조금은 순진하게, 그리고 불필요한 것은 비운 채로 탐험하라. 이런 열린 마음을 갖춰야 뭔가 새로운 것이 들어온다. 달이 기울었다 차고, 세포가 확장했다 수축하며 호흡을 하듯, 채워지고 비워지는 것은 자연의 이치이다. 하지만 고정관념을 끊고 오래된 것을 버릴 때에는 저항감과 혼돈이 밀려올 수밖에 없다.

매 순간은 다음 순간을 위해 죽어야만 한다. 그래야 우리의 경험이 죽음, 새로운 탄생, 삶, 그리고 또다른 죽음으로 끊임없이 순환하며 나아갈 수 있다. 사실 이러한 변화 과정이 문제가 아니라 그러한 변화를 대하는 우리의 태도와 감정이 문제일 수 있다. 보니 베인브릿지 코헨은 우리가 지니고 있는 장애와 약점이 오히려 선물이라고 강변한다. 따라서 자신의 어두운 부분을 충분히 깊게 관조하게 되면, 자신에게 엄청나게 가치와 의미를 지닌 무언가를 얻게 되고, 타인에게도 커다란 선물을 안겨줄 수 있다고 말한다. 그러니 당신이 특정한 순간, 경험, 사랑에 매달리고 있다면 이렇게 질문하라. "왜 이렇게 매달릴까? 이러한 매달림의 의미는 도대체 무엇인가?" 그때가 바로 여러분이 매달린 것에서 자유로워지는 탐험의 시작점이다. 여러분은 여러분이 매달린 문제의 중심에서 자신의 힘, 자신의 실존, 그리고 독특한 자기 존재의 본질을 찾게 될 것이다.

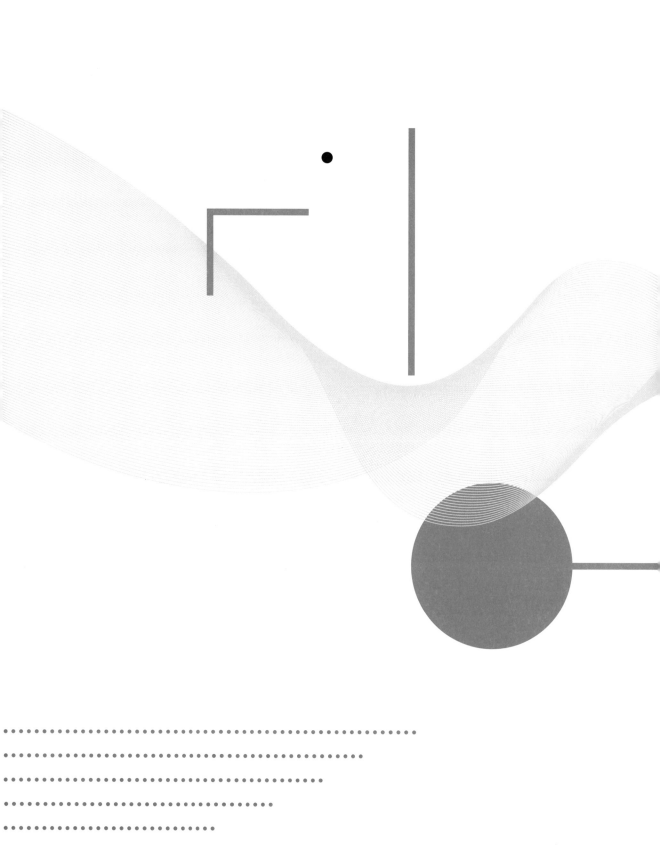

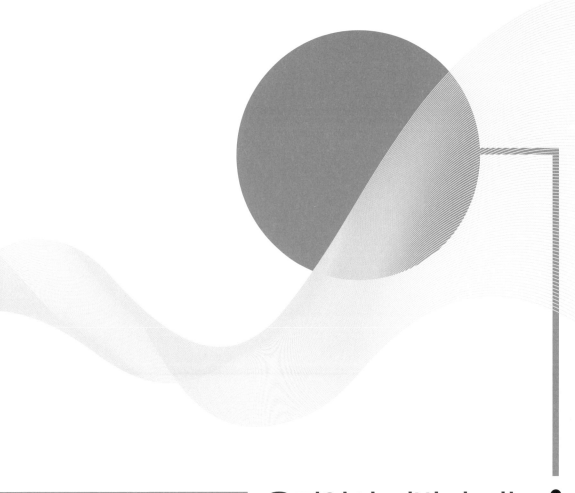

움직임의 기반이 되는
발달과정

1장

존재의 기반:
세포인지 깨우기

인간은 움직임을 통해 존재의 매 단계를 습득해 나가고, 이를 바탕으로 더 나은 성장을 위한 발판을 마련한다. 바디마인드센터링의 기본 개념과 구조적 틀을 이해하기 위해서는 이러한 인간의 움직임이 어떻게 발달되고 진화되어 왔는지 알아야 한다.

탄생 시점부터 인간이라는 존재의 삶은 미지의 장소에서부터 비롯된다. 정자는 자신에게 새로운 생명과 형태를 부여할 집, 즉 자궁이라는 암흑 공간으로 들어오는데, 그곳에 있던 하나의 세포가 이 씨앗을 받아 의식의 빛을 깨운다. 바로 이 잉태의 순간에 수정란은 어머니의 육체나 의식과는 다른 새롭고도 미묘한 존재로 변모한다. 하나의 세포가 이렇게 독특하고도 독립적인 의식을 지니게 된 순간부터 인간이라는 존재의 흐름이 생긴다.

세포가 지닌 의식은 성숙한 어른이 지니는 각성된 의식과는 다를 것이다.[1] 그럼에도 불구하고 세포들이 지닌 의식들은 몸 안에 동시에 존재한다. 어떤 세포는 인지의 경계 아래에 존재할테고, 또 어떤 세포는 인지의 경계 위에 존재할 수도 있다. 우리가 이렇게 다른 세포의 존재 상태, 또는 의식 상태를 경험하려면 세포 수준에서 인지를 깨워야 한다.

지각있는 존재로 지구 위에서 살아가는 인간의 삶은 수중 세계에 사는 단세포 유기체로부터 비롯되었다. 이는 수정란이 자궁 안의 액체 속에서 성장하는 것과 유사하다. 한 개인의 발달은 종의 진화 과정을 되밟는다. 단세포 유기체가 물고기가 되고, 양서류, 파충류, 포유류를 거쳐 의식 있는 존재로 변해가는 과정은 인간 수정란이 어머니 뱃속에서 자라는 과정과 닮아 있다. 이렇게 종의 진화 과정을 거치면서 쌓인 정보, 그리고 태아의 초기 발달 과정에서 겪은 의식 진화 상태는 "기억"이 되어 우리 몸을 구성하는 세포에 저장된다.

하나의 세포, 즉 최초의 단세포 유기체는 염색체를 두 배로 늘리며 자기복제를 해나간다. 인간이라는 유기체의 성, 구조, 기능, 그리고 외형은 이 염색체에 의해 결정된다. 염색체쌍은 분열되어 독립적인 세포, 즉 두 개의 쌍둥이 세포로 들어간다[2].(그림 1-1) 아메바와 같은 단세포 종은 이 과정에서 서로 다른 두 종류의 독톡한 생명체가 되고, 각각이 독특한 형태의 세포인지를 지니게 된다. 인간의 수정란도 마찬가지다. 하나의 수정란이 분할과 분열을 반복하며 여러 개의 세포로 나뉘면, 각각의 세포에도 독특한 세포인지cellular awareness가 생기게 된다. 사실, 이 현상은 인간의 삶 전체에서 일어나며, 이 세포분열을 통해 인간은 조금씩 성장하고 새롭게 변해간다.

새로 형성된 각각의 딸세포는 분열되기 전의 단일 세포가 지니고 있던 핵심적인 특성을 그대로 지닌 채 분열되지만, 자신만의 독특한 특성도 지닌다. 세포는 세포질을 둘러싸고 있는 다공성 외벽, 미세 영양소를 함유한 점액성 액체,

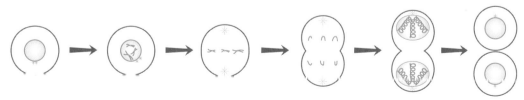

그림 1-1 세포분열 과정

그리고 세포의 핵심 업무를 관장하는 특수한 구조물로 이루어져 있다. 단백질을 합성하고, 에너지를 생산하며, 세포를 분열하는 것이 이 구조물들의 업무에 해당된다. 세포 중심에는 핵이 있고 그 안에는 조상에게 물려받은 정보를 운반하고 세포대사 과정을 조절하는 유전자가 담겨있다(그림 1-2). 세포는 산소를 받고 노폐 가스를 액체에 용해시켜 다공성 외막으로 내보내는 방식으로 호흡을 한다. 이 과정에서 영양분을 받아들여 물질대사를 하며 에너지를 발생시키고, 노폐물질을 배출한다. 각각의 세포는 자기복제를 하거나 일련의 매우 특수한 기능을 수행할 수 있는 가능성을 지닌다.

배아는 자라면서 점차 크기가 커지고, 세포분열이 일어나면서 복잡성이 증가한다. 분열된 세포는 분열 전 세포에 내재된 기본 속성과 자기인지를 함유하면서도 각자 독특한 독립성과 개성을 지닌다. 또한 분열된 세포는 몸 전체에서 작지만 필수적인 부분으로 기능하며, 이 부분과 전체는 상호의존성을 지닌다. 세포는 분화되면서 특수한 기능을 갖는다. 다시 말해, 분화 초기의 세포는 유기체 전체의 일부로 집단화, 생존, 그리고 생식에 필요한 다양한 가능성이 함장되어 있지만, 분화가 일어나면 보이지 않는 마스터플랜의 인도로 특수 기능이 조화롭게 발화하게 된다.[3] 어떤 세포는 신경 신호를 전달하는 능력을 지닌다. 길다란 섬유를 통해 몸의 다른 부위로 신호를 전달하게 된 신경 세포는 엄청나게 복잡한 신경 시스템의 일부가 된다(그림 1-3). 뼈에 칼슘을 안착시키는 능력을 지닌 세포는 골격 시스템의 일부가 되며, 결합 조직 세포는 탄성섬유를 생산하여 이리저리 얽히고 섞혀 망처럼 된 결합 조직 네트워크를 구성한다(그림 1-4). 이렇게 특수한 기능을 갖게 된 세포가 집단을 이루어 구조를 갖게 되면, 그 구조가 기능을 결정한다. 예를 들어, 탄성 섬유로 이루어진 근육 세포는 서로 다발을 이루고 평행으로 배열되어 수축 기능을 담당한다(그림 1-5). 이렇게 분화된 다양한 형태의 세포들이 모여 유기체 전체에서 일어나는 소화와 호르몬

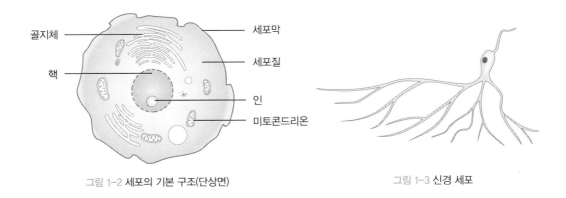

골지체

핵

세포막

세포질

인

미토콘드리온

그림 1-2 세포의 기본 구조(단상면)

그림 1-3 신경 세포

활동에 관여하는데, 이 과정에서 특수한 화학 작용이 일어난다.

이와 같은 방식으로 인체 시스템을 이루는 조직과 장부가 만들어지면, 조직과 장부는 또 다시 각자의 독특한 역할을 담당하며 전체 유기체를 유지하는데 필수적인 기능을 한다. 이 중에서 어떤 요소도 그 중요성이 과소평가되어서는 안 된다. 세포가 장부로, 또 장부가 유기체로 변해가는 과정에 관여하는 개별 단위에 내포된 가능성이 생명의 패턴을 이룬다. 마찬가지로 개인이 모여 조직이 되고, 이 조직이 사회를 구성할 때도 작은 단위가 전체 사회에서 제각기 그 역할을 담당하는 것과 같다. 그러므로 세포 수준에서 부조화와 질병이 생기면 해당 세포와 관련된 장부 기능도 영향을 받게 되고, 이 장부와 관계를 맺고 있는 다른 장부, 넓게는 몸 전체에 불균형이 생기리라는 것은 자명한 이치이다. 따라서 특정 세포의 기능이 저하되는 것은 몸 전체의 장애와 질병을 야기시

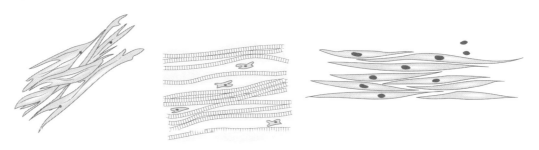

그림 1-4 결합 조직

그림 1-5 평활근 세포

키는 근원이다. 이러한 모델은 개인과 사회의 관계, 나아가서는 국가와 지구의 관계를 넘어 가능한 모든 관계 범주로 확장시켜 적용할 수 있다. 그래서 각각의 세포에서 정신신체psychophysical 건강이 확보되는 것이 유기체 전체의 웰빙에 필수불가결하다는 결론을 내리게 된다.

부분은 전체에 포함되며, 전체는 부분으로부터 진화되기 때문에, 단일 세포가 겪는 생물학적인 삶은 한 유기체 삶의 근간이 된다. 마찬가지로, 단일 세포가 지닌 인지awareness는 몸 전체가 지닌 의식consciousness의 기반이 된다. 이러한 세포인지를 전의식preconscious으로 부를 수 있을 것이다. 왜냐면 한 명의 성인이 지니고 있는 독특한 의식에 비해, 세포인지는 독립적인 자의식이 없기 때문이다.[4] 세포는 자아성찰을 하거나 다른 세포 또는 사물과 분리시켜 자신을 인식하지 못하지만, 주변 환경에 따라 반응을 하며 다른 세포와 영향을 서로 주고 받는다. 또 세포는 어느 정도 움직임을 스스로 결정할 수도 있다. 따라서 각각의 세포에도 내적지성과 존재감각, 그리고 독특한 생명력이 구현되어 있다고 볼 수 있다.

세포의 "생명"

의식 집중을 통해 우리는 세포 레벨에서 접촉 요법을 시행할 수 있다. 세포가 존재하고 움직이는 레벨에 초점을 맞추며 호흡, 이미지 또는 접촉 기법을 활용하면 세포인지 차원의 변화를 촉진할 수 있다(그림 1-6). 또, 마음과 에너지를 세포에 집중함으로써 호흡과 생명에너지가 제한된 세포의 인지를 깨워 좀 더 온전한 생명력을 되찾게 해줄 수 있다. 마음이 가는 곳에 에너지도 가고, 이에 따라 몸도 움직이기 때문이다. 반대로 마음이 멈추는 곳엔 에너지의 흐름도

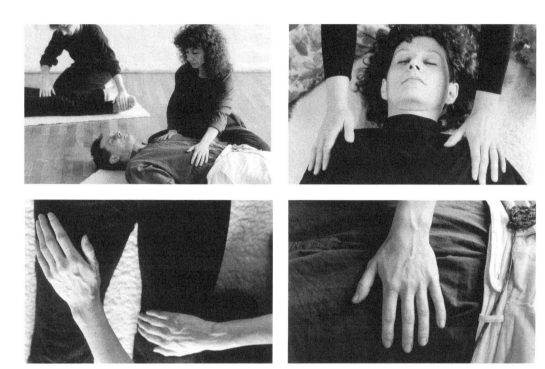

그림 1-6 세포 레벨에서 신체 접촉하기

정체되거나 정지하게 된다. 이러한 원리는 대부분의 요가 또는 치유법의 근간이다. 태극권 마스터인 리앙Liang은 다음과 같은 말을 한다.

"마음이 움직이면 그 의도가 바로 뒤따르며, 의도가 일어나면 기氣가 흘러간다. 따라서 마음, 의도, 기는 하나의 원처럼 밀접하게 연결되어 있다."[5]

몸의 특정 부위에 존재하는 세포로 흐르는 에너지가 제한되면, 해당 세포의 생명력과 기능은 저하되며, 에너지 흐름이 줄어든 세포는 재생과 수복을 제대로 못하고 겹쳐 죽이기게 된다. 에너지가 신체이 특정 부위에 정체되어 흐름이 차단되는 경우도 있다. 이때에도 에너지의 자연스러운 흐름이 막힌다. 그 결과 특정 조직에 과잉된 에너지가 다른 조직에도 악영향을 끼쳐 또다른 형태의 문제를 야기한다. 이런 문제는 동시에 발생하기도 하며, 에너지 정체 문제가 오랜 시간 지속되면 신체의 조화가 깨져 질병이 발생할 수도 있다. 대체의학 또는 전통의학을 하는 이들은 감정적 에너지의 정체, 억압, 부정으로 인해 암과 다른 형태의 질병이 일어난다고 믿는다. 시몬톤스Simontons는 암환자들을 대상으로 한 연구에서 감정 또는 스트레스로 인한 문제를 깊게 다루고 있다.[6] 몸 전체의 생명에너지 균형을 맞추는 일은 몸을 전체적으로 바라보는 다양한 의학 또는 치유 전문가들의 관심을 끈다. 예를 들어, 침술은 다음과 같은 이론을 전제로 한다.

> "생명에너지인 기가 몸에 흐르고 있으며,
>
> 이 기는 조화와 균형을 이루고 있다.
>
> 기의 조화와 균형 상태가 바로 건강이다.
>
> 따라서 기가 제대로 흐르지 않으면
>
> 부조화와 불균형이 발생하고,
>
> 이게 바로 질병이다."[7]

온전한 호흡이 일어나면 세포에는 항상 신선한 에너지가 공급되며 동시에 독성 노폐물은 제거된다. 이런 일들은 피부의 모공과 세포막을 통해 일어난다. 각각의 세포가 지속적으로 수축하고 확장하면서 일어나는 유출과 유입 작용은 폐에서 일어나는 외호흡과는 다르다. 이렇게 세포에서 일어나는 호흡을 "내호흡" 또는 "세포호흡"이라 한다.

세포호흡을 하는 동안 각각의 세포는 자신의 리듬에 맞는 파동을 전달한다. 심지어 별다른 활동 없이 깊게 휴식하는 중에도 이런 일들은 끊임없이 일어난다. 하지만 몸 안의 세포가 미묘하게 움직이는 가운데서도 깊은 평화의 순간,

다시 말해 섬세한 움직임을 넘어선 고요한 상태를 세포에서 느낄 수 있다. 이는 인체를 구성하는 대부분의 세포가 서로를 동시에 인지하고 느끼는 통합의 순간 이다. 세포호흡은 물리적인 몸 전체를 통합시키는 움직임패턴이다. 이러한 통합 상태는 명상을 통해서도 체험할 수 있다.

내가 볼 때 세포 수준에서 일어나는 인지, 그리고 세포가 지닌 지성이 바로 "직관"을 낳는 것 같다. 세포 수준에서 일어나는 감지, 느낌, 인식, 반응은 너무도 미묘하지만 핵심적이어서 우리의 의식과 즉각적으로 연계된다. 따라서 인체를 구성하는 각각의 세포가 현존, 자기인지, 그리고 지속적인 상호소통을 이루고 있다면, 일상적인 인지 상태에서는 접근할 수 없었던 정보를 파악할 수도 있을 것이다.

존재와 행위

우리는 특정한 조직, 체액, 기관, 선glands과 접촉할 수 있으며, 해당 레벨에 의식을 집중함으로써 각각에 담긴 "마음"을 경험할 수도 있다. 이때의 경험은 해당 시스템이 지닌 기능을 투영한다. 또한 이때 경험되는 "마음"은 그 기능과 연계된 감정적, 인지적 관계를 통해 색채화될 수도 있다. 하지만 개별 세포가 지닌 마음은 일반적인 의미의 마음에 비해 좀 더 중립적이며, 다양한 가능성을 내포한다. 이 세포의 마음은 세포의 "존재" 상태이며 몸 전체 시스템이 관여하여 이루어지는 다양한 "행위"의 기반이 된다.

개별 세포는 자기복제를 한 후 인체의 특정 부위에서 특수한 형태의 활동을 하기 위해 분할되기 전까지, 겉으로 보기엔 휴식 상태에 있는 것 같다. 단지 호흡만 하며 그 자체로 존재하는 것처럼 보이는데, 어찌 보면 단순히 "지금 여기"서 현존하는 것 같다. 하지만 이 순간에도 세포는 완전히 비활동 상태에 있는 것은 아니다. 왜냐면 세포막이 이루는 경계 안쪽에서는 단백질 합성과 일반적인 형태의 물질대사가 활발하게 일어나고 있으며, 앞으로 진행될 성장 과정을 준비하고 있기 때문이다. 어떤 형태의 창조 활동이라도 이렇게 잠재성을 지닌 휴식 상태가 필요하다. 이 휴식 상태에서 분리된 요소들이 전의식적 인지 preconscious awareness 상태에서 융합을 시작한다. 여기서 글을 쓰는 순간에도, 나는 때때로 정신적 비활동 상태, 생각없음, 행위없음 상태에 빠져들곤 한다. 하지만 이 순간에도 나의 생각은 의식적으로 이해하는 수준, 즉 의식이 닿을 수 있는 수준 이상의 성숙을 위해 감수성을 확장시켜 놓는다. 생각하고, 연결하고, 질서를 만들고, 글로 쓰는 의식 활동의 광풍에 따라 이리저리 흘러다닌 후 잠시 멈추어 휴식을 취하는데, 이게 바로 창조의 과정이며, 세포 또한 가장 근본적인 레벨에서 이와 비슷한 과정을 겪는다.

바로 여기에 "세포인지"라는 개념이 지닌 치료적 가치가 존재한다. 몸과 마음에 휴식 공간이 생기면 주의집중의 힘이 물리적인 기반에 안착된다. 이러한 휴식의 순간은 세포가 온전히 재창조될 때, 그리고 인간이 창조적인 사고와 행동을 할 때에도 필수적이다. 신경 시스템은 끊임없이 외부 환경에서 신호를 입력받아 처리한 후 그 정보가 필요한 신체 부위로 메시지를 전달하며, 자극에 따라 반응한다. 참으로 피곤한 일이 아닌가! 이렇게 활발한 신경활동 사이에 적절한 형태의 균형과 조화가 필요하다. 인체엔 휴식이 필요하다. 잠을 자는 동안 신경 활동의 많은 부분이 일시적으로 멈추는 때가 있는데, 이런 휴식의 순간을 통해 그 기능이 회복되곤 한다. 신경계는 정상적인 활동 중에도 "휴지기"라는 순간을 통해 신호를 전달하고 차단하는 사이에 여유를 갖는다. 하지만 끊임없이 특정 "행위"를 요구하는 복잡한 현대 생활에서 비롯되는 극심한 스트레스로 인해 신경 시스템은 충분한 휴식을 취하지 못한다. 과도한 자극으로 혼미해지고 불안해진 마음엔 온전한 휴식과 회복이 어려워지며, 고요하고 안정된 상태에서 자연스럽게 발생하는 창조적인 활동 대신 스트레스 가득한 상황이 이어진다.

　코마coma 상태에 빠진 사람, 즉 의식이 거의 없는 이를 보면 "몸-마음 기능"의 극단적인 형태를 세포 레벨에서 살펴볼 수 있다. 코마란 생명을 유지하는 데 필수적인 시스템이 거의 구동되지 않으며 신경 시스템의 기능 대부분이 작동 불능에 빠진 상태이다. 이때에 의식은 어둠 속으로 잠겨들어 죽음 근처를 배회한다. 예를 들어, 심각한 뇌손상을 입은 사람의 뇌는 그 상처로 인해 깊은 휴식 상태에 빠진다. 인공적인 기구의 도움으로 겨우 생명만 유지되는 사람의 몸에서는 세포활동과 세포인지를 위한 최소한만 남기고 대부분의 에너지는 상처받은 부위를 치유하고 재구조화시키는데 투입된다. 이러한 상황은 자궁 안에서, 독립적인 생명체로 살아갈 준비를 하며, 오직 어머니 몸에서 공급되는 외부 에너지에만 의존하며 살아가는 태아의 상황과 유사하다.

　심한 사고를 당한 후 코마 상태에 빠졌다가 신비한 과정을 통해 회복된 한 어린 소녀에 대한 다큐멘터리를 TV에서 보고 큰 감동을 받은 적이 있다. 어머니가 해준 사랑의 접촉과 헌신적인 간호를 받으며 소녀가 생명력을 회복한 이야기였다. 처음에 그녀는 뱃속의 아이처럼 몸을 웅크리고 있었으며 겉으로 보기엔 의식이 없는 것처럼 보였다. 하지만 어머니는 신생아에게 하듯 끊임없이 만지고, 안아주고, 말을 건넸으며 결국엔 딸에게서 반응을 이끌어 냈다. 보통의 아이가 성장하는 과정과 마찬가지로, 어머니의 헌신적인 보살핌을 몇 년 동안 받는 동안 어린 소녀는 점차 걷는 법, 말하는 법을 배웠고 마침내 춤을 출 수 있을 정도로 생명력이 회복되었다. 소녀의 이야기는 위대한 희망, 신념, 용기, 엄청난 고통과 좌절, 그리고 새로운 환희의 여정이었으며, 이는 모든 생명이 스스로 거듭나는 과정과 닮았다.

　신경계를 포함한 모든 인체 시스템들은 수백만 개의 세포로 이루어져 있다는 사실을 떠올려보라. 우리는 내분비 시스템, 신경 시스템, 골격 시스템 등이 지닌 각각의 "마음"에 접촉할 수 있을 뿐만 아니라 몸 전체 세포와 시스템이 모두 통합되어 형성되는 "마음"에도 접촉할 수 있다. 동시에 세포 수준의 인지 상태로 내려가 개별 세포가 지닌 "마음"도 접촉할 수 있다. 세포가 지닌 마음은 가능성과 단순성을 지닌 채 안정 상태에서 표출된다. 세포 수준의 인지는 세포 들이 시스템으로 분화되기 전, 조금은 더 본질적이고, 조금은 더 존재의 균형이 잡힌 상태에서 발생한다. 인체의 모든 시스템을 구성하는 세포들은 이렇게 단 순하지만 안정된 현존presence 상태를 기반으로 활동한다.

안정 상태에서 표현되는 세포의 "마음" 즉, 세포현존the presense of the cells과 세포호흡에 초점을 맞추면, 계속 변화하는 중에도 의식을 놓치지 않을 수 있다. 죽은 사람에게서는 세포현존을 감지할 수 없다. 망자의 신경 활동은 정지되어 있기 때문이다. 하지만 깨어있는 마음으로 안정 상태에서 촉발되는 단일 세포의 마음에 의식을 집중한다면 그 독특한 속성을 인지할 수 있다. 이를 통해 안정된 존재를 경험하는 것이 모든 행위의 초석을 이룬다는 사실을 깨닫 게 된다. 물론 안정 상태가 영원히 지속되지는 않는다. 안정 상태를 붙잡는 것 은 자연스러운 변화 사이클을 거부하는 행위이다. 이 경우 오히려 생명에 부정 적인 영향이 가해질 수도 있다. 왜냐면 "존재"가 "행위"의 초석이듯, "행위" 또 한 "존재"의 필요조건이기 때문이다. 우리의 목표는 창조적인 과정의 모든 단계 에서 세포 활동의 양단 사이에 위치한 중용을 발견하는 것이다. 만일 "존재"와 "행위"가 서로 분열된다면, 또는 둘 중 한 측면이 삶을 습관적으로 지배하게 되 면, 결국 그 사람의 신경 시스템은 파탄을 맞아 무기력해질 것이다.

신경 시스템은 신호를 보내 행동을 표현함으로써 생명력과 충만함을 표 출한다. 하지만 이러한 행동 또는 행위가 세포의 본성에서 분리된다면, 그래서 신경계의 "행위" 측면만 기능하게 된다면, 인간은 끊임없이 욕망을 추구하며 앞 으로 나아가려 하는 "행위"의 덫에 빠져 생명의 근본에서 이탈하게 될 것이다.

반대로, 영원하고 무한한 존재의 현존한 측면만 추구한 채로 살아간다면 창조적인 활동과 관계를 통해 표현되는 삶에서 유리될 수도 있다. 이는 "무위"라는 말의 진정한 의미를 이해하지 못한 것이다. "존재"와 "행위"가 조화를 이룬 삶에서는 이 양자가 상호작용하여 서로를 지지한다. 다시 말해, 존재가 행위를 또는 행위가 존재를 충만케 하는 길이 열린다는 뜻이다. 이는 "극에 이르면 되돌아온다"는 역易 원리와 같다. "밤이 깊으면 새벽이 멀지 않았다"는 말도 같은 이치를 반영한다. 안정 상태와 활동 상태가 변화하는 과정도 이와 같다. 만일 우리가 한 측면의 핵심에 온전하게 도달하면 다른 측면은 자연스럽게 따라온다. 하지만 "온전하게" 도달하지 못하면 온전한 "되돌아옴"도 일어나지 않는다.

세포의 존재 상태는 안정, 평화, 간결함 등의 느낌으로 표현될 수 있다. 하지만 이런 안정된 세포의 존재 상태엔 강한 힘, 전능성이 내포되어 있다. 하나의 세포는 자신이 속한 우주의 중심이다. 아니 우주 그 자체이다. 세포의 형태는 둥글다. 이는 세포가 지닌 온전성과 완결성을 표현해준다.

수정란이 복제되어 배아가 되고 또 태아가 되는 과정에서 무한한 가능성의 느낌, 전능한 느낌은 태아의 원시적인 인지 감각이 된다. 태아는 자신과 자신을 둘러싼 환경 사이에서 경계를 느끼지 못한다. 자신의 몸 바깥과 이어진 탯줄을 통해 영양분을 공급받고 생명을 유지하기 때문에 이러한 통합적 인지가 생긴다. 태아의 존재에 필요한 모든 것이 항상 "거기"에 준비되어 있다. 생명을 유지하고 성장을 이루기 위해 애써 양분을 받아들이거나 이를 유지하는 행위를 할 필요가 없다. 태아와 어머니의 몸은 육체적으로 하나이기 때문이다. 이러한 연결성을 통해 태아는 자신을 표현하면서 동시에 영원한 우주와 하나된 느낌을 받는다. 태아는 아직 시간이 진행된다는 느낌을 받지 못한다. 이렇게 시간이 흐른나는 느낌이 바로 인지 싱대기 되며, 성장히어 인간으로 변모채 갈 때 태아의 세포가 지니는 "마음"이 된다.

세포가 현존 상태에서 느끼는 "힘"을 기반으로 자의식self-consciousness이 진화한다. 이 자의식은 자기 자신, 지구, 어머니, 그리고 나중엔 자신이 속한 커뮤니티와의 결속력으로 나아간다. 이 자의식은 아이가 어머니 뱃속에서 세상으로 나올 때 또는 나온 이후에 창출된다. 태아일 때 느끼는 "하나되는" 또는 "전능한" 느낌은 우리가 살아가는 동안 되찾을 수도 있다. 하지만 이미 어머니 뱃속에서 나와 생명의 사이클을 밟으며 진화하게 된 이후엔 이런 "전의식적 통합성preconscious unity" 상태, 다시 말해 자궁 안에 존재하는 상태에 영원히 머무를 수는 없다. 이미 삶으로의 첫 발을 뗀 이후엔 분화, 분리, 그리고 자의식 단계를 밟아나가야 한다. 이러한 단계야말로 유아, 영아기를 거치며 아이가 신체적, 정신적으로 발달하는 과정이다. [8]

학습과 인식의 뿌리

아이든 어른이든 성장의 과정은 선형이 아니라 나선형이다. 성장의 새로운 단계가 시작될 때마다 또다시 새로운 형태의 나선형 흐름이 시작되며, 삶을 살아가는 동안 계속해서 인간은 탄생 초기 과정에서 드리워진 그림자를 의식적 또는 무의식적으로 반복해서 밟아나간다. 인간은 자궁 안에서 또는 태어나는 순간 경험했던 패턴을 다시금 표현하거나 표출하는데, 이는 아이의 발달 과정을 살펴보면 알 수 있다. 이때 표현되는 패턴은 앞으로 이루어질 감각 인지, 감정과 사회성 습득, 그리고 지성과 나선형 성장을 위한 초석이다.

인간의 첫 배움은 어머니 자궁 안에서 주로 신체 감각을 통해 이루어진다. 이 단계는 아직 몸과 정신이 분리되기 전이다. 세포를 통해 단순하고 직접적인 알아차림이 일어나며 이를 통해 몸의 지혜the wisdom of the body가 형성되기 시작한다. 이는 점차 신경 시스템을 통한 복잡한 감각 인지로 이어진다.

세포들은 물로 가득한 자궁 속에서도 지구의 인력을 감지해 자신이 있어야 할 곳을 알아챈다. 또 시간이 흐르지 않는 것같은 세계에서 부유하며 어머니의 움직임과 지구가 보내는 느리지만 광대한 리듬을 통해 자신과 자신이 속한 환경에 대한 정보를 수집한다. 이렇게 인간은 세포 상태일 때 이미 중력의 위대한 힘에 순응하여 자신을 맡기는 법과 이에 반응하는 법을 배운다. "지구 위에서 살아가는 인간은 무게를 지니고 있다. 인체를 구성하는 셀 수 없이 많은 조각들엔 각각 중력의 라인 또는 힘이 특수한 형태로 작용한다."[9]

어린 아이로 또는 어른으로 살아가며 성장 사이클을 밟아나가는 동안 주변 환경이 주는 지지력 또는 그 환경과의 결속력 상실에 대한 두려움을 느끼는데, 이때 인간은 어머니 뱃속에서 세포 상태로 살아가는 동안 결속력을 상기시켜 지구와의 관계성을 재구축하며 이를 통해 나선형 성장의 더 고차원적인 단계로 나아간다.[10]

움직임에 대한 감각은 그 자체로, 그리고 주변 환경과의 관계성을 바탕으로 형성되며, 접촉 감각을 내포한다. 접촉 감각은 세포가 자신과 환경을 인식하는 주된 수단이다. 세포 외막은 바깥쪽의 유동액과 접촉하거나 다른 세포와도 접촉한다. 모든 세포들은 미세하게 움직이며 호흡하며 서로 신호를 주고 받는데, 이러한 접촉을 통해 자기인식에 대한 원초적인 감각이 형성된다. 딘 후안 Deane Juhan은 다음과 같이 말한다.

접촉 감각은 순차적이고 심리적이며, 모든 감각의 어머니다. 감각의 진화 과정에서 이 접촉 감각이 가장 먼저 형성되었음은 의심의 여지가 없다. 이 감각은 아메바같은 오래된 단세포 생물에서조차 잘 발달되어 있다. 귀에 전해지는 공기의 압력, 코의 점막과 혀의 미뢰에 닿는 분자, 망막에 전달되는 광량자. 이런 정보들은 특수한 신경 세포에 특별한 형태로 접촉하여 정교한 형태의 감각을 형성한다. 접촉 감각은 다른 어떤 감각보다 더 인간이 현실을 인식할 수 있도록 해주는 수단이다.[11]

접촉과 움직임 감각을 통해 태아의 세포는 자신의 존재와 활동 그리고 자신이 살아가는 세상의 다양성을 학습하기 시작한다. 이렇게 인간이 어머니 뱃속에서 나오기 이전부터 경험하는 양적 정보는 나중에 겪게 될 발달 과정에서 습득하게 될 요소들에 막대한 영향을 끼친다.

자궁 안에서 경험했던 결속력과 자극은 나중에 겪게 될 이행 사이클에 영향을 줄 뿐만 아니라 개인적인 반응 패턴에도 영향을 미친다. 따라서 우리가 세포인지 레벨에 안착할 수 있도록 스스로를 허용하거나 이를 재경험하게 되면, 존재를 양육하고 결속시키는 세포접촉cellular contact을 통해 탄생 초기에 학습했던 좀 더 긍정적인 경험을 창출할 수 있으며, 새로운 반응 패턴을 형성시킬 수도 있다. 이를 세포결속cellular holding이라고도 하며, 이를 통해 아이든 어른이든 초기 학습 과정을 상기시킬 수 있다. 물론 어머니 뱃속에서의 경험이 불안함, 트라우마, 불완전성의 경험일 수도 있다. 하지만 긍정적인 형태의 지지력, 사랑, 그리고 양육의 감각을 다시 경험하며 원초적인 온전성에 접근하게 되면 많은 일들이 자연스럽게 해결된다. 이렇게 온전한 신뢰, 도전, 흥분, 환희, 그리고 자기확신으로 가득한 순간은 이전과는 다른, 무언가 새로운 것을 마스터해야 한다.

탄생 초기의 기억은 몸에 에너지 장벽과 물리적 감각 형태로 "축적"된다. 이러한 기억은 나중에 이와 연관된 사건이 일어나면 재현된다. 이런 일들은 보통 의식적으로 인지할 수 있는 역치 하에서 일어나며, 신체 반응, 특별한 증상, 또는 일정한 태도가 뒤따르면서 행동의 또다른 영역에 영향을 미친다. 바디워크나 움직임 요법을 통해 새로운 감각 또는 다른 형태의 움직임 패턴을 이끌어낼 수도 있다. 이런 요법들을 통해 적절한 지지와 자극을 통해 새로운 감각 패턴을 통합시킬 수 있기 때문이다. 이때 우리는 새로운 방식과 오래된 방식의 경험 사이에서 선택을 하게 된다. 일단 건강하고 온전한 형태의 새로운 패턴을 경험하고 인지하게 되면 몸—마음body-mind은 자연스럽게 좀 더 효율적이고 조화로운 패턴을 선택한다. 그 결과 존재에 충분한 지지력을 제공하는 새로운 형태의 감각이 신경 시스템 내부에 통합된다. 이러한 방식으로 우리는 좀 더 강력하고 안전한 성장 기반을 확보할 수 있다. 나무처럼 인간도 지구 에너지의 근원까지 뿌리를 깊게 내릴 수 있다.

탐험: 세포호흡

다음에 소개할 탐험을 통해 여러분은 편안하고 활력을 주는 세포인지 상태를 경험할 수 있을 것이다. 또한 자신의 신체 내부에서 참되고 에너지 넘치는 형태로 현존하는 느낌을 받을 수도 있다. 여기서 배우는 기법은 다음 장에서 탐구하게 될 주제의 기반을 이룬다. 이를 통해 바디마인드센터링을 익히는 데 필요한 열린 마음과 수용적인 태도를 갖게 될 것이다.

여기서 소개하는 탐구 과정을 녹음해서 활용해도 좋다. 자신의 필요와 방향성에 맞게 지시어를 변형해도 된다. 한 단계가 끝나면 충분한 여유를 두고 느낌이 온전히 체화될 수 있도록 하라. 믿음이 가는 친구에게 부탁하면 더 좋다. "나는 내 몸이 지구와 접촉하고 있음을 느끼고 있습니다"와 같은 1자 관점 표현으로 스스로에게 지시를 내리는 것도 괜찮다. 가능하면 이리저리 움직여도 방해받지 않을 만큼 충분한 공간, 따뜻하고 편안한 환경에서 수련하라.

1 먼저 등을 바닥에 대고 눕는다. 작은 베게를 머리나 무릎 아래에 받치면 좀 더 편안하다. 그런 다음 눈을 감는다.

2 몸이 지면과 닿는 감각을 느낀다. 몸 전체에서 몸무게를 지지해주는 바닥의 느낌을 감지한다. 바닥에 가해지는 몸의 압력을 마치 지구 중심으로 건물이 깊게 뻗어나가는 것처럼 상상한다. 따뜻한 날씨라면 야외에서 이 수련을 해보라. 즐거움이 더욱 커진다. 실내에서 수련을 한다면 바닥이 아닌 흙으로 된 지면, 또는 풀이 자라는 들판이나 모래가 깔린 해변에 누워있다고 상상해보라. 따뜻하게 내리쬐는 햇볕과 몸 아래에서 느껴지는 땅의 생명력을 느껴보라. 소리와 향기를 활용해서 쾌적한 환경을 만들어도 된다.

3 몸을 부드럽게 이완시켜 아래서 지지해주는 지면과 만난다. 피부를 열어 지면 또는 공기와 접촉하는 느낌을 받아들인다.

4 이제 자신의 호흡 움직임을 관찰한다. 부드럽게 들이쉬고 내쉬는 과정에서 내부 공간과 주변 공간의 연결성을 감지한다. 호흡 리듬이 생길 때 신체 부위 중 가장 많이 오르내리는 부위가 어디인지 확인한다. 이완이 깊어지면 이 움직임이 변할 수 있다.

5 들이쉬고 내쉬는 과정에서 채워지고 비워지는 느낌이 몸 전체로 퍼져나가는 것을 감지할 수 있는가? 가슴, 복부, 골반으로 전달되는 호흡 리듬을 느껴보라. 호흡이 자신을 움직일 수 있도록 내버려두어라. 이제 호흡이 팔과 다리를 지나, 손끝과 발끝, 그리고 얼굴과 머리까지 전달된다고 상상해보라. 이렇게 호흡 리듬을 타고 집중력이 몸 전체로 퍼져나갈 때 잘 느껴지지 않거나 상상력이 미치지 않는 영역, 또는 뭔가 어둡고 쉽게 접근하기 어려운 부위가 있을 수도 있다. 이때 호흡을 강압적으로 해서 이를 풀어내려고 하지 말라. 그냥 관찰만 한다.

6 우리 몸은 수십 억 개의 미세한 세포로 이루어져 있음을 떠올려보라. 각

각의 세포는 모두 다르다. 하지만 동일한 기본 구조를 지니고 있다. 세포 중심엔 하나의 세포핵이 존재하고 그 주변은 세포질로 채워져 있다. 이 세포질은 약 70~80% 물로 이루어져 있으며 나머지는 다양한 종류의 분자가 차지하고 있다. 세포질 바깥은 반투과성 막이 둘러싸고 있다. 세포는 이 막을 통해 호흡한다. 세포호흡은 세포 중심으로 다가가거나 멀어지고, 미세하게 확장하거나 수축하는 리듬을 지니고 있으며, 이때 생기는 생명의 파동은 몸 전체로 전달된다.

7   세포호흡을 감지해보면, 미묘한 파동, 진동, 떨림, 또는 열감이나 요동하는 감각이 몸 전체로 퍼져나가는 것을 느낄 수 있다. 또한 깊은 평온함과 고요함도 느낄 수 있다. 세포호흡을 느끼는 수련을 할 때 생기는 다양한 감각과 리듬에 열린 마음을 갖도록 하라. 세포호흡에 의해 생기는 리듬은 우리가 일상적으로 하는 폐호흡에 의해 공기가 폐로 들어왔다 나가는 리듬과 다르다. 또 심장이 펌핑하는 느낌과도 다르다. 이보다 훨씬 더 깊은 곳에서 일어나는 리듬이다.

8   이제 의식을 이전에 잘 느끼지 못했던 부위, 어둡거나 접근하기 어렵게 느껴졌던 부위로 보낸다. 그런 다음 그 부위의 세포들이 온전하게 호흡할 수 있도록 하라.

9   몸을 전체적으로 느껴보라. 각 부위가 미묘한 파동으로 살아있음을 감지해보라. 자신의 몸을 구성하는 수십 억 개의 개별적인 세포가 동시에 하나로 연결되어 있다는 사실을 떠올리며 몸 전체에서 전해지는 파동을 느낀다.

10 모든 세포들이 자신의 무게를 지면으로 내려놓도록 온몸을 이완한다. 중력이 당기는 힘을 받는 세포들이 있는 부위에 마음을 둔다. 그런 다음 해당 부위를 이완시켜 그곳의 세포호흡이 자유롭게 일어날 수 있게 한다. 이 과정에서 잠에 빠져도 좋다.

11 다시 한 번 지구가 떠받치며 몸무게를 분산시키는 느낌을 감지해보라. 지구의 위대한 움직임을 통해 당신이 공간으로 이동되는 느낌을 찾아보라.

12 준비가 된 느낌이 들면, 몸을 한쪽으로 살짝 기울인다. 이 새로운 자세에서 중력이 당기는 힘이 미세한 개별 세포에 작용되는 느낌을 감지해보라. 몸을 이완하면서 생기는 감각을 즐겨라.

13 반대 방향으로 몸을 기울여 같은 요령으로 그때의 감각을 찾아본 후 편하게 쉰다. 영겁처럼 느껴지는 순간이다.

14 이제 부드럽게 굴러서 복부를 바닥에 대고 엎드린다. 지구가 당신을 끌어안는 감각을 느껴본다. 당신이 지구를 끌어 안고 동시에 지구가 끌어안는 감각을 경험해보라.

15 여기서부터는 자신이 원하는 음악을 틀어놓고 탐구를 계속 해도 된다. 이제 몸에서 작은 움직임이 일어나도록 한다. 몸은 스스로 어떻게 움직여야 할지 잘 알고 있다. 그러니 몸이 만들어내는 가능성에 따라 그 경계로 움직일 수 있도록 허용하라. 이때 피부가 지면, 공기와 접촉하는 느낌을 인지한다. 특정한 지점에 도달하여, 스스로 그 때가 되었다고 느껴지면, 눈을 뜨고 움직이면서 주변을 본다. 움직이고 있는 그 장소에 있는 사람들과 사물들, 방의 바닥, 벽, 천정이 자신을 지지해주고 있음을 느끼고, 자신도 그들을 지지하고 있음을 느껴보라. 누운 자세에서 충분한 시간을 두고 수련을 한 후 앉거나 선 자세로 이동한다.

16 눈을 뜨고 수련을 하면서도 방 안에 진실로 현존하고 있음을 느끼게 되면 수련을 끝내야 할 때도 알게 된다.

이 수련을 할 때 체득한 내용을 필기하거나 그림으로 그려보면 더 큰 도움이 된다. 그 경험을 친구와 나눠도 좋다. 이 과정을 통해 수련 상태에서 평상시의 인지 상태로 부드럽게 되돌아 올 수 있다. 또한 체득한 내용을 정리하면서 수련 과정에서 느낀 중요한 감각과 깨달음을 의식적으로 통합시킬 수도 있다.

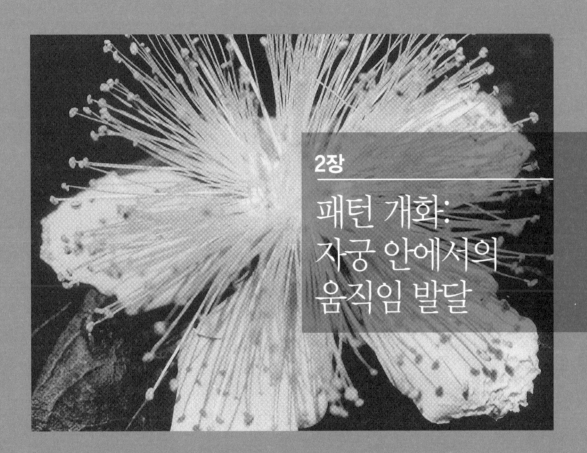

2장

패턴 개화:
자궁 안에서의
움직임 발달

지금까지 세포에 대해 살펴보았다. 세포는 유기체의 기본 단위이다. 또한 지구 위에서 살아가는 감각을 지닌 모든 생명체의 근본이며 잠재성을 지닌 씨앗이다. 이 씨앗은 나중에 좀 더 복잡하고 분화된 형태로 발전한 후 고차원적인 의식을 지닌 존재로 진화한다. 세포 안에서 가능성을 지닌채 함축되어 있는 구조가 바로 패턴이다. 세포 안에 존재하는 패턴은 아직 발화되진 않았지만 가능성을 함축하고 있으며, 유기체 발달 과정에서 드러나는 모든 구조를 내포하고 있다. 잉태가 일어나는 바로 그 순간에 이 모든 가능성이 세포라는 씨앗에 담긴다.

패턴이 개체로 표현될 수 있는 방식은 수없이 많지만, 단일 종의 발달 과정에서 핵심적인 구조는 동일하게 표현된다. 진화 과정에서 각각의 종이 도달한 수준은 발달 과정을 보면 확인할 수 있다. 하나의 세포에서 일련의 단계를 밟으며 점차 복잡한 구조와 기능을 지닌 생명체로 진화가 진행되는데, 이런 과정을 통해 세포에 함장된 육체적 진화 과정의 가능성은 의식의 발달 과정에도 반영된다. 배아가 발달하는 과정에서 형성된 의식을 나는 "세포인지" 또는 세포의 "마음"으로 정의한다. 육체의 발달 수준이 높아질수록 더 고차원적인 인식, 의지, 의식, 그리고 결국엔 마음의 단계로 진화가 일어난다.

의식의 발달은 진화 과정에서 특정한 종이 겪는 육체의 구조, 기능의 발달과 궤를 같이한다. 이는 인간이 세포, 배아, 태아를 지나 아이로 발달하는 과정에서도 마찬가지다. 태아와 영유아의 발달 과정에서 보이는 움직임을 관찰해보면 세포에 함장된 패턴이 개화되는 과정이 발달 과정에도 반영되어 있음을 알 수 있다. 아이가 무언가를 배우고, 한 장소에서 다른 장소로 이동하고, 또 기본 성격이 변하는 바로 그 과정을 우리는 눈으로 보고, 변화하는 아이의 몸을 손으로 만질 수도 있다. 어린 아이의 육체는 나선형 회전 패턴을 거쳐 성장한다. 이러한 나선형 회전이 일어나는 각각의 변곡점은 나중에 일어나는 발달 과정의 모델이 된다. 이는 어린 아이의 움직임 발달 과정에 내포된 요소가 어른으로 성장해 가는 과정에서 드러나는 움직임 발달에서 잠재성을 지닌다는 의미이다. 켄 윌버Ken Wilber는 다음과 같이 말한다.

> 태아는 기저무의식ground-unconscious을 지니고 있다. 이는 나중에 발화될 가능성을 함축한 심층구조를 이루며, 미래 특정 시점에서 표층으로 드러나게 된다. 인간에게 주어진 심층구조는 몸, 마음, 영혼, 정신, 거시성, 미시성, 그리고 인과성 등 모든 의식층을 관통한다. 이 모든 것들이 기저무의식에 함장 또는 함축되어 있다.[1]

켄 윌버의 이야기는 단지 육체의 발달과 관련된 영역을 훨씬 넘어선다. 그가 다루는 범위는 심리적, 정신적, 그리고 영적인 영역을 관통한다. 하지만 우리는 물리적인 발달에 대해 더 관심을 가지고 지켜볼 것이다. 물리적인 육체의 발달이야말로 인간 존재의 온전한 진화를 위한 무대이다. 육체는 인간 존재의 모든 층들이 발달하는데 필수불가결한 토대가 될 뿐만 아니라 인간의 전체 싱까지 내포힌디. 몸과 그 움직임의 발달이 바로 이시 발달은 위한 물리적 토대가 된다는 뜻이다. 그리고 의식은 행동을 통해 표현된다.

첫 움직임들

배아 세포 각각에는 인체를 형성하는데 필요한 모든 정보뿐만 아니라, 다양한 구조와 기능에 관한 정보도 포함되어 있다. 세포가 분할되고 발달하여 시스템을 이루어가는 과정에서 DNA 분자가 이러한 과정의 감독 역할을 한다. 미래에 아이로 변모할 청사진이 바로 DNA에 담겨있다. 이 청사진은 신경 시스템과의 커뮤니케이션, 그리고 호르몬 활동에 힘입어 구조에 체화된다. 인체 시스템은 각각의 성장 단계에 맞는 구조와 기능을 발전시키며 필요할 때마다 특정한 자극을 받아 변화하긴 하지만, 모든 변화는 전체 유기체와의 정합성을 유지한 채 통합된다.

세포 다음 단계에서 발화되는 두 번째 구조가 있다. 이는 수중 생물인 불가사리를 보면 확연히 알 수 있다. 불가사리는 가운데에 입이 있고 다섯 개의 다리가 방사형으로 뻗어나간 모양을 하고 있다. 불가사리의 입과 "뇌"는 몸 중심에 위치해 있으며 신경 활동이 일어나는 장소이다. 방사형으로 뻗어나간 불가사리의 다섯 개 다리엔 감각 수용기가 있다. 인간의 눈에 해당되는 장소도 있어서 빛을 감지하기도 한다. 불가사리의 다섯 개 다리는 인간이 접촉 감각과 진동 감각 등을 받아들이는 손, 발, 척추의 끝지점, 그리고 머리에 있는 특수 감각 기관에 해당된다. 불가사리의 다리는 몸을 이동하고 음식을 잡는 데에도 사용된다. 이러한 구조를 방사대칭형radial symmetry이라 부른다(그림 2-1). 불가사리와 같은 성상 생물은 그 중심부에 입이 있어서 음식을 받아들이지만, 실제로는 위가 입에서 튀어나와 먹이를 직접 삼킨다.

불가사리가 지닌 방사 형태는 태아에게서도 볼 수 있다. 태아는 탯줄을 통해 어머니와 이어진다. 보니 베인브릿지 코

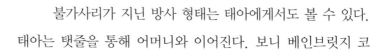

그림 2-1. 불가사리. 팔다리 가지가 중심부에서 뻗어 나간다.

헨은 이를 발달 과정에서 보이는 두 번째 기본 신경학적 패턴basic neurological pattern으로 분류하고 배꼽방사Navel Radiation라 정의했다. 태아는 탯줄에 매달려 양수 안을 떠다니며, 이 탯줄을 통해 성장에 필요한 양분과 에너지를 공급받고 노폐물을 배출한다. 불가사리도 중심부에 위치한 입을 통해 생명을 유지하는 에너지를 받아들인다(그림 2-2). 배아와 태아의 중심부에서는 여섯 개의 가지가 뻗어나와 발달한다. 먼저 목과 머리가 맨 처음으로 튀어나오는데, 목에서부터 신경관의 폐쇄 현상이 발생하고 그 다음에 위쪽으로는 머리, 아래쪽으로는 꼬리가 뻗어나온다. 이를 통해 목이 신경학적으로 움직임 발달과 감각 지각에 있어서 매우 중요한 부위라는 것을 알 수 있다. 그 다음엔 두 개의 상지가 발달하고, 곧 이어서 두 개의 하지가 약간 느린 속도로 성장한다. 초기 발달 과정에서 태아의 머리는 입과 함께 매우 주동적인 부위이다. 이는 중심부에 입이 위치해 있어서 그 입을 통해 먹이를 잡는 불가사리와 유사하다. 태아에게서 머리와 팔다리, 즉 지체extremities가 성장하는 순서는 나중에 생후 1년 동안 아이가 성장하면서 겪는 운동 발달 과정의 신경근 협응 능력 발달과 상응한다.

태아가 생물학적인 생존을 위해 특수하게 움직일 필요는 없어 보인다. 태아는 어머니 자궁 안에서 영양과 보호, 따뜻한 온기와 안전을 보장받으며 수동적인 상태에서 성장한다. 하지만 자궁 속 태아의 움직임은 탄생 후 아이의 신체, 감각, 인지, 심리, 그리고 정신 발달에 중요한 영향을 미친다. 움직임을 통해 태아의 신경 시스템이 발달하고, 인지능력뿐만 아니라 미래에 필요한 학습과 상호작용 능력의 기반이 형성된다. 그러므로 태아가 하는 움직임은 성장 후의 건강, 그리고 개인적인 잠재력 등 모든 존재 경험에 있어 중요한 기틀은 이룬다.

인체에서 수초화(신경섬유에 두툼한 층이 형성되는 과정. 이를 통해

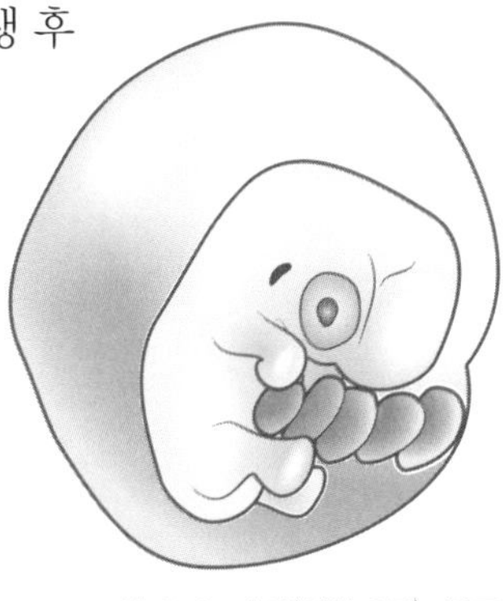

그림 2-2. 태아(임신 8주). 구조의 중심이 배꼽이다.

신경 전도 능력이 대폭 향상된다)가 맨 처음 이루어지는 부위가 바로 전정신경이다. 전정신경은 아이의 움직임과 환경(어머니와 지구)에 대한 정보를 다룬다. 아이가 움직이거나, 또는 어머니 몸의 움직임에 의해 간접적으로 움직여질 때, 이에 따른 감각정보가 전정신경을 통해 전달되어 중추신경에서 처리된다. 이러한 변화는 더 많은 움직임을 자극하고 더욱 새로운 감각 정보를 형성한다. 신경 시스템의 감각-운동 피드백 메커니즘은 자신에 대한 인지와 타인에 대한 차별화 능력을 더욱 향상시키는 기반을 제공한다. 전정 시스템을 구성하는 신경이 인체에서 맨 처음 수초화된다는 사실은 성장과 생존에 있어서 그만큼 움직임 발달이 중요한 역할을 한다는 점을 시사한다. 운동신경이 감각신경보다 먼저 수초화된다는 사실도 매우 중요한 지표이다. 그만큼 인간은 움직임이 먼저 일어나고, 이 움직임을 통해 발생한 감각정보를 피드백한다. 보니 베인브릿지 코헨은 다음과 같이 말한다.

> 인간의 첫 학습은 움직임에 대한 인지를 통해 이루어진다. 움직임은 일종의 인식 대상이며 동시에 인간이 배우는 첫 번째 학습이기 때문에, 우리의 모든 인식 과정 또는 개념 형성을 위한 기본 바탕을 형성하는데 중요한 역할을 한다. 움직임에 대한 인식은 차례로 다른 종류의 인식 발전에 통합된다. [2]

움직임은 귀 안쪽에 있는 전정 시스템의 작용과 관련이 있지만, 몸 전체의 뼈, 관절, 근육, 막, 인대에 분포된 고유수용감각, 운동감각 신경과도 연계되어 있다. 또한 장부, 선, 혈관 그리고 신경계 안의 내부감각수용기interoceptive nerves를 통해 전해지는 정보 또한 인체의 움직임과 밀접한 관련이 있다. 또한 움직임은 인체에 있는 각각의 세포들과도 관련이 있다. 이렇게 움직임에 관여하며 몸 전체에서 전달되는 정보는 중력, 공간, 그리고 시간과도 관계를 맺는다. 가만히 있거나 특정한 활동을 할 때 발생하는 정보도 전체 움직임의 질에 영향을 준다. 이 모든 요소들이 자의식의 진화와 타인에 대한 인식에 필수적이다. 또한 자의식이 성숙하고 진화해나가며 발생하는 "춤"에도 움직임은 필수불가결한 역할을 한다.

접촉 또한 이 과정에서 중요한 역할을 한다. 태아는 어머니의 자궁 안에서 움직이며, 어머니의 신체는 태아에게 일종의 우주와 같은 역할을 한다. 어머니도 움직이고 태아도 움직인다. 이러한 움직임 가운데 태아는 어머니 자궁과 연결되고 양수와도 피부접촉을 한다. 또한 자궁벽을 통해 어머니의 장부와도 접촉하고 더 나아가 어머니의 다른 신체 부위와도 접촉한다. 접촉압력, 리듬, 그리고 진동을 통해 태아는 주변 환경에 대한 정보를 받아들이고 이에 따라 자신만의 움직임을 만든다. 이때 발생하는 움직임에 의해 다른 움직임이 자극받고, 이러한 과정은 계속된다. 이 모든 과정을 통해 신경세포들 사이의 상호작용과 감각운동 신경의 활동이 이루어진다. 그리고 이로 인해 학습 가능성, 더 나아가 온전한 생명으로써의 경험이 쌓이고 촉진된다. 나중에 성장하여 인간이 하는 목적 지향적인 활동, 즉 말하기, 사고하기 등과 같은 다른 형태의 움직임은 더욱 미묘하고 복잡한, 우리를 둘러싼 우주와의 상호작용, 그리고 피드백과 관련되어 있다. 의도, 활동, 그리고 그에 따른 반응은 모두 이런 초기 학습경험 early learning experience에 내포된 특정 디자인에 뿌리를 두고 있다.

배꼽방사패턴

자궁 안에 있는 태아의 움직임은 나중에 발달하게 되는 의도적이고 의식적인 움직임에 중요한 역할을 한다. 의도−지향적 움직임intention-directed movement은 탄생 중 또는 탄생 이후에 발현되며 발달에 중요한 역할을 하지만, 자궁 안에서는 아직 이러한 움직임이 일어나지 않는다. 기능은 진화 과정에서의 필요성에 의해 개화되며, 이 기능이 구조를 결정한다. 하지만 태아에겐 아직 무의식적인 움직임패턴만 존재한다. 이러한 무의식적인 움직임을 전의도적 패턴, 그림자 패턴, 또는 내포된 디자인 패턴으로 부를 수 있으며, 이는 나중에 좀더 복잡한 형태의 구조로 진화하게 된다.

8주가 된 태아는 이제 인간 형태를 이룬다. 이 작은 태아의 몸에서도 모든 장부들을 확인할 수 있다. 팔다리도 이미 어느 정도 발달된 게 보인다. 이때부터 크기가 커지면서 움직임, 접촉, 진동 등과 같은 자극을 통해 신경 시스템의 잠재성이 개화되기 시작한다. 자궁 안에 있는 아이는 배꼽방사Navel Radiation라 불리는 움직임패턴을 주동적으로 드러낸다. 이 배꼽방사는 불가사리에서 볼수 있는 방사대칭패턴과 비슷하다. 이 패턴은 신생아에게서도 매우 명료하게 확인 가능하다. 신생아가 어머니의 품을 파고들고, 머리를 뒤로 젖히는 동작, 또는 팔과 다리를 뻗는 행동은 단지 국소적인 근육 활동에 의해 일어나지 않는다. 배꼽방사는 아이의 배꼽 중심에서부터 비롯되는 움직임이다. 탄생 전후 태아의 움직임은 배꼽을 중심으로 일어나며, 이 움직임이 머리, 꼬리, 양팔과 양다리, 즉 6개의 말단으로 방사형으로 뻗어나간다(그림 2-3).

이러한 과정을 통해 신생아의 팔다리와 머리의 움직임은 전신패턴whole-body pattern 움직임과 명확하게 분별되면서도 재통합을 이루게 된다. 신체 각 부위는 독립적으로 움직이면서도 다른 부위의 움직임을 촉발하지만, 이 모든 움직임은 배꼽방사패턴과 연결되어 몸 전체 움직임에 영향을 준다. 이러한 분화, 통합 형태는 나중에 겪게 되는 의식과 움직임 발달 단계에서 다시 드러난다. 대부분의 물리적, 심리적 치료법 또는 학습법은 이 배꼽방사패턴을 기반에 깔고 있다. 부분의 움직임을 분화시킨 후 나중에 좀 더 전체적이고 의식적인 레벨에서 이를 재통합시키기 때문이다. 이러한 방식은 좀 더 고차원적인 수준의 의식 또는 기술 수준과 부분적인 움직임을 연결시킬 뿐만 아니라 전체적인 통합성을 손실시키지 않고도 환경에 인간을 적응시킨다.

팔과 다리는 각각 분리된 채로 움직이기도 하지만 서로 연계되어 커뮤니케이션을 한다. 초기 발달 과정에서 배꼽 중심에서부터 여러 종류의 움직임이 펼쳐져 나

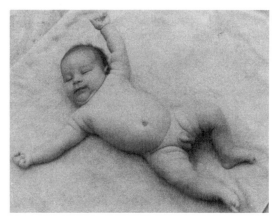

그림 2-3. 2개월 된 신생아. 여전히 배꼽방사 패턴을 보인다.

오는데, 일련의 원시반사primitive reflexes가 그것이다. 이 원시반사는 척수와 뇌의 하부 영역, 즉 원시 영역에서 비롯되는 반사적 움직임패턴으로 뇌의 고차원적인 영역에서 이루어지는 의식적 통제 하에서 통합된다. 이러한 원시반사는 특수한 자극에 의해 촉발된다.

원시반사는 탄생 전후 특정한 시기에 출현한다. 이들은 몸의 특정 부위에 접촉 또는 압력 신호가 가해지거나 공간 안에서 위치가 변하거나 중력과의 관계가 변할 때, 또는 갑자기 예기치 못한 소리 자극을 받거나 움직임이 전해질 때 겉으로 드러난다. 자극을 받은 아이는 자극 부위로 움직이거나 또는 반대로 몸을 움츠린다. 이 반응은 크게 연결 또는 방어 형태로 구분할 수 있다. 자극에 가까워지려는 연결 반응과 자극에서 멀어지려는 방어 반응은 건강한 움직임을 발달시키는데 중요한 요소이자 생존의 필수 요소이기도 하다. 이렇게 반사적인 움직임패턴은 균형잡힌 근육 톤을 계발시키고 몸 전체의 협응력을 개선시켜, 기기, 서기, 걷기 등과 같은 좀 더 복잡한 움직임패턴을 발전시키는데 중요한 역할을 한다. 일련의 원시반사가 결합하게 되면 정위반응righting reactions과 평형반응equilibrium response과 같은 좀 더 복잡한 형태의 움직임패턴으로 진화

한다. 정위반응은 몸통과 머리 사이에 축을 형성하여 중력과의 관계에서 아이의 머리를 똑바로 유지할 수 있도록 하는 반응이다. 평형반응은 아이가 넘어질 때 균형을 유지하여 자신을 보호할 수 있게 해주는 반응이다. 이러한 원시반사는 살아가는 동안 인체에 상존한다.

원시반사, 정위반응, 그리고 평형반응처럼 자동적으로 통제되는 움직임이 발전하고 통합되어야 정상적인 동작이 가능해진다. 이들 자동반사들은 아이 때부터 나타나 어른들이 하는 모든 움직임패턴의 기반을 이루는데, 일련의 특수 반사들이 통합되어야 각각의 발달 과정이 온전히 진행된다(그림 2-4). 신생아는 특수한 자극을 받으면 그 자극에 따른 특정 반사를 보인다. 원시반사에서 자유롭게 되어야 반사적 반응은 통합을 이룬다. 그 결과 좀 더 선택적인 행동을

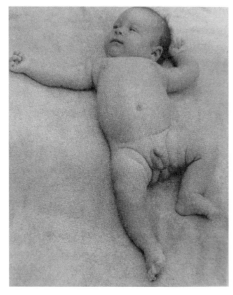

그림 2-4. 비대칭적 긴장성 경반사Assymmetric Tonic Neck Reflex는 눈과 손의 협응,그리고 동측기기패턴 Homolateral Crawling Patterns의 기반이 된다. 이는 동측기기패턴이 드러나기 전에 통합되어야 할 일련의 반사들 중 하나이다.

할 수 있게 된다. 하지만 반사적인 움직임패턴은 드러나지 않는 가운데 의도적이고 복잡한 형태의 움직임을 가능케 하는 원동력으로 계속 작용하며, 좀 더 명확하고, 쉽고, 우아하며 동시에 힘 있는 움직임의 바탕이 된다. 이렇게 잠재된 원시반사를 다시 일깨우는 일은 반사적 움직임패턴이 숨어든 어른들도 가능하다.

원시반사를 자극하는 방법은 물리치료사나 신경 시스템 계발 요법 전문가들이 전통적으로 사용하는 기법이다. 뇌손상을 입은 아이나 성인을 치료할 때도 이런 기법들을 활용한다. 보통 정상적인 운동 기능을 지닌 사람에게서 원시반사를 자극하는 기법은 별로 효과가 없거나 바람직한 접근법이 아니라는 생각이 지배적이었다. 하

지만 우리가 지금부터 살펴볼 기법을 통해 원시반사를 자극하여 움직임의 가능성을 넓히고 생동감을 확장시킬 수 있다. 여러분은 이런 방식이 정상적인 성인에게도 필요하다는 사실을 깨닫게 될 것이다. 발달 과정에서 계발되는 움직임 패턴은 우리가 잠을 자거나, 펜을 잡는 일, 또는 정교한 댄스 동작을 시연하는 데까지 응용할 수 있다. 발달패턴developmental patterns을 마스터한 아이들은 무의식적 반사패턴을 넘어 환경 변화에 따라 좀 더 선택적이고 의도적인 동작을 하게 된다. 하지만 어머니 뱃속에 있는 태아 또는 이제 방금 태어난 아이는 발달 과정을 반드시 거쳐야 한다. 이 단계를 거쳐야 배꼽방사패턴과 같은 무의식적인 움직임을 넘어 좀 더 목적 지향적이고 의지가 가미된 행동을 하게 된다.

움직임은 세포를 통해 일어난다. 인체를 구성하는 각각의 세포들이 자유롭게 호흡을 해야 서로 다른 세포들 간의 지속적인 소통이 가능해진다. 각각의 세포는 서로 자극을 가하고 거기에 반응하며 영향을 미친다. 이런 일들은 세포의 미묘한 움직임, 즉 내호흡internal respiration 과정에서 일어나는 파동에 의해 일어난다. 그리고 이 세포 내호흡은 일련의 화학적 과정의 결과이다. 팔과 다리, 그리고 머리와 꼬리가 배꼽을 중심으로 통합되어 자유롭게 움직이려면 세포가 살아서 호흡하고 반응하여야 한다. 만일 몸의 특정 부위에서 세포호흡cellular breathing이 제한받게 되면 연관된 지체부(양팔, 양다리, 머리, 꼬리를 동시에 가리킨다)가 배꼽방사를 중심으로 온전히 통합되지 못한다. 그렇게 되면 나중에 발달될 수 있는 움직임패턴과 인식 반응도 약화되거나 장애를 겪게 된다. 종종 발달 장애를 겪는 아이와 어른의 문제는 바로 이 지체부가 배꼽방사를 중심으로 제대로 통합되지 못했거나, 세포호흡이 제한된 결과일 수 있다.

배꼽을 중심으로 지체부가 통합되는 것은 세포 레벨까지 내려간다. 뼈와 근육, 체액과 결합조직, 근육과 인대의 통합도 이와 연계된다. 신체 각각의 부위는 지체부와 직접적으로 연결되고, 또 해당 부위의 조직과 장부는 연계된 지

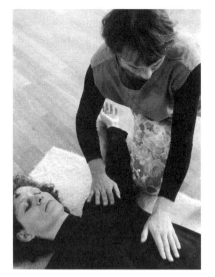

그림 2-5. 특정 조직에서 세포인지를 깨워 지체부와 몸의 중심을 통합시키는 모습.

체부의 움직임에 관여한다. 따라서 지체부와 몸 사이의 에너지 흐름이 차단되면 관련된 장부와 조직층의 세포 또는 체액 자체에 영향을 미친다. 바디마인드센터링 기법에서는 에너지 흐름이 차단되고 통합이 제한된 부위를 찾는다. 해당 부위의 조직이나 시스템에서 세포인지를 깨움으로써 연결성을 살리고 에너지 흐름을 높여 자연스러운 움직임을 되찾게 한다(그림 2-5).

발달패턴은 이 과정에서 일종의 틀을 제공한다. 그리하여 움직임의 가능성이 자연스럽게 개화될 수 있게 해준다. 하지만 복잡한 형태의 움직임을 체화하기 전, 먼저 배꼽방사패턴과 연관된 기초적인 형태의 움직임을 탐구해보도록 하자.

탐험: 배꼽방사패턴

여기서 소개하는 탐험을 통해 배꼽 중심과 지체부의 통합성이 깨진 부위를 확인할 수 있다. 보통 중심과의 통합성이 깨진 부위엔 의식 집중을 하기 어렵거나, 그곳으로 호흡의 흐름이 제대로 이루어지지 않는다. 이 탐험을 하면 연결성과 통합성, 그리고 내적인 지지력에 대한 감각을 촉진시킬 수 있고, 이를 통해 깊은 호흡과 이완을 경험할 수 있다. 이 책에서 소개하는 다른 탐험과 마찬가지로, 배꼽방사패턴 탐험은 매우 독특한 느낌을 선사한다. 이 탐험을 통해 여러분의 감각, 인식, 그리고 통찰력이 개방될 것이다. 충분한 시간을 두고 탐험을 단계적으로 즐겨라.

먼저 등을 대고 편하게 누울 수 있는 장소를 찾는다. 그런 다음 눈을 감는다. 시간을 두고, 앞장에서 배웠던 세포호흡 탐험을 해보라. 세포호흡과 배꼽 방사패턴 탐험은 함께 이어서 해도 좋다. 이 둘은 서로 연결되어 있다.

이제 호흡이 배꼽을 통해 들어온다고 상상하라. 몸 앞쪽에서 뒤쪽으로, 측면에서 측면으로 들숨을 타고 호흡이 들어와 몸의 중심부를 채운다. 그런 다음 날숨에 따라 배꼽에서 모든 지체부로 호흡이 흘러나간다고 상상한다. 호흡을 여러 차례 한다. 배꼽에서 손가락, 발가락, 머리 끝과 척추 끝부위까지 에너지가 흐르는 느낌이 들 때까지 호흡을 한다. 들숨엔 몸의 중심까지 호흡이 채워지고, 날숨엔 비워진다. 호흡이 몸의 모든 지체부로 뻗어나갈 때 생기는 미묘한 움직임을 감지할 수 있을 때까지 탐험을 계속 한다. 연결성이 부족하게 느껴지는 부위의 세포에도 호흡이 흘러가도록 의식을 집중한다.

집중력이 가벼워지고, 미묘해지고, 각성되며, 유동적인 느낌이 들도록 내버려 두어라. 지나치게 강하게 집중하면 호흡이 움직이는 감각을 느끼기 힘들어지고 결과적으로 불필요한 긴장이 발생하게 된다.

호흡에 의해 몸이 움직이도록 허용하라. 팔다리를 통해 작은 움직임이 발생하기 시작한다. 뻗어나가는 느낌, 압박하는 느낌, 또는 중심부로 되돌아오는 느낌이 호흡의 흐름과 리듬에 맞추어 미묘하게 일어난다. 배꼽과 지체부의 연결성을 계속 유지하라. 그러면 중심과 지체부가 움직임을 통해 서로를 인지하는 느낌이 든다.

이제 두 개 또는 두 개 이상의 지체부 사이의 연결성을 동시에 탐험해보라. 이들이 서로 연결되어 배꼽을 통해 서로를 인지하는 것을 느껴보라. 머리와 꼬리, 양손의 모든 손가락 끝, 양발과 양다리, 오른팔과 왼팔, 오른다리와 왼다리, 그린 다음 오른손과 오른다리, 왼손과 왼다리가 몸의 중심을 통해 서로 대화한다. 지체부가 서로 가까워지고 멀어지고, 공간 안에서 움직이며 접촉한 다음 분리되고 또다시 만나며 드러내는 춤을 탐험하라. 가능한 모든 움직임과 연결성을 느껴보라.

호흡의 흐름에 따라 움직이고 움직여지며 생기는 감각을 즐겨라. 호흡과 이에 따른 내적인 연결성에 의해 실제 움직임이 지지받도록 하라. 이때의 느낌은 마치 물 속에서 움직이는 것과 같다. 또는 커다란 거품 속에 들어가 있는 느낌이 들기도 한다. 지체부가 부드럽게 움직이며 몸의 경계를 탐험하게 하라.

움직임이 좀 더 커지면서 몸 전체가 구르고, 신장되고, 말리고, 꿈틀대고, 감기고, 풀리도록 허용하라. 이러한 움직임엔 가능성이 무한하다. 그러니 충분한 시간을 두고 원하는 만큼 배꼽방사패턴을 탐험하라(그림 2-6).

측면으로 구르거나 배를 바닥에 대는 동작을 통해서도 몸의 중심부와 지체부가 연결되는 것을 느껴보라. 지체부와 중심부 사이에 발생하는 대화, 즉 연결성을 통해 좀 더 능동적인 움직임이 일어나도록 허용하라. 피부가 바닥에 닿는 느낌, 공간을 지나는 느낌, 그리고 다른 신체 부위가 서로 만나는 느낌도 탐험한다.

머리, 손, 발, 그리고 꼬리뼈가 바닥에 닿는 느낌을 통해 지구가 지지하는 감각이 전해진다. 몸무게를 바닥에 내려놓을 때 지면이 지지하거나 밀어내는 반발력이 어떻게 몸의 중심을 통해 지체부로 전달되는지도 느껴본다. 움직임이 점점 커져서 더욱 능동적으로 바뀌면 눈을 뜨고 주변 공간의 느낌을 받아들인다. 어떻게 주변 환경이 자신을 지지하는지도 느껴보라. 방 안에서 자신이 현존하고 있는 느낌을 받아들인다. 이 단계에서는 음악을 활용하는 것도 좋다. 소리에 귀를 열고 그 소리가 자신을 움직이고 지지하는 느낌을 확인한다.

이제 점차 두 발로 서고 싶은 마음이 들면 배꼽방사패턴의 내적인 연결성을 활용해 지지력을 불러 일으킨다. 구르고, 앉고, 무릎 꿇고, 두 발로 앉은 후 손과 무릎을 사용해서 조금씩 자리에서 일어난다. 즉흥적으로 일어나는 춤을 추는 것처럼 지체부와 몸의 중심이 연결되어 일어나는 움직임을 탐험한다.

마침내 고요함이 찾아오면 탐험의 끝점에 도달한 것이다. 이 상태에 이르면 배꼽 중심과 여섯 개의 지체부가 전체적으로 이어져 있는 느낌을 유지한 채 가만히 있는다.

탐험 과정에서 얻은 경험을 노트하거나 그림으로 그려보면 도움이 된다.

배꼽방사패턴의 모든 단계를 마쳤다는 것은 기본 발달시퀀스basic developmental sequence를 스스로 모두 통과했다는 뜻이다. 여기서 배운 탐험과 앞에서 배운 세포호흡 탐험은 여러분이 발달 과정에서 겪은 경험을 드러내준

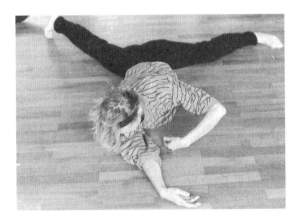
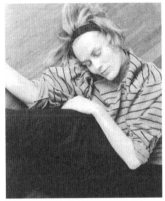
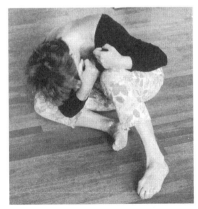
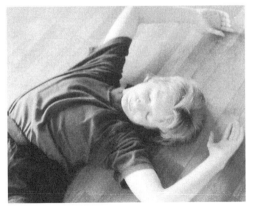

그림 2–6. 배꼽방사 패턴에 따라 생기는 즉흥적인 움직임 탐험.

다. 이 두 탐험을 자주 하면, 이들이 자신에게 매우 유익한 기법이라는 것을 알게 될 것이다. 세포호흡과 배꼽방사패턴이 어렵게 느껴져 현존의 느낌이 잘 "현현"하지 않으면, 좀 더 충분한 시간을 두고 탐험한 후 다음 장의 탐험으로 넘어가는 것이 좋다. 이 두 탐험을 통해 여러분은 어디에, 그리고 어떻게 의식을 집중해야 할지 인지하게 될 것이다. 여기서 소개한 방법을 좀 더 자신에게 이득이 되도록 창조적인 방식으로 활용해보라.

배꼽방사패턴에 담긴 "마음"

배꼽방사 탐험은 독특하면서도 주관적이다. 우리는 배꼽방사패턴을 시연하는 사람의 인식과 인지 상태를 포착하는 시도를 해볼 수 있다. 탐험을 통해 드러나는 움직임의 형태와 질을 보면서, 그리고 발달 단계별 목표를 확인하면서 개략적인 평가를 해볼 수 있다는 뜻이다.

잉태는 인간이 개별자로 분리되는 최초의 단계이다. 사실 난자가 자궁에 착상되는 시점에서 이미 어머니의 육체와 구별되는 원시적인 형태의 자의식체가 형성된다. 난자와 정자가 어머니와 아버지 몸으로부터 나와서 서로 결합하면 차별화와 이중성이 형성된다. 양수 안에 있는 태아는 이미 독특함과 이중성(어머니와 아버지 양자의 속성 – 옮긴이)을 지닌 새로운 생명의 씨앗이다. 하지만 아직 태아는 의식적 인지가 개화되기 위한 역치 아래에 존재한다. 어머니 뱃속에서 나와야 비로소 분리된 의식적 존재로서의 삶을 시작할 수 있다.

자궁 안의 태아는 전능한 느낌으로 우주와 "하나됨"을 경험한다. 사실 태아는 그 자체로 우주다. 하나의 세포에서 성장한 태아는 시간이 연장된 세계에 살고 있다. 태아는 사실 아직 시간이 무엇이지 모른다. 태아의 육체와 자아는 분리되지 않았으며, 의식과 느낌은 물리적 감각과 동일하다. 태아에게 자궁은 매우 "친숙한" 환경이며 양분의 원천이다. 그러므로 태아가 자궁 안에서 경험하는 초기 감각은 매우 만족스러울 것이다. 이러한 경험은 관대한 우주 안에서 자기애와 신뢰감이라는 기본 감각을 형성하는 초석이 된다. 반대로 태중의 아이가 무언가 "위협적"인 자극을 받으면 이를 생존에 위협적인 감각으로 받아들이게 된다. 이는 나중에 불신과 자존감 부족이라는 부정적인 그림자를 드리울 수 있다. 태아가 이러한 부정적 자극을 받는 일은 자주 일어나고 사실 어쩔 수 없는 일이기도 하다. 따라서 태아는 긍정적인 감각과 부정적인 감각을 어느 정도 같이 받아들인다. 사랑과 신뢰감 그리고 생명에 대한 태도는 살아가면서 매우 깊게 영향력을 미치는 요소이다. 사랑과 신뢰적 관계에 대한 감각은 이미 자궁 안에서부터 그 뿌리를 내린다. 태중에서 받아들인 감각이 나중에 생기는 반응패턴의 기본 바탕을 이룬다는 뜻이다. 태아는 접촉, 움직임, 리듬, 빛의 진동, 소리, 그리고 어머니의 생각을 통해 정보를 받아들이고, 이 모든 정보는 어머니와 어머니가 겪는 환경에서 발생하는 감정에너지emotional energy에 의해 영향을 받는다.

특정 발달 단계에서 더 고차원적인 단계로 자유롭게 그리고 온전하게 이행하기 위해서는 안전하고 편안한 지지 기반을 경험할 필요가 있다. 물론 하나의 발달 단계가 온전하게, 안정적으로 확보되지 않아도 다음 단계가 개화된다. 진화의 "마스터플랜"은 앞 단계를 부분적으로 밟든, 온전하게 밟든, 자신감 또는 열망을 가지고 밟든, 아니면 전혀 아무런 조건을 채우지 못하고 밟든, 다음 단계로 우리를 추동한다. 따라서 배꼽방사패턴에 담긴 "마음"을 발달 초기에 제대로 터득하지 못하고 다음 단계로 이행해 어른이 되었다 해도, 그때의 움직임 패턴과 감각을 재경험하게 된다면 이전에 완전하게 밟고 지나치지 못한 단계를 완료할 수 있는 기회를 갖게 된다. 또한 배꼽방사패턴의 불완전한 마스터로 인해 억제된 연결성을 새롭게 통합시킬 수도 있다. 긍정적인 지지, 관계, 통합의 경험, 그리고 양수 안에서 느꼈던 충만함을 배꼽방사패턴 탐험을 통해 새롭게 일깨우고 강화시킬 수 있다.

배꼽방사패턴이 지닌 움직임을 탐험하고, 체화하고, 숙고해보면 그 과정에서 실제로 촉발되는 "마음"에 대해 몇 가지 통찰을 얻을 수 있다. 움직임은 중심부의 움직임과 지체부의 굴곡, 압박, 통합과 신전, 정지, 확장 사이의 비대칭적인 흐름의 결과이다. 지체부는 움직이는 중에 모였다 멀어지고, 접촉했다 분리된다. 태아는 자궁벽을 접촉하고, 양수 안에서 떠다니다 정지하며, 이 과정에서 경계부를 발견하고, 그 경계부가 느슨해지는 감각을 느낀다. 중심부에서 시작되는 움직임, 중심부로 다가가는 움직임, 안으로 말리는 움직임, 밖으로 뻗어나가는 움직임, 그리고 모든 방향으로 동일하게 뻗어나가는 움직임. 이렇게 일어나는 모든 형태의 "춤"은 개별적인 지체부가 움직임을 통해 통합성과 전체성이라는 맥락 안에서 체화된 결과이다.

배꼽방사패턴에 담긴 "마음"은 세포가 지닌 "마음"과 본질적으로 동일하지만, 차별화 감각의 시작을 알리는 단초라는 점에서 다른 점이 있다. 개방성, 공간성, 수용성, 소통가능성은 한계성, 제한성, 회피, 자기만족과 상호작용하며 융합된다. 통합, 전체성, 하나됨, 그리고 현현되지는 않지만 무한한 가능성에 대한 경험도 존재한다. 이러한 경험은 태아가 자궁 안에서 겪는데, 이를 통해 태아는 무한한 잠재력을 지닌 채 탄생을 준비한다. 탄생 직전의 아이는 독특하면서도 놀랄만한 잠재력을 지니고 있지만 또한 동시에 완전히 무기력한 상황에 놓여 있다. 태아 단계는 생명이 지닌 이런 모순 상황을 체화하는 과정이다.

인간은 이중성과 비이중성을 동시에 경험한다. 이러한 경험은 이미 초기 발달 단계, 즉 태아 단계에 내포되어 있다. 배꼽방사패턴에 담긴 "마음"을 체화함으로써 우리는 잠시나마 의식의 역사를 경험한다. 가능성은 있지만 아직 그 가능성이 현현하지 않은 모순된 감정이 그 안에 있다.

3장

세상으로:
출산 전과 후

모든 창조 행위에는 탄생의 순간이 있다. 잉태의 시기를 거쳐 빛으로 가득한 세상으로 나온 아이에겐 무언가 보이고, 들리고, 접촉이 일어난다. 하지만 달리 보면 태아는 스스로 무언가를 보고, 듣고, 만지며 자신이 태어난 세상을 느낀다. 내가 쓰고 있는 이 책도 과거 어느 순간 보이지 않는 씨앗이 내 의식에 잉태되어 지금 이렇게 탄생되고 있는 것이다. 내가 배우고, 수련하고, 다른 이들과 나누었던 모든 것들이 책으로 엮어지기 전, 각각의 내용들은 서로 연계되어 있지만 별도의 사건으로 과거 그 어느 순간에 나의 의식에 스며들었을 것이다. 처음엔 나도 이런 결과가 나올지 인지하지 못했었다. 양수에서 자라고 있는 태아에게도 마찬가지다. 탄생은 태아에게도 새로운 형태의 맥락이 형성되는 순간이다. 하지만 출산되어 세상으로 나오기 전까지, 태아는 깊은 의식의 어둠 속에서 새로운 형태가 창조되어지는 기나긴 잉태의 시간을 거쳐야 한다.

탄생은 그에 합당하고 필요충분한 과정이 갖추어져 특정 지점에 이르렀을 때 이루어진다. 해당 조건이 무르익으면 아이는 스스로 밀고 나오면서, 동시에 밀려서 세상으로 나온다. 탄생은 새로운 맥락이 형성되는 시점이며 또다른 배움을 완전히 다른 차원에서 경험하기 시작하는 순간이다. 나선형 발달 과정의 정점에서 새로운 무대로 이행할 때는 늘 이런 탄생의 순간이 필요하다. 지나간 무대를 박차고 나가 좀 더 고차원적인 기능과 의식이 발달하는 무대로 이행하기 위해서는 새로운 탄생이 있어야 한다. 다시 말해 새로운 형태의 생명, 그 생명을 위한 새로운 맥락이 탄생해야만 한다.

탄생은 이 새로운 존재가 온 마음으로 의지를 내어 더 높은 의식, 더 깊은 자율성, 그리고 더 고차원적인 진화 단계를 향해 추동하여 나아가는 행위이다. 의지를 활용하는 행위에는 선택이 따른다. 막 태어나는 아이도 몸을 움추렸다 펴며 생명력의 추동에 맞서 앞으로 나아가거나, 이러한 생명력을 위협으로 간주하고 회피할 수도 있다. 예를 들어, 작고 연약한 아이는 자궁이 수축하는 힘에 의해 자신이 찌그러져 붕괴될 것 같은 느낌을 받을 수 있다. 극심한 공포의 순간은 동정이 가지만 아이가 겪어야만 하는 현실이다. 탄생이란 오랜 존재 상태의 죽음이며, 변화를 위해 반드시 필요한 과정이다. 따라서 탄생은 아이뿐만 아니라 어머니까지 생명을 위협받는 시간이다. 탄생과 죽음은 늘 공존한다. 아이가 되고자하는 잠재된 의지는 자연, 그리고 하늘이 지닌 좀 더 위대한 의지와 공조하는데, 이때 자연의 의지는 이를 추동하고 하늘의 의지는 앞으로 당긴다. 아이의 성장 과정에서 이루어지는 이러한 저항, 항거, 굴복, 협조 법칙과 변화 원칙은 인생이라는 여정을 통해 다양한 형태로 재출현하게 된다는 것을 알게 될 것이다. 스타니슬라프 그로프Stanislav Grof는 각성된 의식 상태에 관한 선구적인 업적을 남겼다. 그는 분만 전후에 겪는 일들 사이의 관계와 정신을 구성하는 자아의 구조와 변형패턴까지 탐구하였는데[1], 그가 말하는 기본 산전 매트릭스Basic Perinatal Matrix 모델은 바디마인드센터링에서 다루는 움직임 경험의 단계, 마음 상태, 그리고 발달 과정과 유사성을 보인다.

탄생이라는 위대한 사건이 일어나기 위해서는 그 과정에서 겪는 육체의 부하를 견딜 수 있는 강한 의지가 필요하다. 삶과 죽음 사이의 투쟁에서 승리를 거둘 수 있는 특출난 노력이 요구되기 때문이다. 이러한 노력이 아이의 의식을 발흥시키는데 필수적인 요소로 작용하며 또한 감각운동과 지성의 발달에도 영향을 미친다. 학습, 그리고 이와 함께 이루어지는 지적 성숙은 신경 세포의 개수보다는 이들 세포 사이의 연결성의 개수와 관련이 있다. 새로운 기술을 습득하기 위해서는 일정한 스트레스와 노력이 필요하다. 이러한 스트레스와 노력은 자연스러운 현상일뿐만 아니라 필수적이다. 이 과정에서 신경 시스템의 세포들 사이에선 수많은 형태의 새로운 연결성이 이루어진다. 이러한 연결성 증가는 자연스럽게 감각적, 육체적, 그리고 정신적 학습 발달에 있어 가능성을 높인다. 조셉 칠턴 피어스Joseph Chilton Pearce는 다음과 같이 말한다.

> 탄생 과정에서 발생하는 스트레스는 뇌와 신체에 방대한 양의 새로운 정보를 제공한다. 더 다채로운 움직임을 익히거나, 앞으로 익히게 될 미지의 움직임을 학습하는 과정에서 의식적 각성, 뇌신경의 새로운 연결, 그리고 새로운 종류의 단백질 공급이 이루어진다.[2]

잠재적으로 위험과 스트레스를 내포한 출산 과정을 완료하게 되면 결과적으로 이와는 반대되는 휴식 단계에 접어든다. 이를 통해 이완되어 안전한 느낌이 따르면 출산 과정이 육체적으로나 감정적으로 충만하게 되어 아이는 탄생 이후의 편안함 속에서 모성에게 보호된 느낌을 받게 된다. 하지만 불행히도 현대를 살아가는 대부분의 사람들은 출산 과정에서 불필요한 형태의 다양한 간섭을 받아 이러한 충만함을 느끼기 어렵다. 출산 과정에서 얻어야 할 경험이 불완전한 형태로 남게되니 이후에 겪게 되는 삶의 단계 또한 스트레스가 누적된 채로 지나치게 된다. 긴장과 이완 사이의 균형은 건강과 웰빙에 필수불가결한데 이미 방해받은 상태에서 삶이 시작된 셈이다.

　　아이가 탄생하는 과정에서 즐거운 경험, 트라우마 가득한 경험을 얼마나 겪었는지와 상관없이, 이미 탄생을 완료한 후의 아이는 이 지구 위에서 지금 이 순간을 살아가며 발달의 다음 단계를 거쳐가야만 한다. 어머니 자궁 안이라는 시간도 없고 보이지도 않는 우주 안에서 진화한 아이는 그 가능성을 개화시켜야 하는 사명을 지닌다. 아이의 성장 과정에 잠재한 질서는 이미 결정되어 있으며, 그 진행 과정은 DNA에 코딩되어 있다. 이러한 정보는 인간이라면 누구나 지니고 태어난다. 신경 시스템이 움직임 발달 과정을 지시하면 신체는 그 정보를 받아 소통한다. 특히 영아기 때는 이러한 과정이 대략 적확한 시간에 맞춰 진행된다. 이는 아이가 겪어온 이전 과정이 완전했는지 아닌지에 상관없이 진행된다. [3] 하지만 이전 움직임 발달 기반이 온전하면 할수록 미래의 발달 과정 또한 안정성을 확보한다는 사실은 명확해 보인다.

　　발달 과정을 결정하는 기본 계획 안에서도 다양한 개별적 변수가 존재하며, 내적이고 기능적인 약점에 따라 적응 또는 보상의 형태가 달라진다. 따라서 아이의 발달 과정은 각각 독특한 패턴을 따른다. 하지만 이러한 독특함조차 근본적인 발달 과정의 흐름 하에서 결정된다. 특정한 문화에서 아이를 기르는 방식과 양육 태도, 그리고 움직임과 감각을 계발시키는 사회적 관습을 관찰하는 것도 흥미롭다. 어쨌든 각각의 문화에는 아이를 돌보고 기르는 태도가 담겨 있다(물론 실제 인간의 유전자 구조가 이렇게 다양한 요소와 시간에 따라 변화한다거나 진화에 담긴 계획이 개별 문화 환경에 따라 적응해 나간다는 흥미로운 연구도 있지만, 그러한 것들은 이 책의 범주를 넘어선다). 이제 아이가 태어나고 첫 1년 동안의 발달 과정에서 어떤 일들이 일어나는지 좀 더 깊게 관찰해보자.

구강패턴

앞에서 살펴본 대로 아이는 특정한 목적을 향해 움직임패턴을 의식적으로 발달시키며, 자신이 속한 환경과 공간에 따라 몸의 움직임을 달리한다. 이 과정에서 특정한 근육을 지배하는 신경이 수초화된다. 수초myelin sheath는 신경섬유를 보호하며, 수초가 발달된 신경은 전도 속도가 높아져 움직임패턴을 조율하는 기능을 극대화시킨다.

앞에서 이미 살펴봤듯, 자궁 안에서 일어나는 배꼽방사는 태아가 지닌 매우 주동적인 움직임패턴이다. 태아는 이미 결정된 형태의 목적과 설계에 따라 움직이기 때문에, 자궁 내에서 일어나는 배꼽방사패턴에 따라 움직이는데에는 특별한 의도가 거의 필요치 않다. 배꼽방사패턴의 주도에 따라 태아는 일련의 이행 단계를 거쳐 탄생과 탄생 이후의 움직임 기반을 갖춘다.

머리에서 뇌와 척추신경, 즉 움직임을 조율하고 통제하는 센터가 발달하면서 동시에 구강과 감각기관도 발달한다. 구강은 출산 이후에 일차적으로 중요한 부위이다. 아이는 입을 통해 정보를 받아들이는데, 입의 근육을 움직이는 신경이 뇌신경을 수초화시킨다. 뇌신경 중에서 맨처음 발달되는 신경이 바로 움직임 감각을 받아들이는 전정신경vestibular nerve이다. 이러한 일은 자궁 안에서부터 시작된다. 태아는 자신의 엄지를 찾고 이를 빠는 동작을 통해 음식을 섭취하고, 호흡하고, 목소리를 내는 기능, 즉 출산 후 가장 필수적인 기능을 학습한다.

이러한 구강패턴Mouthing pattern은 멍게와 같은 척삭동물에게서도 관찰할 수 있다. 멍게는 내부에 물을 함유한 자루 모양의 생물로 위쪽에 자리한 커다란 입을 통해 음식과 물을 받아들이며, 바다 밑바닥을 꿈틀대며 움직인다. 어떤 것들은 입을 통해 새끼를 낳기도 한다. 멍게의 통제 센터는 불가사리처럼 몸통의 한쪽 끝으로 이동되어 있다(그림 3-1).

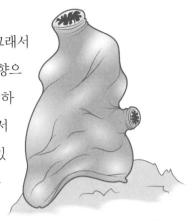

성장한 멍게는 잘 안 움직이고 한 곳에 머문다. 그래서 한 곳에서 다른 곳으로 움직일 때는 자신이 원하는 방향으로 추동해 나가기 보다는 조류의 흐름에 자신을 맡긴다. 하지만 아직 어린 멍게는 올챙이와 같은 모양을 하고 있어서 머리의 인도와 꼬리의 추동력으로 자유롭게 헤엄칠 수 있다. 여기서 우리는 자연의 생명체들에서 볼 수 있는 "존재"에서 "행위"로의 이동, 즉 상대적으로 정적인 어미에 의해 활동적인 새끼가 태어나는 현상을 볼 수 있다. 이는 자궁 속에서 "존재"하고 있던 아이가 머리를 앞

그림 3-1. 멍게의 구조와 기능을 통해 구강패턴을 확인할 수 있다.

으로 밀고 몸을 추동하여 "행위"의 세계로 나오는 움직임과 같다(그림 3-2).

어떤 종은 성체 단계를 건너뛰고 애벌레 단계에서 새끼를 낳는다고 한다. 이는 유생성숙pedomorphosis이라 부르는 진화 이론 중 하나이다. 이때 태어난 새끼는 성체가 되어서도 발달 초기 단계 특징을 지니며 새로운 형태의 생명체로 진화하게 된다. 멍게와 같은 척삭동물tunicates도 이러한 종에 해당된다. 이들은 진화 과정에서 중요한 이행 단계를 드러낸다.[4] 유생성숙을 하는 종의 새끼는 복잡한 척추동물 이전의 단순화된 전척추동물prevertebrate 형태를 보인다. 이 전척추동물의 "모체"가 지닌 구강은 머리 앞쪽에 돌출된 채로 머리와 몸통을 앞으로 이동해 환경 안에서 먹이를 찾아 나간다.

갓 태어난 아이의 구강은 출생 전후와 출생 과정 모두에서 중요한 역할을

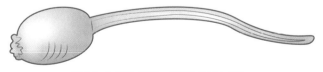

그림 3-2. 멍게 새끼는 올챙이와 비슷하다.

85

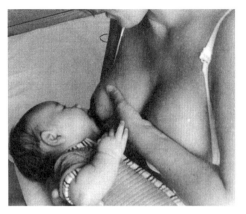

그림 3-3. 젖을 빨 때 아이는 입을 앞으로 내밀어 젖꼭지를 문다.

한다. 어머니의 젖꼭지를 찾아 젖을 공급받고, 나아가 신체 움직임의 기반을 마련하며, 성대를 개발시키는데에도 구강이 그 역할을 한다. 생존을 위해 먹이를 찾는 과정에서 구강은 앞으로 나아가며 이를 통해 머리를 끌고간다(그림 3-3). 이렇게 입에 의해 촉발된 움직임은 머리를 통해 척추로 내려간다.

측두하악관절temporomandibular joint이 위치한 턱에 의해 이러한 움직임이 구동된다. 젖을 빨기 위해서 아이의 뺨과 아래턱은 어머니 젖꼭지에 안착되는데, 이때 젖꼭지에 입을 대고 무는 동작은 주로 위턱에서 관장한다. 아이는 머리 전체를 앞뒤로 리드미컬하게 움직여 젖을 빤다. 입이 열리면 두개골은 지렛대처럼 첫 번째 척추 마디로 움직임을 전달하고, 차례로 꼬리뼈까지 그 움직임을 전달시킨다. 나중에 확인하겠지만, 이러한 동작은 머리에서 척추로 전달되는 최초의 밀기패턴Push pattern이다. 입이 닫히고 두개골이 다시 앞쪽으로 돌아가면 자동적으로 척추는 신장된다(그림3-4).

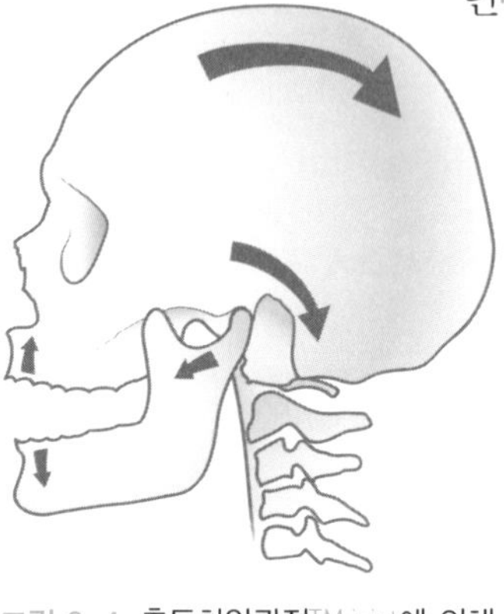

만일 닫히는 과정이 완료되지 않으면 구강은 약간 열린 채로 남기 때문에 젖꼭지를 무는 동작도 하지 못할 뿐만 아니라 머리는 뒤쪽으로 약간 떨어진 상태가 된다. 이 패턴이 습관화되면 목 근육의 긴장이 남아 척추가 이완되지 못하며, 머리를 뻗는 동작도 어려워진다. 이는 매우 자주 일어나는 패턴이다. 목 근육에 습관적 긴장이 생기면 목, 어깨, 그리고 척추에 문제가 발생할 수 있다. 아이가 첫 호흡을 시작하고 젖꼭지를 빨기 시작한 순간부터 이러한 긴

그림 3-4. 측두하악관절TM joint에 의해 머리의 움직임이 구동된다. 이때 생기는 힘이 지렛대가 되어 머리에서부터 척추로 전달되는데 이를 척추밀기Spinal Push라 한다.

장패턴이 습관화될 수 있다. 현대를 살아가는 성인들 대다수가 태어나자마자 거꾸로 매달린 자세에서 첫 번째 숨을 쉬기 위해 손바닥으로 맞은 경험이 있다. 이때의 트라우마로 인해 아이의 모로반사Moro reflex가 강압적으로 유발된다. 정상적인 모로반사는 아이가 울기 위해 자연스레 입을 벌리고, 머리와 양팔을 뒤로 뻗으며, 등 근육을 수축하는 반사이다. 이 반사에 의해 아이는 손을 펼치며 가슴을 펴고 척추에 아치를 만들어 좀 더 온전하고 편안한 형태의 포옹을 할 수 있다. 하지만 태어나자마자 발이 잡혀 공중에 매달리는 과정에서 받은 트라우마에 의해 아이는 안전성을 느끼지 못하며 이로 인해 손을 뻗고 포옹하는 행동을 온전히 하지 못하게 된다. 이때 누적된 트라우마에 의해 아이는 반사적인 긴장이 습관화되어 온전하게 입을 닫는 단계를 완료하지 못하게 될 수도 있다. 발달 과정에서 발생하는 반사가 통합되기 위해서는 닫고 포옹하는 동작을 온전히 경험해야함에도 불구하고 쇼크를 받아 불안전한 패턴을 지닌채 성장하여 성인이 된다. 우리 문화에서 요통을 지닌 사람들이 그렇게 많은 이유를 이러한 출생단계의 트라우마에서 찾을 수도 있다.

아이에게 있어 빨기Sucking는 몸 전체가 활용되는 동작이다. 아이는 공간 안에서 척추 전체를 움직이며 젖꼭지를 빤다. 아이가 어머니의 젖을 빠는 모습을 관찰해보라. 척추뿐만 아니라 복부와 척추까지 역동적으로 움직이고 양손과 양발도 함께 움직인다. 아이가 젖꼭지나 엄지손가락을 빨게 되면 전정신경(2장을 확인하라), 두개골, 그리고 머리의 선glands이 자극을 받는다. 또한 이 빨기 행위에는 능동적인 탐색, 뻗기, 잡기 동작이 포함되며 나중에 손과 발을 뻗어 무언가를 잡거나 어딘가에 도달하려는 움직임패턴뿐만 아니라 다른 다양한 감각을 발달시키는 기반이 된다. 이 빨기 패턴에는 심리적으로 자신이 처한 환경 안에서 손을 뻗어 원하는 것을 잡으려 하는 의두가 포함된다. 여기까지가 빨기 동작의 능동적인 측면이었다면, 외부 환경에 의한 좌절 또는 만족까지 내포된 수동적인 측면도 존재한다.

인공젖꼭지를 빨고 큰 아이는 능동적으로 탐색하는 능력에 있어 어머니 젖꼭지를 빨고 자란 아이와 다른 형태의 경험을 할 수도 있다. 이 경우 스스로 앞으로 나아가 독립성을 확보하고 개인의 자주성을 견지하는 감각을 제대로 학습하지 못할 수도 있다. 또한 인공젖꼭지를 빨고 자란 아이는 능동적으로 환경에 참여하거나 삶의 과정을 스스로 통제하지 못한 채 욕구를 안으로 삭이며 자랄 수도 있다. 이렇게 형성된 수동적 경향성은 한편으로 무기력한 감각을 형성하거나 통제력 상실 또는 환경을 탓하는 성향으로 이어지기도 한다. 물론 인공젖꼭지를 빨고 자란 모든 아이들이 이렇게 좌절과 만족이라는 양면성을 수유 단계에서 제대로 경험하지 못하고 성장한다는 말은 아니다. 하지만 어머니의 젖꼭지를 능동적으로 빠는 경험을 한 아이에 비해 그렇지 못한 아이는 중요한 움직임패턴을 상실하거나, 움직임패턴의 발전으로 인해 생기는 좀 더 활기찬 "마음" 상태를 온전히 체화하지 못하고 성장할 수도 있다.

구강패턴이 온전히 개화되지 못하거나 충분히 체화되지 않으면, 머리에서 척추로 이어지는 순차적인 움직임이 제한받는다. 머리를 앞뒤로 흔들고 돌리는 동작에 의해서는 입과 얼굴 근육보다는 주로 목근육이 구동된다. 따라서 목에 긴장이 쌓이면 머리와 몸통 사이의 움직임 연결성이 깨진다. 보행패턴이 발달하는 초기 단계에서는 사지에서 구동되는 몸 전체 움직임이 통합되어야 한다. 이 초기 보행패턴은 척추 전체에서 일어나지만 측두하악관절에서부터 구동된다. 입 주변의 측두하악관절에서 비롯된 움직임은 물결처럼 척추를 타고 내려가 꼬리뼈에 이른다. 그런 다음 꼬리뼈에서 구동된 움직임이 머리까지 순차적으로 진행되어 올라간다. 물고기, 뱀, 작은 벌레, 애벌레 등과 같은 동물의 움직임을 보면 이를 확인할 수 있다. 머리에 몸 전체의 통제 센터인 신경계 시스템이 위치한 동물은 몸의 위쪽 끝에서부터 움직임패턴이 구동되어 아래로 내려간다. 또 척추를 중심으로 하는 몸통에서부터 비롯된 움직임이 팔다리로 뻗어 나간다. 따라서 발달 또한 중심center에서 주변periphery으로 진행된다.

전척추패턴

구강패턴뿐만 아니라 전척추패턴Pre-spinal pattern 또한 자궁 안에서 발전한다. 이 패턴은 척추패턴Spinal pattern을 지탱해준다. 몸통을 가로질러 지나가는 유연하지만 "뻣뻣한 막대" 모양의 척삭notochord이 태아 발달 단계의 특정 시점에서 나타나는데, 이 척삭은 뒤쪽의 등과 앞쪽의 소화관 사이에 위치하며 이 둘을 구분해준다. 태아 발달의 끝무렵에 이르면 척삭은 흡수되고 뼈로 된 척추와 두개골이 이를 대신한다. 척삭이 존재했다는 흔적이 척추의 추체 사이에 위치한 추간판 중심에 남아 있다.

전척추패턴은 입에서 항문까지 이어진 소화관과 뇌에서 척수원추conus medullaris까지 이어진 척수의 움직임을 포괄한다. 이 패턴은 척삭 또는 "부드러운 척추" 발달 레벨과 관련이 있으며 나중에 발전하는 "딱딱한 척추"의 기반을 이룬다. 전척추 움직임은 뱀처럼 유연하며 척추 움직임과는 구별된다. 이 전척추 움직임패턴은 순차적으로 진행되며 머리와 척추를 통합하는 기반이 된다. "부드러운 척추"의 움직임은 척추패턴이 온전히 통합되기 이전 영아기 때 명확하게 관찰되며, 전척추패턴은 뇌와 척수 그리고 소화관을 통해 구동된다(그림 3-5).

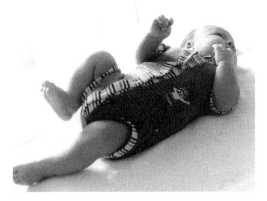

그림 3-5. 선척주패턴 - 석수 또는 소화관와 깥은 "부드러운 척추"에 의해 구동되는 움직임패턴

전척추패턴의 움직임은 창고기lancelet amphioxus를 보면 확인할 수 있다. 창고기는 물고기와 비슷하지만 뼈로된 척추는 없다. 어린 멍게처럼 창고기의 입도 돌출되어 있으며 몸을 앞으로 견인한다. 창고기의 머리는 몸의 다른 부위와 분리되어 않았으며 입 이외의 다른 감각기관은 발달되어 있지 않다. 하지만 몸통은 분절로 이루어져 있으며, 그 움직임은 머리에 의해 인도되어 꼬리로 추동되면서 순차적으로 진행된다. 성체가 된 창고기는 신경색nerve cord을 지닌 축삭을 지니고 있으며, 이 축삭을 중심으로 아래쪽에 소화관이 위치한다. 진화적으로 이러한 창고기는 무척추동물과 유척추동물의 중간종으로 간주되며, 척추는 없지만 유척추동물의 특징을 많이 지닌다. 초기의 무척추동물과 마찬가지로 창고기 또한 물 속에서 살아간다(그림 3-6).

척추패턴

이제 아이의 탄생 시기로 되돌아 가보자. 태어날 때 아이는 밀기 동작을 통해 태어난다. 이는 머리에 의해 구동되며 구강패턴이 그 바탕을 이룬다. 머리에서 구동된 움직임은 척추를 타고 꼬리뼈까지 순차적으로 내려간다. 자궁벽이 수축하면서 발생한 힘이 이에 동조하여 아이의 꼬리뼈와 발을 밀면 그 힘이 척추를 타고 머리로 전해진다. 이러한 움직임패턴을 척추밀기Spinal Push라 부른다. 척추밀기는 처음에 머리에서 구동되지만, 나중엔 꼬리뼈에서 구동된다. 척

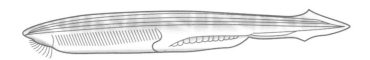

그림 3-6. 창고기는 구조와 움직임에 있어 전척추패턴을 보인다.

추패턴spinal pattern은 자궁 안에서도 보이
며 출산 과정 그리고 출산 이후의 움직임
발달에서 중요한 역할을 한다. 척추밀기는[5] 계
통발생학적으로[6] 자벌레inchworm의 움직임을 반영
하며[7](그림 3-7), 유아가 팔과 다리를 이용해 움직임을 보
조하는 능력을 갖추기 전 기어서 침대 끝으로 가는 모습에서도
관찰할 수 있다. 어린 자벌레는 몸통 전체를 굽히고 펴는 동작을 반복
하며 몸을 점차 앞으로 밀고 나간다. 이때 사지는 이 움직임에 반사적으로
동원된다(그림 3-8). 척추밀기를 하는 동안 머리의 송과선pineal gland뿐만 아니라
다른 중요한 선들도 자극을 받는다.

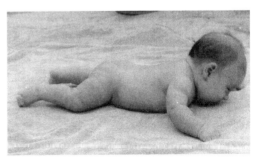

그림 3-7. 애벌레 또는 자벌레의 움직임을 통해 척추밀기를 확인할 수 있다.

산도를 통해 태아가 머리를 밀고 나오는 중에 꼬리뼈와 발은 자궁벽의 수
축력을 받아 뒤에서 민다. 이를 통해 머리가 밀고 나오는 힘은 새로운 세상으로
의 나아가는 추력으로 변한다. 머리가 산도를 지나 밖으로 나오면 몸이 받은 압
력은 사라진다. 이제 태아는 능동적으로 세상으로 빠져나와 더 고차원적인 존
재 레벨로 나아간다. 아이는 이러한 움직임을 통해 생명과 하늘에 "긍정"의 손
짓을 보낸다. 세상으로 나오는 동작이 완료되면 이제 척추뻗기&당기기패턴
spinal reach and pull pattern이 머리에서 구동된다. 이 움직임패턴은 물고기에게

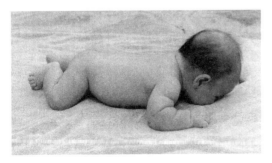

그림 3-8. 아이가 최초로 몸을 앞으로 이동시킬 때는 척추밀기 패턴을 활용하며 구강패턴이 이를 보조한다.

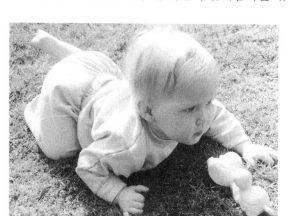

서 가장 잘 관찰할 수 있다. 물고기는 머리를 앞으로 뻗으면서 꼬리뼈를 좌우로 흔들면서 그 힘으로 물살을 가르고 나아간다(그림 3-9). 아이가 특정 레벨에서 더욱 고위 레벨로 발달될 때에도 이 패턴이 드러난다. 아이도 물고기와 마찬가지로 머리와 꼬리뼈에서 척추로 움직임을 구동시키기 때문이다(그림 3-10).

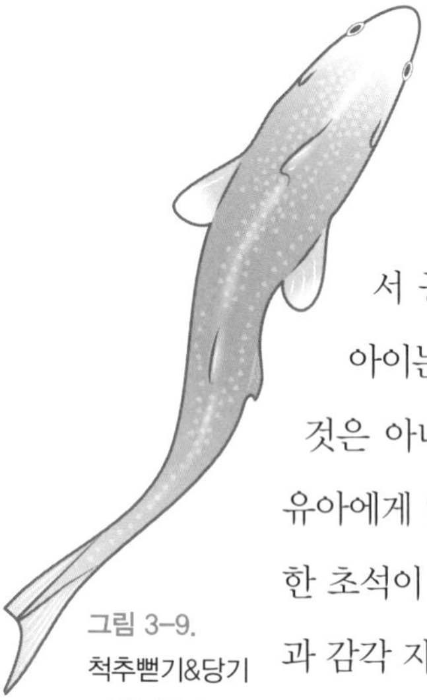

갓 태어난 아이는 밀고 당기는 동작을 통해 물로 가득한 세계에서 공기와 흙, 그리고 "또다른" 것들로 이루어진 세계로 나아간다. 이제 아이는 어머니와 분리되어 자기 자신이 되었지만 그 사실을 온전히 인지한 것은 아니다. 출산 과정에서 척추패턴이 구체화되고 기능적 통합을 이룬다. 유아에게 있어 이러한 과정은 보행을 위한 기반을 닦고 발달의 다음 단계를 위한 초석이 된다. 이 패턴들은 살아가는 내내 드러나며 인간의 모든 신체 움직임과 감각 지각활동의 기저를 이룬다.

그림 3-9. 척추뻗기&당기기패턴은 물고기의 움직임에서 드러난다.

척추밀기패턴은 내부집중inner attention이라는 "마음"을 발전시킨다. 이 패턴은 척추에 약간의 압박감각을 유발시켜 신체의 수직축에 고유수용감각 자극을 형성한다. 이 과정에서 통합된 수직축은 자기 경험의 안정된 기반을 형성하고 활력을 제공한다. 이때 "나다움"이라는 감각이 발전하기 시작한다. 수직으로 바로 선 자제와 자기인지는 인간성이라는 특징과 연계되어 있다. 갓 태어난 아이가 공간 안으로 나와 수평면, 즉 바닥이나 다른 형태의 지지면에서 움직일 때, 인체의 수직축에 대한 감각은 땅과의 관계를 통해 발전한다. 중력과의 연

그림 3-10. 척추뻗기&당기기패턴은 아이를 더 고위 레벨로 이행시킨다. 이 패턴을 통해 아이는 더욱 많은 지지력을 받는다.

계를 통해 명료하고 지지받는 감각이 척추를 통해 형성되면 이는 직립자세로 이어진다. 척추뻗기&당기기패턴은 인체의 수직축을 신장시키는 감각을 공간으로 확장시켜 외부집중outer attention이라는 "마음"을 계발시키며, 이는 모든 발달 과정에서의 발생하는 레벨 변화의 기저를 이룬다. 머리를 뻗거나 앞쪽 그리고 위쪽으로 미는 감각은 앞쪽 공간에 대한 인지를 발달시킨다. 반면 꼬리뼈를 뻗거나 뒤쪽, 아래쪽으로 또는 위쪽으로 미는 감각은 뒤쪽 그리고 위쪽 공간에 대한 인지를 발달시킨다.

척추의 움직임은 머리에 의해 유도되며, 입, 코, 귀, 눈과 같은 특별한 감각기관의 자극과 얼굴 피부를 가볍게 만지는 자극을 통해, 아이는 공간 안에서 모든 방향으로 움직임을 계발시킨다. 이 과정에서 시상면, 관상면, 수평면의 움직임이 형성되고 이 세 기본 평면에서의 움직임이 조합되어 나선형 움직임이 발생한다.[8] 따라서 유아기에 척추패턴을 통한 움직임을 발달시키는 것은 공간 안에서 삼차원 평면상의 모든 움직임을 활성화시키는 초석이 된다. 갓 태어난 아이는 우선 접촉, 입의 자극, 그리고 냄새 감각에 반응한다. 이를 포유반사Rooting Reflex라 하며, 이 반사는 상위 감각을 계발시키는 기본이 된다(그림 3-11). 소리와 시각 자극은 태어난지 몇 개월 안 된 아이의 좀 더 중요한 움직임을 계발시키는 동기를 제공하며, 이 때 발달한 움직임은 다른 감각기관을 발전시기고 신체 움직임을 조절하는 기능을 한다.

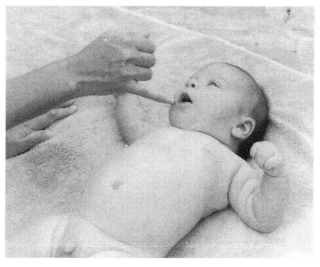

그림 3-11. 포유반사 - 감각 자극에 의해 아이의 머리가 돌아간다.

탐험: 구강패턴과 척추패턴

앞으로 소개할 운동을 통해 좀 더 진보된 움직임패턴을 위한 명료한 기반을 닦을 수 있을 것이다. 초기에 발달하는 움직임패턴은 하위 뇌lower brain 영역에서 조율된다(표 2를 확인하라). 따라서 초기의 움직임패턴을 드러내는 동작을 하면 해당 뇌영역이 자극을 받는다. 이를 통해 하부 뇌 기능을 조율할 수 있고 고위 뇌higher brain 영역을 자유롭게 하여 좀 더 복잡한 움직임패턴을 조율할 수 있다. 하위 뇌에 의해 초기 움직임패턴이 조율되는 것은 의식적 통제 없이도 자동적으로 이루어진다. 만일 하위 뇌가 손상 또는 기능장애로 인해 초기 움직임패턴을 자유롭게 조율하지 못하면, 상위 뇌 영역이 기본적인 움직임 반응을 조율하는데 동원되어야 한다. 이는 좀 더 많은 집중력과 에너지가 소모되고 나서야 상위 뇌가 담당하는 지각, 지적 활동, 그리고 창조적 과정을 수행할 수 있게 됨을 의미한다.

초기의 움직임패턴을 의식적 인지 상태에서 명료하게 하면, 더 많은 에너지를 자유롭게 만들고 또 창조적, 사회적, 그리고 지적 활동에 좀 더 집중력을 투자할 수 있다. 머리에 있는 특별한 감각기관을 자극하면 명확하게, 그리고 어렵지 않게 움직임을 촉진시킬 수 있을 뿐만 아니라, 좀 더 능동적이고 다채로운 감각을 깨워 환경과의 접촉을 늘릴 수도 있다. 구강패턴에 참여하는 측두하악관절을 자유롭게 하는 일은 특히 중요하다. 왜냐면 이곳은 손과 발 그리고 다른 감각들에 의해 구동되는 뻗기와 잡기 동작의 초석을 제공하기 때문이다. 측두하악관절이 자유로워지면 척추와 연부조직에 고정된 엄청난 양의 에너지가 풀려난다.

운동 1

등을 바닥에 대고 누운 자세에서 하면 좋다. 이 자세에서는 더 깊은 이완이 가능하다. 누운 자세에서 동작을 한 다음엔 측면 자세, 앉은 자세, 무릎과 손을 바닥에 댄 자세, 그리고 선 자세에서 시도해도 된다. 파트너가 있어 자극을 주고 동작 인도를 해주어도 도움이 되지만 혼자서도 얼마든지 할 수 있다.

편하게 이완된 느낌이 들면 입 옆쪽 뺨을 가볍게 훑듯이 자극한다. 이때 생기는 접촉 방향을 따라 고개를 돌린다. 포유반사Rooting Reflex에서 보이는 움직임처럼, 입 주변 근육이 자극받으면 고개가 돌아가는 움직임이 구동된다.

머리 뒤쪽을 자극해도 얼굴을 자극하는 것과 마찬가지로 목을 돌리는 동작이 일어난다. 어떤 경우든 머리는 수직축과 수평면에서 명확하게 회전해야 한다. 이러한 움직임이 목을 통해 아래쪽 척추로 내려갈 때의 느낌을 확인하라 (그림 3-12).

이번엔 코 바로 아래쪽을 바깥쪽으로 자극한다. 그 다음엔 뺨에서 귀쪽으로 자극해보고, 마지막으로 눈 주변의 피부에서 광대뼈와 관자놀이 방향으로 쓸듯이 자극해본다. 이렇게 가벼운 접촉에 의해 피부 신경의 감각이 자극받아 반응하고, 이를 통해 해당 부위의 근육이 움직인다. 냄새, 사물, 소리 등과 같은 감각 자극에 의해 미각, 후각, 청각, 시각 등을 자극해 해당 자극 요소가 있는 방향으로 머리가 돌아가게 할 수도 있다(그림 3-13).

머리를 돌리는 동작이 편하고 부드럽게 느껴지면 눈을 뜨고, 움직이는 사물을 따라 눈을 능동적으로 따라간다. 얼굴 앞에서 손을 좌우로 움직이며 이를 바라보아도 된다. 머리의 동작에 따라 눈이 회전할 때 그 움직임이 목을 타고 척추로 내려가는 느낌을 확인하라. 머리가 돌아가는 방향으로 손을 뻗는 협응 동작도 해본다. 이는 공간 속에서의 움직임을 구동하고 차례로 척추 전체로

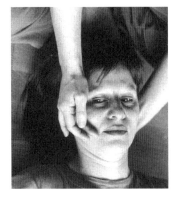 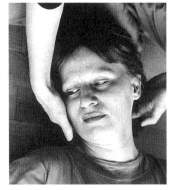 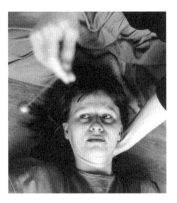

그림 3-12. 감각 자극을 통해 머리 돌리기 동작이 구동된다.

그림 3-13. 시각 자극 - 손과 눈의 협응을 활용한 진자 따라가기

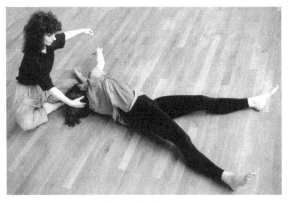

그림 3-14. 눈과 손의 협응에 따른 뻗기 동작에 의해 척추 전체 회전 동작이 구동된다.

전달되는 움직임을 이끌어낸다. 이 동작은 뻗기&당기기패턴의 기반을 이룬다(그림 3-14).

운동 2

먼저 편안하게 이완된 측면 자세를 취한다. 그런 다음 엄지손가락을 입으로 가져와 연구개와 경구개를 만진다. 이 동작은 빨기반사sucking reflex를 자극한다. 엄지손가락을 빨면서 머리를 앞뒤로 약간씩 끄덕거리며 움직인다. 그렇게 하면 아래턱만 움직여서 빠는 제한된 동작이 되진 않는다. 만일 충분히 이완된 상태에서 간섭과 제한이 없다면 머리의 움직임이 자연스럽게 일어난다. 이 움직임은 귀 바로 앞쪽에 위치한 측두하악관절에서 일어나며 척추를 통해 내려가는 움직임을 구동한다. 따라서 측두하악관절에서 일어나는 움직임패턴

은 척추 전체의 정렬과 움직임에 중요한 역할을 한다.

경추 1번 위에서 두개골이 락킹rocking하며 앞뒤로 가벼운 굴곡과 신전을 시작할 때의 느낌은 어떠한지, 목을 통해 척추를 타고 아래로 전해지는 느낌은 어떤지 감지해본다. 또한 복부와 골반 앞쪽으로 지나가는 소화관을 통해서 움직임이 전달되는 느낌도 확인해보라.

운동 3

이제 자세를 바꾼다. 바닥에 무릎을 꿇고 앉은 자세에서 앞팔도 바닥에 대고 얼굴은 아래쪽으로 향한다. 무릎과 팔꿈치는 굽히고 양팔과 양다리 사이는 넓게 만든다. 발가락과 손가락 끝은 서로 붙여 다이아몬드 자세로 엎드린다. 엉덩이는 발뒤꿈치에 닿게 하고 머리는 양쪽 앞팔 사이에 놓고 잠시 쉬면서 등과 장부가 이완되도록 한다.

이제 꼬리뼈에서 앞팔 방향으로 밀기 동작을 해본다(그림 3-15). 발과 정강이를 사용해 미는 동작을 보조해도 되지만, 밀기 동작이 주로 꼬리뼈에서 구동될 수 있도록 의식을 집중한다. 꼬리뼈에서 시작된 파동이 순차적으로 척추를 타고 위쪽으로 올라가 머리까지 전달될 수 있도록 부드럽게 민다. 머리가 굴곡되며 바닥에서 구를 때 척추는 앞쪽으로 이동하며 전체적으로 굴곡 커브가 깊어진다. 이때 머리 꼭대기를 통해 몸무게가 지나갈 수 있게 하고 골반은 지면에서 뜬 상태를 유지한다. 이게 바로 꼬리뼈를 통해 구동되는 척추밀기Spinal Push 동작이다.

앞에서 이야기 했던 구강패턴Mouthing Pattern에서처럼, 측두하악관절을 중심으로 입을 약간 열어 머리가 뒤쪽으로 살짝 락킹되도록 한다. 이 동작을 하면 정수리가 지면을 살짝 미는 느낌이 난다. 두개골이 뒤로 굴러가기 시작하면 지렛대 원리로 경추 1번으로 움직임이 내려간다. 머리로 지면을 가볍게 밀면서 굴러가는 동작이 일어나도록 허용하면 척추를 타고 꼬리뼈까지 파동이 흘러간다(그림 3-16). 이 동작으로 인해 척추가 뒤쪽으로 움직이면, 다시금 이마를 바닥에 대고 척추가 신장된 자세에서 뒤꿈치에 앉는다. 이게 바로 머리에 의해 구동되는 척추밀기 동작이다.

꼬리뼈에서부터 미는 동작을 반복한다. 이때는 측두하악관절을 중심으로 입을 다물고 머리를 앞쪽으로 락킹하고, 목과 척추를 굴곡하여 커브를 만들면서 몸무게를 앞쪽의 두정부로 이동시킨다.

이 두 동작을 몇 번 더 반복한다. 처음엔 느리게 하면서 구강패턴이 어떻

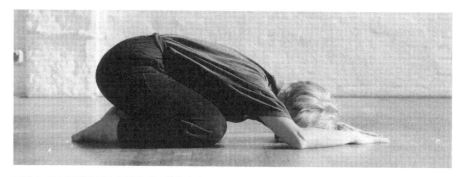

그림 3-15 꼬리뼈에서부터 구동되는 척추밀기

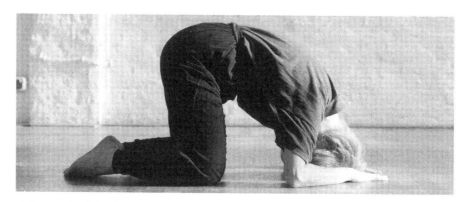

그림 3-16. 머리에서부터 구동되는 척추밀기

게 일어나는지 느껴본다.

　이제 척추를 감지하면서 척수와 뇌에서 호흡이 일어나도록 한다. 해당 부위에서 호흡이 구동되는 느낌으로 하면 된다. 다음엔 호흡이 장부에서 구동되게 하면서 소화관이 늘어나는 느낌을 확인한다. 앞의 척추밀기 동작을 하면서 장부를 통해 일어나는 움직임도 확인한다. 이게 바로 전척추 구동Pre-Spinal initiation이다. 움직임의 질감과 느낌 차이를 구별해보라.

운동 4

　앞의 운동으로 척추와 머리 전체가 통합된 움직임을 느꼈다면 이제 척추밀기&당기기패턴을 시도해 볼 차례다. 이 움직임패턴은 앞에서 배웠던 척추밀기 동작과 같은 자세에서 시작한다. 하지만 이번엔 움직임을 구동하기 위해 정수리를 능동적으로 뻗어서 머리와 척추를 당긴다. 그러면 척추는 바닥을 따라 길다란 커브를 이룬다. 가슴, 복부, 허벅지가 우선 바닥에 가까워지고 머리는 앞쪽 위쪽으로 당겨져 척추 전체가 신전된다. 이때 손으로는 바닥을 받친다. 이 움직임을 구동하는데 눈의 보조가 필요하다(그림 3–17).

　이제 눈을 뜨고 앞쪽으로 집중력을 유지한 상태에서 꼬리뼈를 중심으로 뒤쪽, 위쪽으로 몸을 뻗는다(그림 3–18). 양손과 양무릎으로 바닥을 지탱하며 네 발기기 자세를 취하여 척추를 당긴다. 그런 다음 원래의 자세로 되돌아와 머리에서 비롯되는 뻗기&당기기패턴을 반복한다.

　이 두 동작이 가볍고 활기찬 느낌으로 흐르듯 느껴질 때까지 여러 번 반복하다 척추밀기에서처럼 척추와 소화관을 통해서 뻗기&당기기가 구동되도록 탐험해볼 수도 있다.

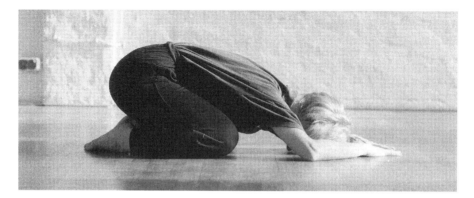

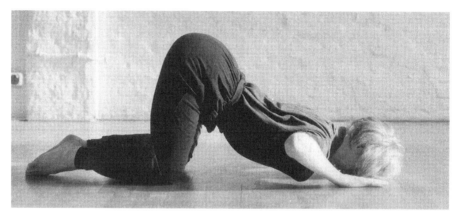

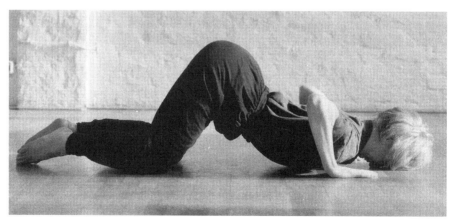

그림 3-17. 머리에서 비롯되는 척추뻗기&당기기

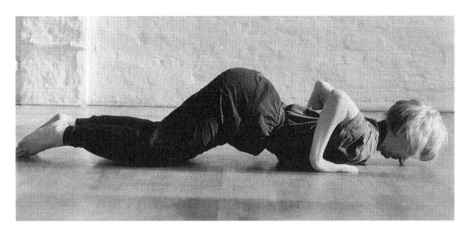

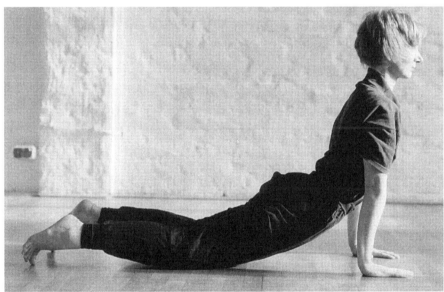

그림 3–17(계속). 머리에서 비롯되는 척추뻗기&당기기

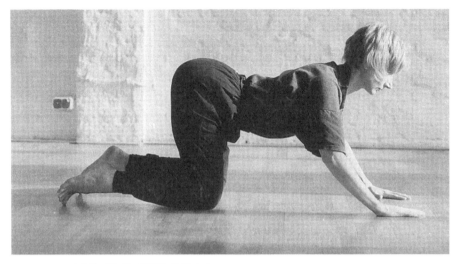

그림 3-18. 꼬리에서 비롯되는 척추뻗기&당기기

4장

나선형 성장:
땅에서의 움직임

인체는 70%의 물로 이루어져 있고, 인체를 구성하는 각각의 세포도 80%의 물로 채워져 있다. 물은 모든 종류의 생명을 구성하는 다섯 가지 기본 원소 중 하나이다.[1] 테오도르 슈벤크Theodor Schwenk가 쓴 『민감한 혼돈Sensitive Chaos』이란 책을 보면 다음과 같은 말이 나온다.

> 물은 어느 곳에서나 구형을 띈다. 물은 지구라는 구체 전체를 감쌀 뿐만 아니라 모든 사물을 그 얇은 막으로 포용한다. 떨어지는 물방울은 구형으로 진동하는데, 구형은 완전성, 전체성을 지닌다. 물은 늘 분열과 통합의 순환을 내포한 채 유기체로의 충동을 표출한다.[2]

세포도 본질적으로 구형이므로 물과 기본적으로 비슷한 속성을 지닌다. 따라서 유기체는 부분을 통합하여 하나가 되려한다. 우리는 이를 첫 번째 자연의 법칙a law of nature이라 칭할 수 있다.

두 번째 자연의 법칙은 중력gravity이다. 중력은 유기물과 무기물 모두에 작용하는데, 질량을 지닌 물질은 예외 없이 이 힘에 의해 지구 중심으로 당겨진다. 이러한 두 경향성 또는 법칙 간의 상호작용으로 나선형 하향 움직임a downward spiraling이 발생한다. 자연계 어디에나 이런 나선형이 존재한다. 달팽이 껍질, 구불구불 흐르는 계곡, 공기의 흐름, 나무 껍질, 나뭇잎이 자라는 모습, 장미 잎사귀가 열리는 모습, 그리고 태아가 자라면서 세포 분열을 하고 조직이 정렬되어 독특한 구조를 만들어가는 과정에서도 나선형패턴을 관찰할 수 있다. 뼈조직 내부를 보면 횡적인 조직이 나선형으로 하향하는데, 그 힘에 의해 몸무게가 땅으로 역동적으로 전달된다. 근육은 이 뼈 주변을 끊이지 않는 네트워크로 감싸며 나선형 움직임을 만들어낸다. 심장도 나선형으로 감겨드는 구조로 되어있다. 자연계의 강, 바다, 폭포와 같은 수많은 유체들이 그러하듯, 체액도 꿈틀거리고 물결치고 휘돌아가며 뻗어나간다.

무기물은 중력의 지배를 받는다. 돌은 중력에 거슬러 스스로 떠오를 수 없고, 강물은 늘 지구 중심부를 향하여 흐른다. 하지만 유기체 세계에서는 이와 반대되는 일이 일어난다. 중력에 반대되는 힘 즉 부양력levity에 의한 상향의 움직임이 발생한다. 생명, 느낌, 의식을 지닌 물질은, 그게 아무리 원시적인 형태라 할지라도, 상향, 하향의 움직임과 성장 가능성을 지닌다. 이러한 움직임 또한 나선형이며 온전한 구체를 향해 성장하려는 경향성이 존재한다. 나무를 예로 들어보자. 나무는 특정한 땅에 붙박여 뿌리를 내리고 자란다. 하지만 나무에게도 자신의 생명력, 느낌, 환경 변화에 따른 생장 사이클이 있기 때문에 태양빛의 따스함을 향해 나아가려는 상향의 움직임이 있다. 또한 땅속 깊이 뿌리를 내려 양분을 흡수하려는 하향의 움직임도 존재한다.

이러한 움직임은 인간에게도 존재한다. 인체는 물질이면서 동시에 영혼 또는 의식을 지닌 생명체이다. 따라서 인간도 중력과 부양력이라는 두 힘의 역동적 상호작용을 받으며 지구 위에서 살아가고 성장하고 움직인다. 인체라는 독특한 구조 안에는 땅으로 향하는 하향의 힘과 하늘을 향해 성장하려는 상향의 힘이 공존한다는 뜻이다. 우리의 몸 안을 흐르는 유체의 움직임도 나선형 경향성을 지닌다. 또 지구 위에서 움직이는 방식도 어린 시절의 나선형 발달 과정을 통해 습득한다. 인간이라는 존재가 새로운 차원으로 진화하며 의식 수준을 높여가는 과정에서도 상향과 하향의 나선형 움직임이 관여한다.

움직임의 기반이 되는 발달 과정

앞에서 이야기 했듯, 움직임은 이미 결정된 일련의 단계를 통해 발전해 나간다. 하나의 움직임은 구동initiation되는 위치, 시퀀싱sequencing되는 방식에 따라 결정되는 특정 패턴에 종속된다. 초기의 움직임은 사지에서 구동되고 몸 전체를 지나 반대편 사지로 시퀀싱된다. 이 과정에서 몸 전체의 움직임이 통합 integration된다. 처음엔 외부 환경에서 온 자극과 아이의 내적인 욕구를 통해 움직임이 구동되며, 이때 형성된 파동은 물결처럼 몸 전체로 퍼져나간다. 이를 통해 자극이 가해진 방향이나 그 반대 방향으로의 움직임이 일어난다.

내가 생각하기에, 발달 과정에서 일어나는 움직임패턴을 구별하는 방식 이야말로 바디마인드센터링의 독특한 점이다. 전통적인 건강 전문가나 움직임 발달을 다루는 이들은 척추, 동족, 동측, 대측 등과 같은 용어를 통해 신경근 협응에 대한 이야기는 하지만 구동과 시퀀싱에 대해 다루지는 않는다.[3] 아이는 음식, 호흡, 접촉, 그리고 안전과 같은 생존과 관여된 자극을 통해 의도와 목적이 담긴 움직임을 시작한다. 이미 살펴 보았듯, 입 주변 근육을 지배하는 신경은 이미 탄생 초기에 수초화되며, 정상적인 발달 과정을 밟는 아이는 입 주변 피부를 가볍게 쓸어주는 접촉 자극에 반응해 고개를 돌리거나 자극을 가하는 물건을 입으로 문다. 물론 아이는 자신도 원하지 않는 자극으로부터는 멀어지려 한다. 입으로 무는 동작이 빨기반사sucking reflex를 유발하고, 목 근육이 활성화되면서 목을 돌리고 머리를 뻗는 동작을 하는데, 이 동작은 나선형 회전력의 협응을 통해 척추를 타고 아래쪽으로 시퀀싱되어 내려간다. 이 과정에서 머리에서 꼬리까지 척수신경의 수초화myelination가 완성된다. 동시에, 입을 열고 닫는 동작은 목과 척추의 굴곡과 신전을 구동시킨다. 앞에서 기술했듯, 구강패턴은 머리에 의해 구동되는 척추밀기와 뻗기&당기기패턴의 기반이 된다. 초기 움직임 발달 단계에서는 냄새 자극 또한 이러한 패턴 형성에 깊게 관여한다. 아이는 어머니의 체취와 젖 냄새를 찾아 코를 향하며, 이를 통해 머리의 움직임이 구동된다. 일단 척추 주변 근육을 지배하는 신경의 수초화가 마무리되면 척추밀기와 뻗기&당기기패턴 또한 꼬리뼈를 통해 능동적으로 구동된다.

　　움직임이 사지에서 구동되지 않으면 몸 전체를 통한 움직임 시퀀싱 또한 제대로 일어나지 않아 국소 부위의 움직임이 제한된다. 그렇게 되면 에너지가 해당 부위 주변의 특정 조직에 고정되면서 긴장 패턴이 형성된다. 만일 입과 얼굴 주변의 근육 또는 다른 감각을 통한 움직임 구동이 제대로 일어나지 않으면 머리의 움직임이 목을 통해 아래로 전달되지 못하게 된다. 그러면 긴장이 목에 쌓여 머리와 몸통 사이의 연결성이 깨진다. 하지만 동작의 구동과 시퀀싱이 명료하면 발달 패턴이 움직임에 체화된다. 이는 배꼽방사Navel Radiation 패턴을 소개할 때 신체 국소 부위 사이의 내적 연결성을 탐험하면서 확인했던 사항이다. 이러한 연결성이 살아 있어야 신체의 각 부위가 독립적으로 움직이면서도 전체 안에서 내적 통합성이 유지될 수 있다.

　　내적으로 신체의 움직임을 구동시키는 방식은 외부 환경과의 관계를 설정한다. 삶은 내부와 외부 세계 사이의 끊임없는 상호작용이다. 따라서 건강 또한 내부의 외부 세계 사이의 적절한 관계에 의해 결정된다. 아이일 우리는 신체의 경계를 설정하는 경험을 통해 "나"와 "타인", 즉 내부와 외부를 나누는 법을 학습한다.[4] 피부는 바로 내부와 외부를 구분짓는 첫 번째 경계이다. 아이가 "나"라는 감각을 발전시키기 위해서는 피부에 가해지는 접촉 자극의 빈도와 질이 미래의 건강, 안정성, 자아 통합에 있어 필수불가결한 요소로 작용한다. "나다움"을 넘어, 아이는 자기 정체성을 점점 확보해 나가며 의지를 담아 환경에 반응하고, 자신의 내적 필요와 바람, 그리고 욕구를 외부 환경에 투사한다.

우리는 사지와 머리에 있는 특별한 감각을 통해 환경과 직접적으로 접촉한다. 그리고 이를 통해 환경과 효과적으로 상호작용한다. 따라서 사지와 머리에서 구동되는 움직임이 몸을 통해 다른 곳으로 명확하게 그리고 방향성을 지니고 시퀀싱되면 우리의 내부와 외부 세계 사이 소통의 질, 그리고 공간 안에서의 움직임 표현력도 명료해진다. 만일 움직임이 습관적 긴장에 의해 중심부 또는 국소부에서 제한된 형태로 구동되면, 집중력 또한 내적으로 편향되며 외부와 상호작용하는 능력 또한 줄어들 것이다.

하나의 능력을 얻고 다른 능력을 잃는다면 손해다. 아무도 이런 형태의 거래를 바라지 않는다. 이보다는 내부와 외부 사이의 균형, 즉 중심과 주변 양방향으로의 움직임 구동을 원한다. 이 양자 사이의 균형은 움직이는 사람의 개성과 기질의 차이와는 다르다. 때로는 차이가 있는 것이 더 자연스럽고 적절할 수도 있다. 그럼에도 불구하고 구동 방향의 균형, 내부와 외부 사이의 균형은 중요하다. 하지만 나는 여기서 말단(사지와 머리)에서 구동되는 움직임을 더 강조한다. 이유는 이러한 형태의 구동을 우리는 온전히 계발시켜본 적이 없거나 또는 성인이 되는 과정에서 잃어버렸을 수도 있기 때문이다. 아이였을 때 또는 어렸을 때 받은 두려움과 욕구의 좌절, 그리고 니즈needs의 상실로 인해 우리는 세상과의 직접적인 상호작용을 회피한 채 내부로 의식을 돌렸을 수도 있다. 그로 인해 마음껏 밀고 나아가고, 진취적으로 앞으로 움직이는 행위를 포기했을 것이다. 이는 결과적으로 생명력과 현존 감각의 상실로 이어져 감정적, 신체적

장애가 되었을 수 있다. 때로 이런 장애는 나이가 훨씬 더 든 미래에 일어날 수도 있다.

아이가 맨 처음에 갈구하는 것은 음식, 호흡, 따뜻함, 편안함, 그리고 신체 접촉 같은 것들이다. 이러한 필수 요소들이 충족된 후에는 환경을 안전한 상태에서 껴안는 단계로 나아간다. 아이는 독립성이 확보된 상태에서 세상과의 창조적 상호작용을 원한다. 그러기 위해 먼저 자신이 태어나고 움직인 기반 또는 땅에 대해 학습해야만 한다. 이미 자궁 안에서 성장하는 동안 아이는 지구 중력을 이해하기 위한 기본을 체화하였다. 세상에 태어난 후엔 의도적으로 중력에 반응하는 법을 마스터해야 할 필요가 있다.

갓 태어난 아이에게는 충분한 안전성이 제공된다. 이는 어머니라는 편안한 접촉점과 온몸으로 맞닿는 경험을 통해 달성되며, 이 과정에서 중력에 자신의 몸무게를 맡기거나 양보하는 법을 배운다. 하지만 아직은 중력을 극복하고 일어설 수는 없다. 몸무게를 내려놓고 지면에 몸을 맡기면서 먼저 땅과 만나야 한다. 그런 다음에야 항중력의 힘the force of antigravity과 스스로 움직여 서는 법을 배우게 된다. 몸무게가 지면을 누르면 힘과 힘이 만난다. 중력에 의해 몸무게가 아래로 향하는 힘에 반발해 지면에서 올라오는 힘이 아이의 몸을 관통해 지나간다. 이 과정에서 점차 아이의 신경은 수초화되고, 팔과 다리의 근육은 협응을 이루며, 움직임패턴이 체화되면서 근력이 강화된다. 아이는 이제 스스로의 힘으로 지면을 밀고 몸을 일으킬 수 있게 되며 공간을 통해 나아갈 수 있게 된다. 이 과정에서 밀기패턴이 구동된다. 앞장에서 설명했든, 밀기패턴은 먼저 머리에서 꼬리뼈로 그 다음엔 전완과 손에서, 그리고 마지막으로 정강이와 발바닥에서 구동되며, 이 패턴의 지지를 받아 아이는 지면을 견고하게 밀고 나간다.

밀기패턴

나선형 발달 과정 각각의 변곡점을 지나거나, 또는 하나의 단계에서 다른 단계로의 이행을 위해서는 오래된 매트릭스를 밀어내고 새로운 변화 과정을 구동시키는 움직임이 필요하다. 밀어내는 행위는 내부에 초점이 맞춰져 있지만 그렇다고 해서 세상으로부터의 도피는 아니다. 이는 좀 더 큰 힘, 권력, 그리고 현존을 향한 자기 표현이다. 아이가 지면을 밀면 에너지가 몸으로 흘러서 올라오며 더 큰 힘과 생명력이 생긴다. 지면을 지탱하며 생긴 저항에 의해 미묘한 압박감이 몸의 조직에 가해지면 아이는 육체, 무게, 그리고 현존 감각을 느끼며 인지하게 된다. 밀기패턴을 통해 아이는 주로 무게, 중력, 균형 그리고 자신과 자신의 경계에 대한 감각에 내적으로 집중한다. 이 밀기를 하는 동안 안전성, 무게감, 강인함, 몰입감이 담긴 움직임이 몸을 통해 공간으로 전해진다.

밀기패턴을 통한 압력감은 육체적이면서 정신적인, 내적이면서 외적인, 명확하면서 신비한 느낌으로 전해질 수 있다. 이 두 종류의 힘이 만나고 서로에 반응하면서 이행과 변형을 위해 필요한 준비를 하게 된다. 오래된 방식에 "No"를 보내면서 새로운 레벨을 환영하는 것. 하지만 이 "No"에는 보편적 생명력과 독립성을 향한 "Yes"가 내포되어 있다. 아이는 중력에 자신을 맡겨 지구 그리고 어머니와의 친밀감을 높이면서 동시에 "Yes"라는 표현을 강화한다. 이러한 결합 과정 그리고 전의식preconscious 상태에서의 통합은 이미 자궁 안에서 형성되며, 미래의 모든 성장과 학습의 기반이 된다.

지지받으며 동시에 봉쇄된 듯한 상태에서 아이는 밀기를 통해 차별화differentiation를 만든다. 밀기패턴을 통해 아이는 합일 상태에서 좀 더 고차원적인 독립성과 개별적 존재로서의 자율성으로 이행transition한다.

"나는 세상을 나로부터 밀고, 나를 세상에서 밉니다. 세상으로부터의 반응을 얻기 위해 밀고, 단지 나 자신을 느끼기 위해 밀며, 한 세계에서 다른 세계로 밉니다. 내가 미는 대상이 안정적이고 즉각적인 반응을 준다면, 나 자신의 자아를 제대로 확립하고, 내가 미는 지면, 힘, 어머니, 사회와 관계를 형성할 수 있습니다. 나는 자신의 힘과 권력을 테스트해보고 싶고 나만의 독특함을 발견하고 싶어요. 밀기는 무언가에 대한 "No"입니다. 또는 현재의 질서를 테스트해보는 행위입니다. 이를 통해 나는 자신과 독립성을 주장합니다. 이러한 저항과 테스트가 확립되면 다시 "Yes"를 던지며 생명의 다음 단계를 수용하고, 이 순간의 나에게 생명력을 전해주는 모든 것들을 긍정합니다."

이렇게 의지 가득한 행동에는 위협도 존재한다. 나 자신 또는 타인을 너무 멀리 밀어내면 고독을 느낄 수도 있기 때문이다. 이 양자는 서로 조화를 이뤄야만 한다. 밀기는 양보와 상호 균형을 이뤄야 하며 또 서로 지지해주어야 한다. 이 양자를 조화시키는 데는 용기가 필요하다. 비록 그 과정에서 상실의 아픔을 겪을지라도, 아이는 앞으로 밀고나가야 한다. 이러한 도전은 어머니와 아이가 함께 감당하게 된다.

뻗기&당기기 패턴

태어난 후 첫 몇 개월 동안 아이는 눈과 귀를 통해 중요한 감각들을 점진적으로 받아들이는데, 이때 아이의 뇌는 이 감각들을 의미 있는 정보로 처리하는 능력도 함께 발전시켜 나간다. 자신이 속한 환경에서 안전감을 느끼고, 자아감이 확립되며, 세상을 향해 신체를 통해 힘을 가할 수 있게 되면, 세상에 대한 호기심이 높아진다. 결국 기본적인 생존 욕구가 충족된 아이는 관심을 점점 외부로 돌려 주변을 탐험하게 된다. 이렇게 내부에서 외부로의 관심 전환, 호기심의 증가, 그리고 세상과의 상호작용에 대한 욕구 증가로 인해 뻗기패턴이 구동된다. 처음엔 아이 자신이 속한 공간의 한계 너머로 몸을 뻗는다.[5] 앞에서 이미먹을 것을 향해 입을 뻗는 아이의 움직임을 살펴보았다. 입을 뻗는 패턴은 순차적으로 손과 발을 뻗어 잡는 행동으로 이어지고, 촉각, 미각, 청각 그리고 시각을 통한 움직임 구동으로 이어진다. 그러므로 사지와 다른 감각을 통해 뻗고 잡는 동작에는 구강을 통한 동작 구동패턴이 반영되어 있다.

밀기패턴 발전을 통해 견고한 기반이 확립되면, 아이는 호기심과 욕구를 통해 용기를 내어 기지the known의 경계 너머로 손, 발, 머리, 또는 꼬리뼈를 뻗는다. 또 말단에서 구동시킨 힘을 몸 전체로 시퀀싱하여 흘려보낸 후 공간 속으로 나아간다. 이 과정에서 공간감이 신체 조직에 각인되며, 움직임이 좀 더 가벼워지고 정교하게 통제된다. 환경은 움직임을 지지하면서 자극하는 요소이다. 자극을 가하는 물체에 주의 집중이 일어나면 그 물체를 향해 또는 반대 방향으로 움직임이 일어난다. 그런 다음 명확하게 협응되고, 방향성이 있으며, 에너지 가득한 동작들이 발전된다. 이러한 움직임패턴을 우리는 놀이터에서 자유롭게 즐기며 노는 아이의 모습을 보며 확인할 수 있다.

뻗기&당기기패턴에 담긴 "마음"은 외부 집중outer focus과 관련이 있다. 이 마음은 가벼움, 각성, 편안함, 그리고 영적 자발성으로 표현된다. 그러나 자아와 경계에 대한 감각이 제대로 확립되지 못하면 공간으로 몸을 뻗고 움직여 나아갈 때 방향의 흔들림, 기반의 불안함, 되돌아 올 집이 없는 것에 대한 불안감을 느끼게 된다. 자폐증을 지닌 아이들에게서 여기서 말한 마음의 극단적인 형태가 자주 보인다. 반대로 뻗기&당기기패턴이 제대로 확립되지 않으면 지구가 무겁게 당기는 느낌, 내성적 성향, 에너지와 열정 없는 태도가 형성된다. 자폐증을 지닌 아이들과 비교해서 다운증후군Down's syndrome을 지닌 아이들의 움직임을 보면 뭔가 잔뜩 무게감이 느껴진다. 이들은 자기 스스로 움직임을 창조적인 형태로 구동하기보다 타인의 지시를 따르려는 경향이 강하다. 자폐증과 다운증후군 형태의 움직임 모두(해당 문제를 지닌 환자가 아니라도) 주변 사람들에게서 흔히 볼 수 있다. 좀 더 올바른 선택과 적절한 태도로 이렇게 건강하지 못한 움직임을 극복할 수 있다. 이상적인 것은 이 양자의 움직임을 일상생활 속에서 통합시키는 일이다.

발달 패턴들의 시퀀스

이제 앞에서 살펴보았던 일련의 움직임패턴의 협응에 대해 좀 더 깊게 살펴보도록 하자. 이들 움직임패턴들은 자궁 내에서 발달 과정을 밟는 태아의 신경시스템에 이미 존재하고 있다. 어머니의 산도를 통해 나오기 이전부터, 나중에 표출될 움직임패턴의 "그림자"가 배꼽방사패턴 안에 함축되어 발달되고 있다.

다음과 같은 몇 가지 원칙이 해당 과정의 초석을 이룬다.

1   밀기패턴은 뻗기&당기기패턴의 기반을 이루며, 뻗기&당기기패턴이 난항에 빠지면 원래의 밀기패턴으로 되돌아올 수 있다.
2   움직임패턴은 먼저 상체 말단, 즉 머리와 손에서 구동되고, 나중엔 하체 말단, 즉 꼬리뼈와 다리에서 구동된다.
3   서 있을 때의 균형이 확보되어야 움직이면서도 균형을 유지할 수 있다.
4   지지력은 처음엔 지면에서부터 비롯되지만 나중엔 공간에서 전해진다.

5 지체의 발달은 근위(신체 중심에서 가까운 부위)에서부터 원위(신체 중심에서 먼 부위, 머리와 사지)로 일어난다.

움직임은 의도를 따른다. 적절한 자극이 가해지면 움직이려는 욕망, 의도, 그리고 의지를 활성화시키고, 새로운 형태의 움직임을 마스터한 다음, 신경 시스템 안에 잠재된 가능성을 체화하는 단계로 나아간다.

공간을 통해 나아가게 만드는 첫 번째 움직임은, 이미 앞에서 소개한 대로, 척추를 통해 일어난다. 척추를 꿈틀거리고, 락킹하며 나아가는 움직임은 밀기를 통해 구동되고 머리와 꼬리에서 구동되는 뻗기&당기기패턴으로 이어진다. 이 과정에서 조금 더 외부에 대한 집중력이 발휘된다. 머리와 꼬리가 바깥쪽 그리고 위쪽으로 구동력을 발휘할 때 손과 발은 몸무게를 지탱하면서 몸을 지면에서 밀어낸다. 이는 다음 단계인 동족밀기패턴Homologous Push patterns으로 이행하기 위한 초석이 된다. 척추패턴의 발달이 뻗기&당기기패턴의 기반이 되었듯, 뻗기&당기기패턴은 동족밀기패턴의 기반이 된다. 패턴들 사이의 연관성 그리고 중복성은 발달 시퀀스를 관통하며 반복된다. 이때 척추 뻗기&당기기패턴은 고위 레벨 움직임 발달을 위한 모든 변화를 구동한다. 이 패턴은 사지밀기패턴을 발달시킨다.

동족패턴

동족패턴Homologous patterns은 양팔 또는 양다리에 의해 동시에 구동되는 패턴이다. 개구리, 토끼 또는 캥거루의 움직임에 이 패턴이 반영되어 있다(그림 4-1). 우리가 개구리처럼 팔딱 뛰거나 물 속으로 다이빙할 때의 움직임은 동족패

턴이 드러난 한 예이다. 이 패턴은 몸의 상체와 하체를 차별화
하고 시상면에서 발생한다.

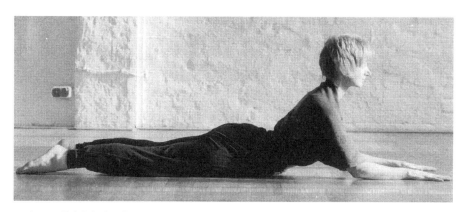

그림 4-1. 동족패턴을
보이는 개구리

　　동족패턴에서 첫 번째로 드러나는 것은
양팔로 하는 동족밀기패턴Homologous Push pattern
이다. 이 패턴은 머리를 높이 든 자세에서 양팔꿈치와 전
완으로 바닥을 지탱하거나 양손을 직각으로 미는 동작이다. 이
때 꼬리뼈는 뒤쪽을 향하고, 양손과 전완으로 미는 동작에 의해
몸이 지면을 따라 뒤쪽으로 이동한다(그림 4-2).

　　상지를 통한 동족밀기패턴 다음엔 하지를 통한 동족밀기패턴이 따
른다. 이는 양발과 다리 그리고 무릎으로 지면을 미는 패턴이다. 이때 무릎
은 굽혔다가 편다. 이 패턴을 통해 몸은 앞쪽으로 나아가고 팔꿈치를 통해 손으
로 바닥을 밀기 때문에 머리는 좀 더 높게 들린다. 하지로 밀 때 양손은 마치 평
영 동작을 하듯 바닥을 밀쳐낸다(그림 4-3).

　　이러한 패턴들은 근력을 강화하고 몸 전체의 협응력을 높이며 사지와 척
추를 신장시킨다. 또 "내부 집중"과 관련된 마음을 드러낸다. 팔뚝으로 지면을

그림 4-2. 상지에서 비롯되는 동족밀기

115

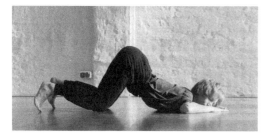
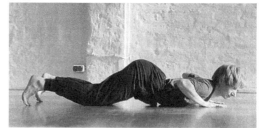

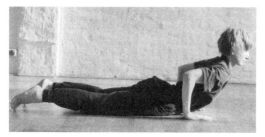
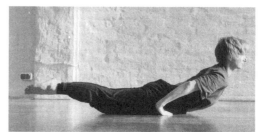

그림 4-3. 하지에서 비롯되는 동족밀기

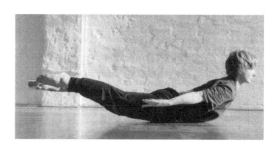

균형있게 지탱하며 밀어내는 동작을 마스터하면서, 아이는 처음으로 머리를 높게 들어올려 눈 앞의 세상을 직시하게 된다. "나다움", 또는 사람다움을 인지하기 시작한 것이다. 이 자세는 힘, 아름다움, 자연의 미스터리, 영혼의 체화를 드러내는 스핑크스Sphinx와 닮았다.

사지를 온전히 펼 수 있게 되면 손가락과 발가락이 활성화되며 동족뻗기&당기기Homologous Reach and Pull가 개발되기 시작한다. 이는 머리에 있는 감각에서 비롯된 척추 구동spinal initiation을 바탕으로, 양손의 손가락을 능동적으로 뻗어 몸을 앞으로 당기는 동작이다. 이 동족 뻗기&당기기패턴으로 태어나는

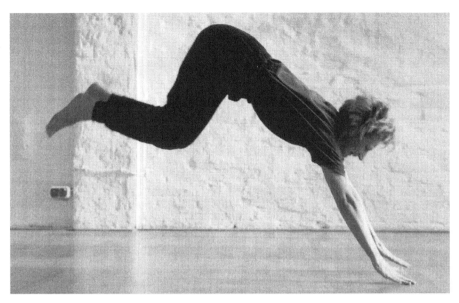

그림 4-4. 상지를 활용한 동족 뻗기&당기기패턴

산도를 통해 나오는 출산 동작, 또는 척추를 통해 뻗는 동작이 개발된 이후, 최초로 몸을 온전히 신전시켜 제한된 개인공간personal space or kinesphere의 경계 너머로 중력중심center of gravity을 이동시키게 된다(그림 4-4).

일단 양손을 통한 움직임 구동이 통합되면, 양발가락으로 미는 동작도 구동된다. 이때 시각을 통한 집중력도 뻗기&당기기를 통해 앞으로 나아가는 동작을 보조하면서 동시에 구동된다. 이 동작은 아이가 높은 곳에서 바닥으로 미끄러지거나, 앉은 자세에서 바닥에 엎드리거나, 또는 무언가를 잡으려고 자발적으로 양손을 뻗을 때 확인할 수 있다(그림 4-5).

동족뻗기&당기기패턴은 "외부 집중"과 관련된 마음을 드러낸다. 용기, 헌신, 신뢰가 여기에 담긴다. 이 패턴을 통해 우리는 처음으로 안전함이 보장된 개인공간을 벗어나 미지의 영역으로 마음껏 자신을 내던지며 도약하는 법을 배운다. 하지만 아직은 안전한 환경의 보호를 팽개칠 단계는 아니다. 자기주장 또

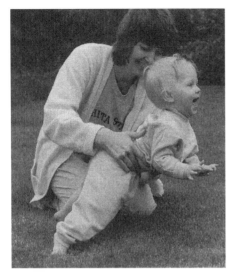

그림 4-5. 어린 아이는 양팔을 동시에 굽혔다 펴면서 동족뻗기&당기기패턴을 마스터한다. 준비가 되면 아이는 자신을 공간 속으로 내던진다.

는 독립성을 쟁취하기 위해선 아이가 도약했다 되돌아올 수 있는 안전한 "땅"이 필요하기 때문이다.

동측밀기패턴

동족뻗기&당기기패턴과 동측밀기패턴은 비슷하게 발달한다. 동측밀기Homolateral Push는 손에서 구동되며 발로 이어진다. 이 패턴들에 의해 인체의 상하 좌우가 차별화된다. 전완과 손으로 바닥을 안전하게 지탱할 수 있게 된 아이는 이제 몸무게를 측면으로 이동시키기 시작하며, 한쪽 손과 전완으로 동시에 밀고 나갈 수 있다. 이때의 파동은 동측 척추에서 다리를 지나 아래로 내려간다. 이때 다리는 펴지면서 바닥을 뒤쪽으로 밀어낸다(그림 4-6).

이제 아이의 동측 전체, 즉 한쪽 손에서 다리까지 모두 신장된다. 신장된 쪽으로는 몸무게를 지탱하고 반대쪽의 팔과 다리는 굽히면서 움직임이 일어난다. 이에 따라 척추는 한쪽으로 굽혀진다. 이 움직임은 수직면(vertical plane, 이 면은 움직이는 몸에 상대적으로 정의된다. 따라서 공간에서 고정된 평면은 아니다) 상에서 지면과 평행이다. 동측밀기패턴은 파충류에서 자주 볼 수 있다(그림 4-7).

반대쪽 다리는 굽히면서 밀

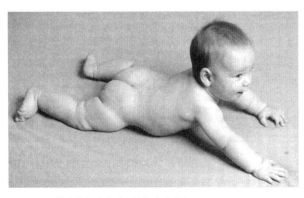

그림 4-6. 상지에서 시작되는 동측밀기패턴

준비를 한다. 이때 발로 바닥을 밀 때 생기는 파동이 척추를 타고 동측의 팔로 전해진다. 밀기 동작이 끝나면 해당 측면의 팔과 다리, 몸통은 온전히 신장되며 몸무게가 그쪽으로 이동한다. 반면 굽히고 있는 반대쪽은 또 다른 밀기를 준비한다(그림 4-8).

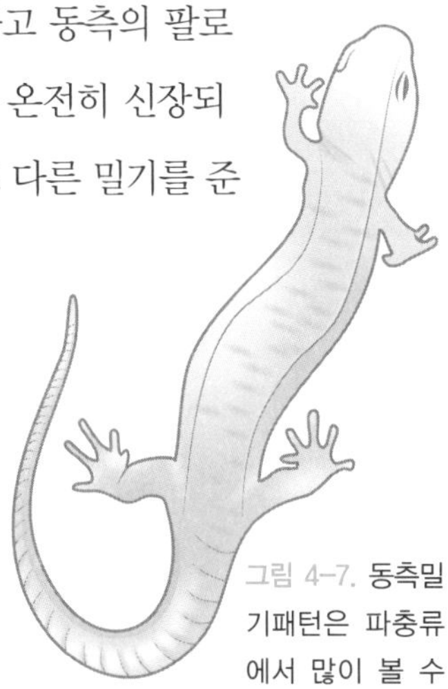

이러한 패턴이 한쪽에서 다른 쪽으로 반복되면서 아이는 파충류처럼 앞뒤로 이동할 수 있다. 가동성이 매우 증가한 것이다. 이 패턴을 통해 아이는 고개를 돌려 새로운 방향을 바라볼 수 있게 된다. 하지와 척추의 힘은 증가하고 협응력도 점차 좋아지며, 뒤로 밀어서 앉거나 앞으로 밀어 양손과 무릎을 이용해 엎드릴 수도 있다(그림 4-9).

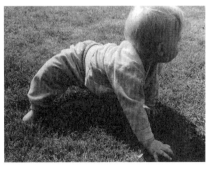

그림 4-7. 동측밀기패턴은 파충류에서 많이 볼 수 있다.

하나의 레벨에서 다른 레벨로의 이행은 척추를 통한 뻗기&당기기패턴으로 구동되며, 동시에 밀기패턴 중 하나에 의해 지지받는다. 밀기패턴 또는 뻗기&당기기패턴은 아이가 움직이는 방식을 지배하는 경향이 있다. 이 두 패턴은 서로 보완 관계에 있다. 따라서 하나만 불완전하게 발달하는 것은 마음의 주의 집중 방식과 표현 방식에도 문제를 일으킬 수 있다. 이 모든 패턴이 발달 과정에서 완비되어야 움직임의 구동과 지지 사이의 역동적 균형을 확보할 수 있다.

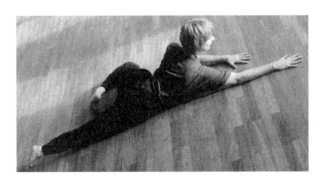

그림 4-8. 하지에서 비롯되는 동측밀기패턴

그림 4-9. 아이는 동측밀기패턴을 활용해 몸무게를 지지하거나 밀어서 앉을 수 있다.

대측뻗기&당기기패턴

발달 패턴 중 가장 나중에 드러나며 또 가장 복잡한 것이 바로 대측뻗기&당기기Contralateral Reach&Pull이다. 이 패턴은 먼저 손에서 구동된다. 손으로 몸을 당겨 공간에서 나아가며, 발로 바닥을 뒤쪽으로 민다. 이 패턴은 아이가 손이나 무릎으로 몸무게를 지탱할 수 있을 때 나타난다. 아이는 처음엔 동족패턴 또는 동측밀기패턴, 또는 이 양 패턴 모두를 활용해 짧은 거리를 움직인다. 일단 안정성이 어느 정도 확보되면 바깥 환경에 대한 관심이 아이의 움직임을 구동시킨다. 손을 뻗어 친근한 이의 얼굴 또는 장난감을 만지려는 욕구가 의도를 자극하고, 이때 생기는 의지로 인해 기지의 경계 너머 안전한 영역을 벗어난 지점으로 나아가게 된다. 의도를 표출하는 눈과 협응한 손이 앞쪽으로 뻗어나가면, 뻗은 손과 반대쪽의 척추와 다리는 당겨진다. 몸무게는 사선으로 이동하고, 반대편 손을 뻗으면 다리는 당겨진다(그림 4-10).

뒤로의 움직임은 발을 뒤로 뻗으면서 구동된다. 주의력이 깨어나고 외부에 대한 관심이 커지면서 발끝이 움직임을 구동하고 눈이 협응하여 보조한다. 이제 아이는 자극을 가하는 사물에서 멀어지거나 그 너머로 움직일 수도 있다. 이 패턴은 보통 얼굴을 돌려 뒤를 바라보거나 다른 자세로 바꾸는 데에도 활용된다. 뒤로 기어가는 동작의 발달을 통해 우리는 "감각적"으로 뒤쪽 공간을 예측하는 법도 배우게 된다(그림 4-11).

척추를 순차적으로 회전할 수 있는 능력 확보가 대측패턴의 기반을 이룬다. 대측패

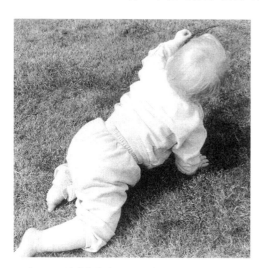

그림 4-10. 상지에서 비롯되는 대측뻗기&당기기

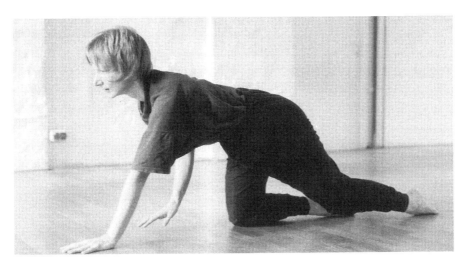

그림 4-11. 하지에서 비롯되는 대측뻗기&당기기패턴

턴은 모든 평면에서의 동시적인 움직임을 포함한다. 이때의 움직임은 나선형으로 이루어지며, 여기서는 자세와 방향이 끊임없이 변한다. 대측패턴은 동측패턴보다 훨씬 더 신속하고 유동적이며 고차원적인 움직임을 가능케 한다. 야생 고양이가 먹이를 발견하고 잔뜩 긴장한 상태에서 어슬렁거리는 동작에서 이 패턴이 드러난다. 대측패턴은 매우 능동적이고 생생한 느낌을 선사하며, 아이는 이 단계에 이르면 엄청난 에너지와 결단력을 지닌 채 새로운 패턴을 마스터하고 접근 가능한 모든 세상을 탐험하기 위해 기꺼이 앞으로 나아간다.

　　대측패턴은 보통 "네발기기", "엎드려기기" 등으로 알려져 있으며, 대부분의 포유류들의 보행에서 관찰할 수 있다(그림 4-12).

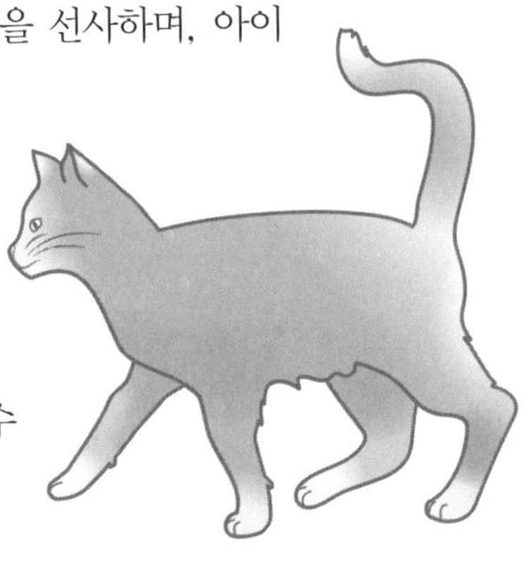

　　대측패턴은 이족으로 걷거나 뛰어다니는 인간 보행의 기본이 된다. 이전의 모든 움직임패턴들을 통합시키며 아이는 밀고 당기면서 공간 안에서 수직으로 선다.

그림 4-12. 대부분의 포유류들은 보통 대측패턴을 활용해 걷는다. 비록 특정 시점에서 동측패턴과 협응을 하기도 하지만, 이때는 구동 방식에 차이가 있다.

아이들은 자신만의 독특한 방식으로 직립 자세를 구현하지만 그 기본 원리는 동일하다. 유인원, 침팬지, 원숭이 등과 같은 영장류들이 보이는 양팔이동패턴 Brachiation pattern은 수직 서기와 수평 서기의 중간 단계이다. 이러한 패턴을 하는 영장류는 손을 뻗어 지탱할 수 있는 무언가를 잡아 몸을 당긴다(그림 4-13).

아이들도 이 양팔이동패턴을 활용해 일어선다. 이때 발로는 지면을 밀고 머리는 위로 뻗는다. 일단 서게 되면 양손으로 무언가 지지할 것을 잡고 균형 감각을 마스터하기 전까지 일정 시간을 버틴다. 아이가 좋아하는 장난감 또는 부모님의 손을 움켜쥐고 벽 또는 의자에 손을 기대는 모습이나 공간 속으로 단순히 손을 뻗는 모습을 보았을 것이다. 아이는 운동감각 정보를 활용해 지면의 지지를 확보한 상태에서 손으로 뭔가 새롭지만 불안한 대상을 찾으며 중력과의 관계를 설정해 나간다.

대부분의 아이들이 태어난 후 1년 전후로 이 정도 단계에 이른다. 그런 다음 몇 년에 걸쳐 각각의 패턴을 직립 자세에서 온전히 통합하고 마스터하기 위해, 기능적 그리고 창조적인 동작을 하며 끊임없이 그 가능성을 탐험한다. 아이는 수평면의 안정적인 지지 기반 위에서 구르기, 엎드려기기, 네발기기 등을 탐험한다. 이 모든 동작들이 대측패턴을 발달시키는 기반이 된다. 발달 초기에는 수평면에서 중력과의 관계를 통해 각각의 패턴이 통합되지만, 이런 창조적인 동작을 다채롭게 탐험하는 단계를 거쳐 자세의 균형과 정렬이 갖추어지면 직립 자세로 보행하는 초석을 이룬다.

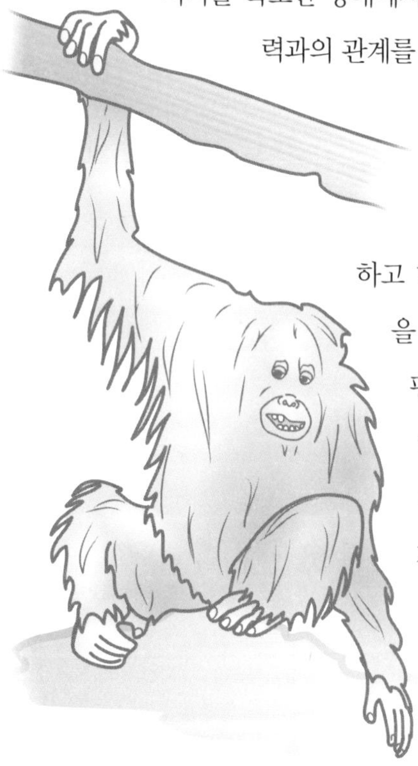

그림 4-13. 영장류에게서 보이는 양팔이동패턴

척추는 처음에 몸통을 통해 지면과 직접적으로 접촉하는 과정에서 지지를 받지만 나중엔 사지를 통해 지지를 받는다. 팔과 다리로 지면을 밀고 주변 공간으로 뻗어나가면, 사지에서 구동된 움직임이 통합을 이루고 척추는 이 과정에서 자유와 가동성을 확보한다. 만일 사지를 통한 지지력이 부족하거나 불완전한 상태에서 서게 되면 척추는 스스로 수직 안전성을 확보하려 한다. 이 과정에서 몸의 중심부가 뻣뻣해지며 척추와 장부 주변으로 긴장이 쌓인다. 팔과 다리에서 능동적인 지지 기반을 제공해주지 못해서 그런 것이다. 이 경우엔 팔, 다리 근육이 약하거나 톤이 떨어져 있다. 결과적으로 외부 환경과의 능동적이고 직접적인 접촉 감각이 저하된다. 또 관심이 내부로 이동하고 삶의 변화에 즉각적으로 대응하기 어려워진다. 긴장된 중심을 지닌채 불안전한 주변이 형성되기 때문이다.

나선형

앞에서 소개한 패턴들은 서로 겹쳐서 흐르는 파도처럼 진행된다. 이때의 진행은 선형 또는 원형이 아니다. 각각의 단계는 이행 과정에서 서로 유사성을 보이기도 하지만 나선형 상향의 변화 사이클을 지닌다. 아이의 발달 과정을 살펴보면, 자신의 경계 너머로 뻗어 나아가려는 힘이 위쪽으로 당기는 힘을 구동시킨다. 바깥쪽 그리고 위쪽으로 향한 관심, 기지의 경계 너머로 나아가려는 욕구와 의도가 이러한 움직임패턴의 바탕에 존재한다. 나선형 발달 과정에서 일어나는 특정한 원형 발달은 새로운 수준의 움직임패턴을 마스터하고 통합하며, 다음 이행 단계를 준비하는데 꼭 필요한 요소이다.

탐험: 발달 패턴들의 시퀀스

발달 과정에서 나타나는 움직임패턴을 연습하게 되면 신경근 협응력, 감지력, 그리고 주의 집중력을 명료하게 하고, 움직임의 기반을 견고하게 할 수 있다. 하나의 패턴은 다음 패턴을 위한 기반을 제공하기 때문이다. 앞으로 기술하게 될 움직임패턴을 연습하면서 즐겁게 느껴지는 패턴, 하기 싫어서 피하고 싶고 어려운 움직임패턴을 발견하면 체크하라. 자기만의 움직임패턴이 발달하는 과정에서 강점과 약점이 남게 된다. 따라서 연습 과정에서의 느낌을 체크하면 다른 움직임패턴을 연습할 때 도움이 된다. 만일 특정 패턴을 잘 표현하지 못한다면, 그건 아마 어린 시절의 발달 과정에서 해당 패턴이 불완전하게 습득되었을 수 있다는 뜻이다. 또는 움직임이 제한된 상태로 성장하면서 상실된 패턴일 수도 있다. 하지만 패턴 재학습을 통해 잠재된 가능성을 깨울 수 있다.

표1은 순차적으로 드러나는 패턴을 정리한 것이다. 정리된 움직임패턴을 순서대로, 독립적으로 연습해보면 각각의 발달 단계를 명료하게 탐험할 수 있다. 제시된 원리를 가이드라인 삼아 기본 패턴 안에서 다양한 동작을 시도해보라. 하나의 패턴을 다른 자세에서 시도할 수도 있다. 등을 대고 누운 자세, 엎드린 자세, 측면으로 누운 자세, 앉은 자세, 무릎 꿇고 앉은 자세, 양손과 양무릎을 대고 엎드린 자세, 양손과 양발을 대고 엎드린 자세, 선 자세 등에서 시도해보라. 자신이 물고기, 파충류 또는 해당 움직임패턴을 묘사하는 동물이 되었다고 상상하며 할 수도 있다. 원래의 기본 동작 또는 창조적인 동작을 시도해보면서 그 동작을 할 때의 마음 상태를 탐구해보라. 이를 통해 전혀 새로운 형태의 움직임 세상이 열릴 수 있다.

세포호흡과 배꼽방사패턴에서부터 시작할 수도 있다. 탐험 또는 놀이하듯 자신만의 방식으로 움직임패턴을 탐구해보라. 피하고 싶은 동작, 어려움이 느껴지는 동작을 만나면 앞단계로 되돌아가 좀 더 다채로운 방식으로 시도할 수 있다.

하나의 단계가 어떻게 다음 단계의 기반이 되고 지지하는지, 내려놓거나 밀어내는 동작이 어떻게 자연스럽게 뻗기와 당기기 패턴으로 변형되는지, 하나의 패턴에서 다른 패턴으로의 이행이 어떻게 일어나는지 확인해보라.

표1. 발달 패턴

패턴	신체 협응, 종, 나이
1. 세포호흡	내호흡을 하는 단일 세포의 확장과 수축. 물리적인 몸을 통합하고 정렬한다. 난자와 같은 한 개의 세포. 아메바와 같은 단세포 유기체. 임신이 된 순간부터 인생 전체를 통해 일어나며, 호흡과 모든 생명 과정의 기반이 된다. 지배적인 마음은 "존재"이다.
2. 배꼽방사	배꼽을 통해 머리와 사지를 중심에 통합시킨다. 불가사리. 자궁의 태아에게서 보인다.
3. 구강	아래턱 위에서 머리가 락킹하는 패턴. 아이가 젖을 빠는 동작. 히드라와 멍게. 출산 전과 출산 과정의 태아, 갓 태어난 아이에게서 주로 드러난다.
4. 전척추	머리와 몸통 그리고 꼬리뼈가 통합된 움직임. 척수나 장부 같은 "부드러운 척추"에서 구동되는 척추 움직임. 척추패턴의 기반이 된다. 창고기. 출산 전과 출산 과정의 태아, 갓 태어난 아이에게서 주로 드러난다. "행위" 마음으로의 이행.
5. 머리에서부터의 척추밀기 6. 꼬리에서부터의 척추밀기	머리에서 꼬리뼈까지 척추 통합, 근골격 시스템에서 구동되는 척추 움직임. 지렁이, 자벌레, 애벌레. 출산 전과 출산 과정의 태아, 갓 태어난 아이에게서 주로 드러난다.

패턴	신체 협응, 종, 나이
7. 머리에서부터의 척추뻗기&당기기 8. 꼬리에서부터의 척추뻗기&당기기	머리와 꼬리에서 인도되어 공간으로 나아가는 척추 움직임, 아이의 자세를 변화시킨다. 물고기. 출산 과정의 태아, 갓 태어난 아이에서 드러나며 입에서부터 먼저 구동된다. 출생 후 첫 몇 개월 안에 다른 감각들도 개발된다.
9. 상지에서 구동되는 동족밀기 10. 하지에서 구동되는 동족밀기	양손과 양팔을 함께 사용해 몸을 뒤로 민다. 그런 다음 양발과 양무릎으로 몸을 뒤로 민다. 양서류. 빠르게 달리는 토끼, 캥거루, 말, 개 등과 같은 포유류에서 드러남. 출생 후 3개월 사이, 상지에서 구동. 출생 후 3개월에서 5개월 사이, 하지에서 구동.
11. 상지에서 구동되는 동족뻗기&당기기 12. 하지에서 구동되는 동족뻗기&당기기	양팔을 앞쪽으로 뻗어 몸을 앞쪽 공간으로 당긴다. 그런 다음 양다리를 뒤로 뻗어 몸을 뒤쪽 공간으로 당긴다. 손가락과 발가락에 의해 구동된다. 뛰는 개구리, 다람쥐, 빠른 속도로 달리는 다른 종류의 포유류. 출생 후 5개월에서 7개월 사이에 드러남.
13. 상지에서 구동되는 동측밀기 14. 하지에서 구동되는 동측밀기	배를 바닥에 대고 기기. 먼저 오른손으로 밀고 오른발로 흐름이 내려가면 오른쪽 전체가 신장되고 왼쪽은 모두 굴곡된다. 이는 왼발에서 왼손으로 밀어서 앞으로 움직이는 동작을 준비한다. 좌우측이 번갈아가며 구동되면, 구동된 측면이 신장된다. 양서류, 그리고 도마뱀, 악어와 같은 파충류. 낙타와 코끼리같은 포유류. 보통 속도로 가볍게 뛰는 동물들에서도 보인다. 출생 후 5~6개월부터 상지에서 구동. 출생 후 6~8개월부터는 하지에서 구동.
15. 상지에서 구동되는 대측뻗기&당기기 16. 하지에서 구동되는 대측뻗기&당기기	양손과 양무릎을 사용해 손발을 교차해서 기기, 걷기, 달리기 등. 한쪽 손과 손가락을 앞으로 뻗으면 반대쪽 다리가 당겨지면서 앞으로 이동한다. 한쪽 발가락을 뒤로 뻗으면 반대쪽 팔이 당겨지며 뒤쪽으로 이동한다. 걸어다니는 대부분의 포유류. 인간. 유인원처럼 양팔이동패턴을 보이는 영장류는 손으로 뻗기&당기기를 한다. 출생 후 7~9개월부터는 상지에서 구동. 출생 후 9~11개월부터는 하지에서 구동. 약 1년부터 앞으로 대측보행&달리기패턴이 점차 발전한다.

모든 패턴들은 일단 발전해 통합되면, 아이에서 어른으로 성장하는 과정에서 점차 강화되고 정교하게 변한다. 여기서 소개한 패턴들은 정상적인 상황에서 살아가는 내내 표출된다. 특정 시기엔 특정 패턴이 일시적으로 주동적인 위치를 차지하고, 적절한 때가 되면 온전히 드러난다. 하지만 그 타이밍은 개인에 따라 다르며 기본 패턴의 완성도에 따라 다음 패턴이 영향을 받는다. 보통은 자연의 질서에 따라 순차적으로 해당 패턴들이 나타난다. 그리고 서로 다른 패턴들은 물결이 겹쳐 흐르듯 아이 발달 과정의 독특함에 따라 결정된다.

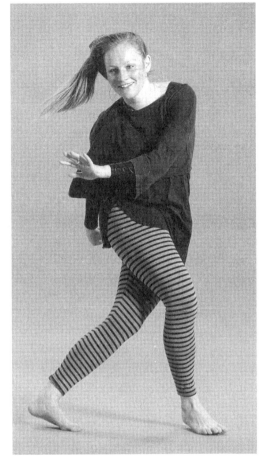

모든 패턴이 온전히 통합되면 그 움직임은 자세와 방향 변화에 맞춰 나선형처럼 흐른다.

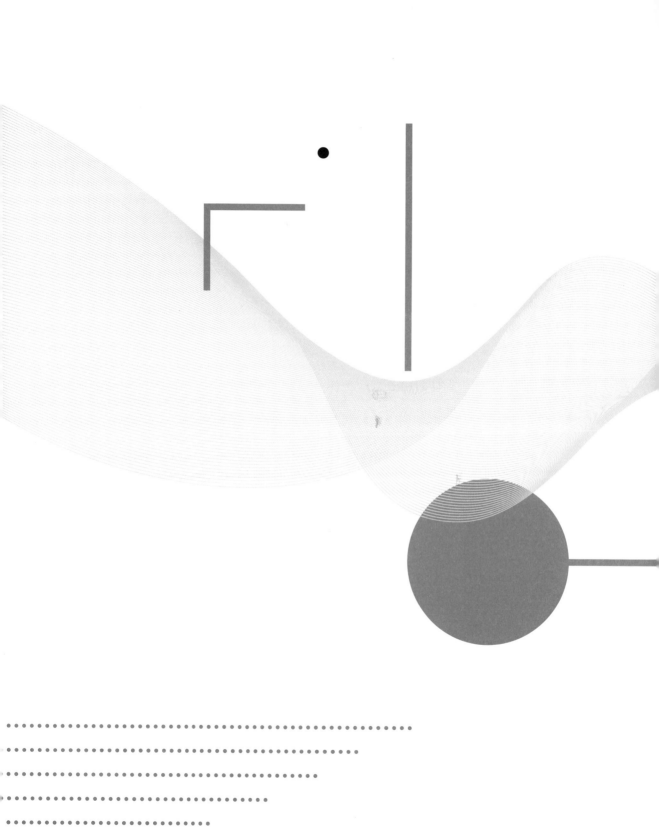

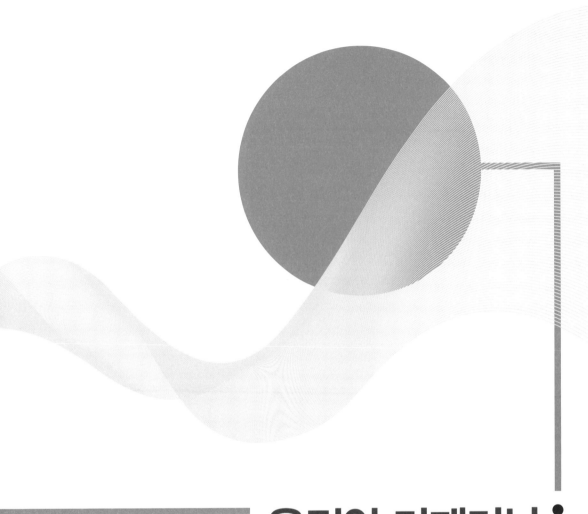

움직임 리패터닝

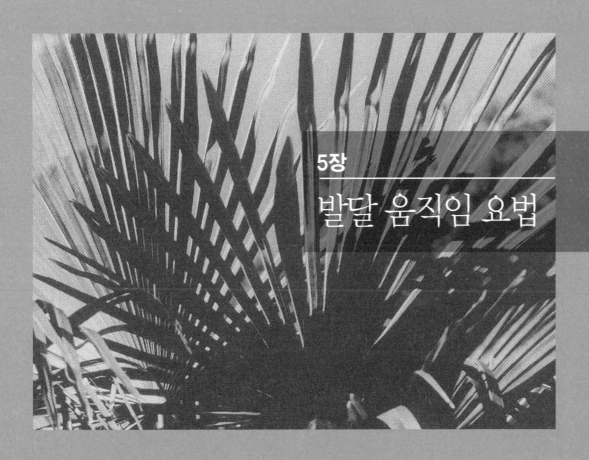

5장

발달 움직임 요법

완전함이란 자연 현상으로 보면 별 의미가 없는 개념이지만, 완전함을 추구하는 이성은 자연의 불완전함을 "실패"로 규정하며 무시한다. 하지만 자연은 무질서, 혼돈, 부패와 죽음이라는 불완전해 보이는 사건들 모두를 포용한다. 마찬가지로, 우리는 아이 또는 인간의 자연스러운 발달 과정이 완전할 거라 가정하면서, 자연의 계획이 잘못되었다거나, 소위 실패 또는 약화가 발생하면 이를 불완전함으로 착각한다. 이러한 완전, 불완전 개념은 아이와 어른의 내적, 외적 환경에서 기인한다. 하지만 아이의 내부 세계와 외부 세계는 서로 상호작용하며 독특한 발달 과정을 밟는다.

아이의 몸뿐만 아니라 심리적인 성장도 움직임의 발달과 함께 한다. 보통 어른들은 어렸을 때 움직임 발달 과정에서 약간의 어려움을 겪었으며, 일정 부분 약점을 안은 채로 성장했다. 대부분의 사람들이 이러한 발달 과정에서의 "실패"로 인한 심각한 문제를 겪지는 않는다. 이유인즉, 인간은 불완전해 보이는 기능 장애의 갭gab을 충분히 수용하고 보상해 적절한 방식으로 처리할 수 있는 능력이 있기 때문이다. 하지만 그럼에도 불구하고 충족되지 못한 발달 과정의 문제는 존재한다. 때론, 움직임패턴 발달 과정에서 심각한 장애를 겪은 아이는 동작, 인지, 심리, 지성 발달에 난항을 겪을 수 있다.

문제의 원인은 다양하다. 이전에 겪은 뇌 또는 신경 시스템 손상. 출산 전후, 그리고 출산 과정에서의 문제. 자궁 내에서 일어나는 비정상적인 발달. 유전적 또는 선천적인 질환. 양분, 온도, 건강한 환경 등과 같은 기초 생존 요소들의 불충분한 공급. 부모가 아이의 움직임 발달을 조급하게 추동하는 과정에서 생기는 물리적인 몸의 긴장. 감정적 트라우마로 인한 고통. 적절한 사랑으로 아이의 감정을 보살피지 못한 일. 감정적 침해와 신체 질환은 아이 자신 또는 친척에게서 비롯될 수 있으며 이로 인해 적절한 시기에 적절한 움직임패턴을 개화시키는데 제한을 받을 수도 있다. 아이가 발을 딛고 서는 바닥의 불안전함, 움직임을 제한하는 옷 등도 움직임 발달을 방해하는 단순해 보이지만 쉽게 간과하는 물리적 요인이 될 수 있다. 어떤 부모는 아이가 빨리 걷게 하려고 너무 빨리 "일어서도록" 자극해 초기 발달 과정에서 습득하고 넘어가야 할 중요한 패턴을 지나치게 만들기도 한다.

만일 자연이 무질서, 혼돈, 그리고 "실패"를 만들 수 있다면, 아이는 또한 자신에게서 조화, 온전함, 그리고 "성공"을 재창조할 수 있다. "충족되지 못한 잠재성"이 "온전함의 상실"은 아니다. 이는 단지, 아직 경험되지 않았거나, 또는 경험했지만 잊어버리고 있다는 의미이기도 하다. 따라서 이미 성인이 되었다 해도 "잠재된 움직임"을 상기시킬 수 있는 가능성은 있다. 현재의 움직임, 인식, 심리, 지성, 그리고 영적 경험의 초석을 이루는 패턴을 명료화시키고 강화시킴으로써 잠재력을 되찾을 수 있다. 이게 바로 발달 움직임 요법Developmental Movement Therapy에서 다루는 영역이다. 발달 과정의 기반을 이루는 움직임패턴을 재학습시키면, 움직임과 마음에 더 나은 내적 에너지, 명확성, 그리고 생명력이 발생한다. 또 창조적으로 사고하고 행동하는데 필요한 에너지를 자유롭게 해줄 수도 있다.

움직임패턴은 내적 타이밍에 따라 순차적으로 개화된다. 이는 앞 단계 움직임패턴이 제대로 체화되었든 되지 않았든 상관없이 다음 단계 패턴이 적절한 시기에 개화된다는 의미이다. 따라서 한 패턴을 상실하면 그에 따른 발달 격차에 따라 뒤따르는 모든 움직임패턴이 약화된다. 이 과정에서 약화된 요소를 보상하기 위해 인체는 차츰 고정패턴holding pattern, 긴장tension, 비가동성immobility 등을 만들어낸다. 이렇게 비효율적인 방식으로 몸을 지탱해나가기 위해서는 막대한 에너지가 소모되며, 이렇게 소모된 에너지 때문에 창조적인 형태의 놀이와 작업에 장애가 생긴다.

태어난 첫 해의 후반기 절반을 심각한 질병으로 보낸 아이가 있다고 가정해보자. 이 아이는 또래의 다른 아이들처럼 이리저리 자유롭게 움직이며 살지 못한다. 그러다 18개월이 지나 또래 아이들처럼 걸을 수 있게 되어도, 이미 척추, 목, 어깨 또는 골반 등에 고정긴장holding tension이 생기게 된다. 만일 사지를 통해 지탱하는 훈련이 제대로 되지 않으면, 이 아이는 몸 중심부에 있는 긴장을 지닌채로 살아가야만 한다. 이에 대해서는 앞에서 이미 기술하였다. 이 경우엔 보통 누운 자세에서 선 자세로의 점진적 이행이 제대로 이루어지지 않았고, 그로 인해 스스로 안전하게 바닥으로 되돌아가는 법을 상실한 것이다. 몸의 중심부에 고정패턴이 생기면 서 있을 때 불안과 두려움이 강하게 느껴진다. 그 결과 아이의 움직임 가동범위는 급격히 줄어들고 자신을 표현하고 즐거움을 느끼는데 제한을 받는다.

목적지향적이고 생각지향적인 현대인들은 움직임이 주는 아름다움과 생명력을 제대로 향유하지 못하고 살아간다. 움직임의 즐거움은 어린 시절부터 시작되지만, 여기엔 자신이 태어나서 자란 문화와 가족 구성원의 태도가 투영된다. 마음과 몸이 분리되어 있다고 말하는 문화에서 자라는 아이는 곧 이 둘을 분리해서 생각하는 법을 익히게 되고, 자연적이지 않은 방식으로 몸과 마음을 대한다. 또, 몸은 죄악을 품은 대상이요 마음보다 열등한 것이라는 생각이 만연한 사회에서 자란 아이는 몸의 충동을 통제하고 누르거나, 인간이라면 누구나타고난 생명 에너지를 억누르는 법을 배우게 된다. 물론 온전한 움직임패턴을되찾고 재발견할 수 있는 가능성은 여전히 남아있다. 움직임패턴을 재창조하여에너지를 온전하게 흐르게 하고 자유를 표현하는 것은 우리의 몸과 마음이 태어날 때부터 지니고 있는 본연의 권리를 되찾는 일이다.

신경학적 연결성

각각의 기본 발달 움직임패턴은 뇌의 특수 영역에서 관장한다. 중추신경시스템과 말초신경 시스템의 특정 신경로를 통해 전달된 메시지가 해당 움직임시퀀스를 수행할 근육에 전달된다. 이 과정은 자동적으로 일어나며, 그러한 움직임을 만드려는 욕구와 의도에 의해 자극을 받는다. 신체의 다른 부위에서 전달된 감각 정보와 감각 수용기를 통해 감지된 외부 환경 정보가 뇌와 중추신경시스템에서 모여 해당 움직임을 조율한다. 뇌로 들어오고 나가는 정보가 지나가는 직통 신경로가 활성화될수록 움직임은 더 편하고 명확해진다. 따라서 뇌의 특정 영역 또는 신경로에 손상 또는 기능장애가 생기면 관련된 움직임패턴이 제한된다.

많은 경우, 기능이 떨어진 뇌의 해당 부위를 다시 자극하거나, 손상받지않은 주변 신경 세포로 새로운 신경 루트를 형성함으로써, 제한받은 움직임을촉진시킬 수 있는 가능성이 있다. 세포 수준에서 뇌를 살펴보면 움직임에 관여하는 영역과 그렇지 않은 영역을 확인할 수 있다. 움직임이 자유롭게 일어날수 있도록 활성화된 영역과 비활성화되거나 막혀서 어두운 영역도 존재한다.

이 "죽은" 영역은 활력이 없거나 손상에 따른 세포인지cellular awareness가 제한되어 있다. 기능이 제한된 영역은 세포 수준에서 접촉과 움직임을 깨움으로써 인지를 살릴 수 있다. 손상으로 "죽은" 영역은 새로운 신경로neural pathways를 형성할 수도 있다. 이는 움직임 교육 분야의 혁신가인 에밀리에 콘라드Emilie Conrad-Da'Oud가 이미 척수손상을 지닌 환자를 대상으로 했던 작업이다.[1] 이런 작업은 과학적 발견이라기보다는 관찰과 경험에 기반한 접근법이라는 점을 알아야 한다. 비록 뇌에 대한 연구가 엄청나게 발전해 그럴듯한 뇌 지도가 작성되었지만 아직까지도 알려지지 않은 영역이 많다. 따라서 에밀리에 콘라드 같은 혁신가들이 하는 치유 작업이 뇌의 손상과 기능장애를 어떻게 개선시키는지 밝혀지진 않았다. 특정 세포가 자신의 기능을 바꿔 손상된 세포의 기능을 대신하고, 그로인해 신경 시스템에 새로운 형태의 움직임 회로가 형성되었을 수 있다.

반면, 특정한 움직임을 훈련함으로써 뇌와 신경 시스템의 영역들을 자극할 수 있다. 정상적인 발달 과정에서 인간이 체화하는 움직임패턴을 기반으로 한 발달 움직임 요법을[2] 적용함으로써 달성할 수도 있다. 이를 통해 뇌가 담당하는 다른 부위의 생리적 기능도 개선시킬 수 있다. 뇌의 하위 중추가 손상을 입어 고위 중추가 그 기능을 부담하게 되면, 자연적으로 고위 중추의 기능에 막대한 제한이 가해지거나 발달이 저하된다. 또 하부 뇌가 손상되어 자동적으로 움직임을 협응하는 기능에 문제가 생기면 아이는 창조적, 지적, 사회적 성장 가능성이 온전히 개화되지 못하게 된다(그림 5-1).

표2에는 움직임 발달 패턴과 관련된 뇌 영역이 표시되어 있다. 각각의 뇌 영역과 관련된 기능도 간략하게 서술되어 있다. 이 정보는 보니 베인브릿지 코헨의 저작과, 작업 그리고 출판되지 않은 노트를 참조하여 정리한 것이다. 이 표에 나온 내용은 고정된 공식이 아니다. 움직임 탐험을 해나가는 과정에서 참

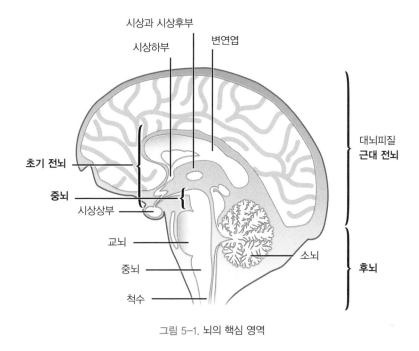

시상과 시상후부

시상하부

변연엽

대뇌피질
근대 전뇌

초기 전뇌

중뇌

시상상부

교뇌

중뇌

척수

소뇌

후뇌

그림 5-1. 뇌의 핵심 영역

조 자료로 활용하면 된다. 코헨은, "작업을 시작하고 평가와 재평가를 하는데 활용할 수 있는 워킹모델working model"이라는 표현을 한다. 그녀는 우리가 발견한 것이 인간과 사회 환경의 관계를 개선시키는데 막대한 영향을 끼칠 것이라는 점을 강조한다.

각각의 발달 패턴은 특수한 내분비선에서 제공되는 에너지와도 관계가 있다. 독자를 위해 간략하게 표시했지만, 8장에서 소개하는 내분비 시스템 설명을 참조하면 좋겠다. 내분비 시스템을 설명하는 장에는 움직임 발달과 내분비 시스템의 관계 그리고 특정 비내분비 시스템의 구조물(체bodies)에 대해서도 다룬다.[4]

표2. **발달 패턴**

패턴	내분비선	뇌 영역
1. 세포호흡	(세포)	(세포)
2. 배꼽방사	부신	"복부의 뇌", 태양신경총
3. 구강	소장의 내분비세포	척수와 하부 연수
4. 전척추	흉추체	척수와 상부 연수
5. 척추밀기(머리)	송과선	후뇌: 하부 연수
6. 척추밀기(꼬리)	경동맥체	후뇌: 상부 연수
7. 척추뻗기&당기기(머리)	유두체	중뇌: 하부 대뇌각
8. 척추뻗기&당기기(꼬리)	뇌하수체	중뇌: 상부 대뇌각
9. 동족밀기(상지)	심장체	중뇌: 하구
10. 동족밀기(하지)	췌장	중뇌: 상구
11. 동족뻗기&당기기(상지)	흉선	고대 전뇌: 시상하부
12. 동족뻗기&당기기(하지)	갑상선	고대 전뇌: 시상
13. 동측밀기(상지)	동측 생식선	후뇌: 소뇌/교뇌
14. 동측밀기(하지)	미골체	후뇌: 소뇌/교뇌(앞쪽 부위)
15. 대측뻗기&당기기(상지)	반대쪽 하부 부갑상선	근대 전뇌: 대뇌피질의 양반구
16. 대측뻗기&당기기(하지)	반대쪽 상부 부갑상선	

뇌 영역과 연관된 기능	패턴의 진화 레벨
1. 기초 생명 과정; 내호흡과 에너지 생산; "존재" 특성.	무척추동물: 단세포 유기체(e.g. 아메바). 수생생물.
2. 지체를 중심부에 통합; 소화와 기초 물질대사	무척추동물: 극피동물(e.g. 불가사리). 수생생물.
3. 연수에서 담당하는 호흡, 소화, 순환 같은 필수 내장 기능 통제; 교뇌와 중뇌를 통한 수직축 형성; 척수에서 뇌로 감각&운동 정보 전달과 원시반사 통제	무척추동물: 국화판멍게(e.g. 멍게). 수생생물.
4. "행위" 속성을 만들어 냄. 3과 같음.	무척추동물: 창고기. 수생생물
5&6. 3과 같음	척추동물: 자벌레. 육지생물(척추동물이 아닌 자벌레는 이 움직임패턴을 드러내는 예로 쓰임)

7&8. 전뇌와 후뇌 사이의 주된 운동 신경로	척추동물: 물고기. 수생생물
9&10. 청각과 시각을 전달하는 중추	척추동물: 양서류. 수생&육지생물
11&12. 감정과 장부 기능에서 시상하부가 중요; 자율신경 시스템의 통제센터, 항상성 유지. 시상은 감각정보를 전달하는 중추; 기쁨/통증 반사를 조율. 신경 시스템과 내분비 시스템은 고대 전뇌에서 만남; 지각 중추	척추동물: 양서류. 수생&육지생물
13&14. 연수와 중뇌와 함께 교뇌도 중심축 형성을 돕는다; 소뇌와 교뇌는 수직축 주변의 균형 통제; 소뇌는 자동 협응과 움직임 통제 중추.	척추동물: 파충류. 육지생물
15&16. 다양하고 복잡한 운동&지각 기능을 통합하는 중추; 대뇌피질은 의식적 학습. 지성, 창조적이고 지적인 사고, 상상, 그리고 커뮤니케이션과 언어 능력을 담당하는 중추	척추동물: 포유류. 육지&나무생물

움직임 리패터닝 기법

발달 움직임 요법의 원리를 진단용으로 활용할 수도 있다. 유아, 아이, 어른의 움직임패턴이 어떻게 표현되는지, 또는 표현되지 않는지 관찰하면 된다. 이를 통해 상실되었거나 명확하게 표현되지 못한 동작을 적절히 자극, 강화, 재정의함으로써 재교육시킬 수 있다.

치료사는 환자가 온전히 표현하지 못하는 움직임패턴을 전체 맥락 안에서 명확하게 파악하고 있어야 한다. 따라서 치료사 자신이 스스로의 움직임패턴에 대해 명확한 이해를 할 수 있도록 개인적인 트레이닝을 깊게 해나가야 한다. 표현되지 못했거나 눈에는 보이지만 "그림자"가 생긴 부위가 발견되었다는 것은 개선의 가능성이 남아있다는 뜻이다. 이러한 관점을 견지한 후에 환자 또는 학생이 움직임 가능성을 스스로 탐구하며 패턴을 정렬할 수 있도록 한다. 이때 단지 문제가 되는 부위 또는 드러난 어려움에만 초점을 맞추어서는 안 된다. 물론 문제가 되는 부위에 특별한 관심을 두어야 할 때도 있지만, 가능성의 경계를 열어놓고 큰 맥락에서 관찰하여야 자멸적인 고착 사이클에 빠져들지 않는다. 단지 병리적인 문제에만 집착하면 훨씬 많은 에너지가 소모될 수 있다. 문제는 전체 맥락 안에서 살펴야 하며 내적 발달 패턴을 함께 고려하여야 한다. 요법을 받는 개인이 전체 발달 과정에서 어디쯤에 위치해 있는지도 확인하여야 하다.

이러한 관점을 견지한 상태에서 학생의 패턴을 살피면 이미 체화된 움직임패턴 사이에 있는 여유 공간을 발견할 수 있을 것이다. 이미 통합된 움직임은 신경 시스템 내에서 명료하게 체화되었기 때문에 관련된 동작을 할 때 의심의 여지 없이 편안하고 쉽게 느껴지지만, 이를 의식적으로 활용하진 못할지도 모른다. 하지만 패턴이 발견되거나 재발견될 때 발생하는 에너지, 주의집중, 인식 변화는 명확히 경험할 수 있다. 이 과정에서 새로운 움직임 감각이 생긴다. 그러면 아이들처럼 단순하면서 새로운 감각, 인식, 그리고 가동성을 직접적이고 즉각적으로 느끼게 된다. 어른이 된 다음에 변화를 의식적으로 인지하기 위해서는 움직임패턴이 온전히 체화된 후에 가능하다. 이때의 움직임패턴의 변화를 뇌의 피질층에서 반드시 통합시키지는 않는다.

움직임 리패터닝repatterning 과정에서 변화를 인지한 첫 번째 순간이 가장 중요하다. 바로 그때 위대한 학습이 신경근 시스템 내에서 발생한다. 그 순간에 새로운 연결성이 생기고, 몸과 마음의 새로운 정렬이 발견된다. 인간은 누구나 건강, 성장, 그리고 가능성의 충족을 향해 나아가려는 내적 경향성을 지니고 있다. 몸—마음은 늘 가장 자연스럽고, 건강하고, 효율적인 패턴을 확보해 전체성으로 나아가려는 경향이 있다. 일단 새롭고, 좀 더 전체적이며 효율적인 패턴을 경험하고 인지하면, 이 패턴은 잠재적으로 이용가능한 것이 된다. 습관적, 제한적인 움직임패턴, 그리고 그로 인한 인식과 행동의 고착에서 벗어나 새로운 선택을 할 수 있게 된다는 뜻이다. 이 새로운 패턴은 더 깊은 이해, 격려, 감사함, 더 많은 연습, 그리고 다듬는 과정을 통해 지지받을 필요가 있다. 그리고

나면 학생들은 스스로의 선택으로 점점 앞으로 나아가 건강한 움직임을 확보하
게 된다.

　　　우리는 발달 패턴을 리패터닝하면서 막혔던 에너지가 구동initiation, 시
퀀싱sequencing, 완료completion 과정을 거쳐 몸을 관통해 지나갈 수 있길 희망한
다. 명확한 움직임패턴이 사지와 머리의 한 부위 또는 여러 부위에서 구동되고,
당기고 미는 힘이 사지와 척추에 있는 모든 관절 중심을 통해 서로 마주보는 지
체로 시퀀싱된 후 완료되길 원한다(그림 5-2). 또 우리는 주의집중(현재에 존재함),
의도(행동을 만들어내는 마음의 미묘한 움직임), 그리고 행동(의도에 따른 동작 수행)이 정
렬되길 희망한다(그림 5-3). 일련의 원인으로 어떤 이들은 특정 움직임패턴을 하
기 어려울 수도 있다는 사실은 이미 앞에서 상술하였다.

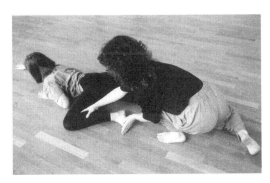
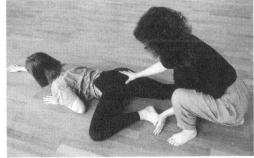
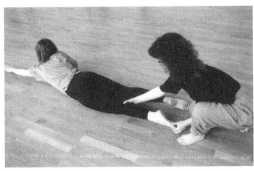
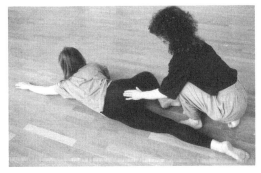

그림 5-2. 움직임 리패터닝 과정에서 움직임의 구동, 시퀀싱, 그리고 완료에 주의집중하여야 한다.

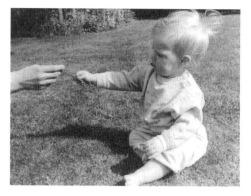

그림 5-3. 주의집중, 의도, 그리고 행동의 정렬.

움직임패턴을 교육하는 사람 또는 이를 활용해 치료하는 사람이라면 판단 없는 관찰을 해야 하며, 학생 또는 환자가 어떤 발달 과정에 있는지 인지해야 한다. 변화와 긍정적인 결과를 즉각적으로 얻으려하는 태도가 자연스러운 학습 또는 치유 과정을 방해할 수 있다. 자유로운 흐름을 막으면 자연스러운 방어력과 안전성을 창조하기 어렵다. 아이들이 발달 과정에서 스스로 자신을 보호하고 지지하는 능력을 효율적으로 만들 수 있어야 자연스러운 흐름이 생긴다. 따라서 고객과 학생이 오래된 패턴을 떨쳐버릴 준비가 되었는지 아닌지를 민감하게 파악하고 있어야 한다. 움직임 리패터닝 기법은 내적인 힘과 균형을 계발시킬 수 있는 대체요법일 뿐이다. 변화될 준비가 되지 않은 사람의 의지에 반하여 억지로 변화를 만들게 해서는 안 된다. 진짜 저항이 있다면 그 또한 학습과 발견의 장이다. 새로운 학습이 일어날 때까지는 멈춘 지점에서 기다려야 한다.

치료사는 환자가 새로운 패턴으로 나아가도록 수동적인 조작을 해서는 안 된다. 지지와 인도를 통해, 아이와 어른의 상태에 따라, 스스로 자신만의 시간 속에서 자신만의 발견을 할 수 있도록 도움을 주기만 하면 된다. 이러한 과정에서 움직임과 연계된 "마음"이 변하면 참되고 지속적인 학습이 이뤄진다. 치료사가 인도하는 동작을 단순히 기계적으로 모방하게 해서는 안 된다.

우리는 자신의 마음으로 환자의 마음에 접촉한다. 이때 몸 어디에서 마음과 에너지가 흐르고 막히는지 알아야 한다. 마음은 에너지를 디렉팅directing 하고, 이러한 디렉팅에 의해 몸이 움직인다. 가장 민감하고 관절이 발달한 도구인 손으로, 그리고 자신만의 감각지각력으로 학생의 몸에 접촉하면 특정한 움직임 그리고 고요함을 감지할 수 있다. 움직임의 질적인 느낌, 방향, 자유도를 느껴보라. 이때 마음이 최대한 수용적이어야 환자의 몸이 움직이려는 의도가 반영된 미묘한 떨림에 동조될 수 있다. 이렇게 미묘하게 구동된 움직임이 몸을 통해, 그리고 의식적인 역치 아래에서 지속적으로 흐른다. 이때의 움직임에는 수많은 생각, 이미지, 느낌, 신체에서 일어나는 대사과정, 감각과 감각 처리 과정이 반영된다. 이 모든 것들은 계속해서 발생하고 변화한다. 바로 이 레벨에서 우리의 습관적인 움직임패턴이 확립되었다. 특정한 방식으로 우리의 몸을 관통해서 지나가는 에너지 움직임을 구동하고 방해하는 내부, 외부 환경에 무의식적으로 반응하는 레벨이 바로 여기이다. 우리는 늘 즉각적으로 또는 자동적으로 이 습관적 패턴으로 되돌아갈 준비가 되어있다. 특히 스트레스 환경에서 더욱 그러하다. 이러한 방식으로 마음이 창조한 패턴은 건강한 움직임 패턴을 지나 온전한 개인으로 향하는데 기여하기도 하고 비통합적, 비균형적인 상태로 끌고 가기도 한다.

환자를 대체 패턴으로 인도할 때, 우리는 마음과 마음이 만나는 이 미묘한 레벨에서 작업을 한다. 바로 의식적 인지 수준 아래에서 구동되는 움직임에 우리를 동조attuning시키면 된다. 손으로 정보를 받아들이면서 환자의 신체 부위가 어디로 움직일 수 있는지, 어디로 움직여 가고싶어 하는지, 현재 갈 수 없는 곳이 어디인지, 가려는 마음이 들지 않은 곳이 어디인지, 그리고 가고싶어 하지만 습관적 긴장으로 인해 갈 수 없는 곳은 어디인지 파악한다. 또 손을 통해 우리가 마음속에 담고 있는 잠재적인 움직임패턴을 할 수 있도록 도움을 줄 수도 있다. 움직임패턴의 방향을 인도할 때는 환자의 마음에서 그 패턴을 기꺼이 구동할 준비가 될 때까지 기다려야 한다. 비록 이런 일이 무의식적인 레벨에서 일어나지만, 환자가 움직이려고 미묘하게 의도를 내는 시점에 맞춰 움직임의 방향을 조율한다. 이렇게 손을 통해 느껴지는 정보를 바탕으로 치유 대상을 새로운 움직임패턴으로 인도할 수 있다.

움직임패턴이 어떤 원인에 의해 억제되느냐에 따라 결과가 달라지지만, 일단 움직임이 구동되어 연결성이 일어나면 제대로된 시퀀싱을 거쳐 패턴이 완료된다. 어떤 사람은 많은 시간이 지난 후, 또 좀 더 정교한 가이드를 받아야 몸 전체를 통합시키는 움직임 시퀀스를 성취할 수 있다. 하지만 장애가 되는 원인과 상관없이, 움직임의 구동이 일어나지 않고, 능동적인 협응이 받쳐주지 않으며, 의도가 확보되지 않으면 명료한 패턴이 온전히 일어나지 않는다. 하지만 손상과 장애가 아무리 심할지라도 움직임을 구동하려는 의도가 현존하면 해결의 가능성이 있다는 점은 고무적인 일이다. 우리는 단지 어떻게 바라보고 어디를 향해야 하는지만 알면 된다. 이러한 의도가 생명과 의지를 연결하고 자기치유로 이끈다.

앞장에서 설명했지만 발달 패턴이 구동되는데는 내적, 외적 요인이 필요하다. 내적으로 감각, 반응, 의지 등이 정렬되고 통합되어야 하고, 외적으로 피부, 입, 코, 귀, 눈으로 들어온 외부 환경의 감각 정보들과 지구 중력이 당기는 힘에 의한 지지력 등이 패턴의 구동력으로 작용한다. 손으로 접촉 자극을 줄 때도, 먼저 몸이 움직일 때 생기는 감각 정보를 받아들이면서 움직임패턴을 구동하는데 적절한 외부 자극을 제공할 수도 있다. 학생의 자세를 변형시키면서 구동시킬수도 있다. 머리, 팔꿈치, 정강이, 몸의 전면과 측면에 몸무게가 가해져 중력에 의한 추력이 좀 더 명확해지는 자세를 만들면 된다. 또 몸의 특정 부위를 가볍게 압박하여 중력에 의한 추력 효과가 생기게 할 수도 있다. 사지와 몸의 특정 부위를 밀면서 자극을 주면 고유수용감각 피드백이 생겨 지체들 사이의 연결성을 깨울 수 있다(그림 5-4).

뻗기 동작을 구동하기 위해서는 얼굴, 손, 또는 발의 피부를 접촉하거나,

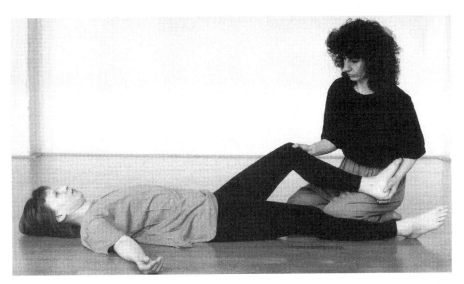

그림 5-4. 다리에 가벼운 압박을 가한다. 이 동작은 몸무게가 뼈와 관절을 통해 지나가는 느낌을 재현할 수 있다. 발바닥을 통해 다리 전체로 미는 힘을 주어 자극할 수도 있다.

향기, 소리, 그리고 사물을 활용할 수 있다. 감각과 운동을 조율하기 위해서 자극 원천을 향해 뻗기 동작이 일어나도록 가이드해도 된다(그림 5-5). 움직임패턴을 배우는 이가 어른이든 아이든, 그 발달 레벨이 입을 뻗어 음식을 찾는 수준이라면, 좋아하는 음식으로 구동시킬 수도 있다. 다른 자극 요소를 이용하기 힘들다면 발달 초기의 뻗기 동작을 구강을 통해 구동시킬 수 있다. 일단 초기 발달 패턴이 구동되고, 그게 쉽고 익숙하게 느껴지면 환자의 능력 한계를 넘어 순차적으로 다음 단계로 이행할 수 있다.

　　포유반사가 없고, 능동적으로 입을 뻗는 동

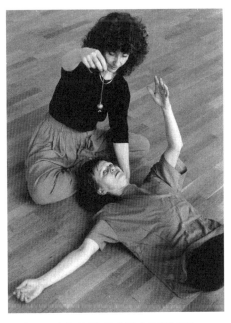

그림 5-5. 감각 자극을 통해 뻗기 동작을 구동

작을 할 수 없으며, 얼굴, 머리, 손의 피부를 접촉하지 못하게 하는 사람이 환자 또는 고객이라면, 이전 발달 단계로 되돌아가야 할지도 모른다. 몸을 굴곡하고 신전하는 패턴은 어머니 자궁 안에서부터 발달하고, 이를 통해 몸 전체 근육 톤 tone이 확보된다. 이 굴곡&신전패턴의 발달은 나중에 근육을 통한 동작들을 위한 준비 작업이라 할 수 있다. 또 신체의 여러 반사패턴 발달의 초석이 되기도 한다. 몸이 중심축 주위에서 균형을 확보하기 위해서는 이러한 톤이 척추 앞과 뒤, 사지의 좌우 측면에서 비슷하게 발달되어야 한다. 만일 몸 앞쪽의 굴곡근 톤이 지나치게 낮으면, 뒤쪽의 신전근이 강하게 당기는 힘과 균형을 맞출 수 없다. 이 경우 몸은 신전패턴이 과도해져 뒤쪽으로 커브가 커진다. 이는 강직패턴을 지닌 환자들에게서 자주 관찰할 수 있다. 자궁 안에서 굴곡패턴이 제대로 발달하지 못해도 이런 현상이 일어난다. 굴곡근이든 신전근이든 어느 한쪽 근육의 톤이 지나치게 높거나 낮으면 몸 전체 근육은 균형을 잃는다. 머리에서 구동되어 아래쪽으로 내려가는 개별적인 형태의 굴곡&신전패턴의 시퀀싱과 달리, 생리학적인 굴곡&신전패턴은 발에서부터 위쪽으로 올라가며 발달한다. 이는 어머니 자궁에서부터 비롯된다.

발이나 다리 부위에 접촉 자극을 가하면 심각한 움직임 장애 또는 발달 지체를 지닌 이들의 신경근 반응과 협응을 깨우는데 도움이 된다. 보통 발을 만지는 것은 얼굴을 만지는 것보다 더 즐겁고 기분 좋은 감각을 전해준다. 단지 발을 살짝 만지거나 발바닥 피부를 쓸어주는 것만으로도 다른 방식의 자극에 쉽게 반응하지 않던 사람들의 마음을 열어줄 수 있다. 발을 자극할 때 생기는 발 주변 근육의 불수의적인 수축은 뇌에 지속적인 감각 피드백을 전해주고 몸 전체 근육 톤을 증가시켜 신체 인지를 깨운다. 속도와 리듬 그리고 압박 강도를 변화시켜 예측하기 어려운 자극을 가하면 지금 이 순간으로 인지를 모으게 할 수도 있다. 이를 통해 신경 시스템을 활성화시킨다. 이는 삶 자체의 예측 불가능성을 반영하기도 한다. 정상적인 사람의 발바닥에 이와 같은 자극을 가해도 주의집중력을 깨우고 발바닥을 통해 지면과 연결성을 높이는데 도움이 된다(그림 5-6).

　　이러한 작업을 할 때는 대상이 편안하게 느끼는 발달 단계에서 시작해야 한다. 특정 움직임패턴을 상실했거나 해당 패턴을 구현하기 어려운 사람, 발달 과정의 특정 단계에서 어떤 원인에 의해 움직임의 질과 협응력이 막혀 해당 단계에서 발화되어야 할 "마음"에 고착이 생긴 사람은, 스스로 편안하고 쉽게 느끼는 단계에서 하도록 허용하여야 한다. 이는 현재 어렵게 느끼는 발달 단계, 고착이 생겨 막힌 지점 아래로 내려가야함을 의미한다. 왜냐면 그 아래 단계에서 습득해야 할 패턴, 발견해야 할 중요한 무언가가 아직 남아있기 때문이다. 몸은 자체적으로 필요한 것을 파악할 수 있는 지혜가 있으므로 그게 무엇인지 전해줄 것이다. 우리가 해야 할 일은 단지 몸이 보내는 메시지에 귀를 기울이는

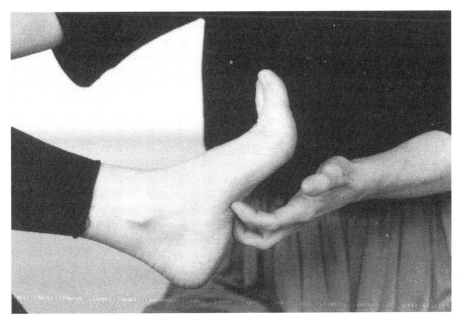

그림 5-6. 발바닥을 자극하면 능동적인 그라운딩grounding 감각을 생생하게 깨울 수 있다.

일이다.

우리는 리패터닝 과정을 통해 학생, 고객, 또는 환자가 특정 움직임 시퀀스를 제대로 수행하고, 하나의 움직임 발달 단계에서 다음 단계로 제대로 이행할 수 있길 바란다. 아이가 움직임패턴을 익히고 성장하는 과정에서, 자아에 대한 감각을 발전시키고 세상 안에서의 독립성을 형성해나가기 위해서는 한 단계에서 다음 단계로의 이행을 실제로 경험해야만 한다. 이때의 움직임 학습은 아이 스스로의 성취에 의해 이루어져야 그 경험에 힘, 자신감, 즐거움이 부여된다. 이는 어른들도 마찬가지다. 위험을 감내하지만 즐거운 마음으로 노력을 다하여 새로운 영역을 개척한다면, 그리고 스스로 그러한 도전적 발걸음을 떼는 법을 깨우친다면, 다음 단계로 이행할 수 있는 힘, 용기, 그리고 자신에 대한 믿음이 생긴다. 움직임 리패터닝을 할 때 우리는 학생 또는 고객의 몸에서 "일어나는 일을 지지하는 것"과 "가능성에 대한 이해" 사이에서 놀이하듯 작업을 한다. 이러한 놀이를 통해 이행transition과 변형transformation 사이에 여유 공간을 창조할 수 있다.

신체 기억

신체의 깊은 레벨을 다룰 때 우리는 움직임의 원천으로 들어가 근원적인 세포 차원, 즉 감정, 느낌, 그리고 이와 관련된 의식 요소들을 인지하고자 한다. 과거의 기억은 몸의 조직과 체액에 저장되는데, 이는 때로 의식적으로 알기 어려운 상태로 남는다. 그로 인해 특정 부위를 관통해 지나가는 에너지 흐름과 움직임이 현재 차단되는데, 이때의 정체stagnation가 주로 체액과 연부조직에 남아 있는 것처럼 보인다. 따라서 인지와 움직임을 깨우는 작업을 통해 체액과 연부조직에 정체된 기억과 감정이 의식의 수면 위로 올라올 수도 있다.

자궁 안의 태아, 그리고 갓 태어난 아이의 마음과 몸, 정신과 소마soma는 아직 분리되지 않아서 마치 하나인 것처럼 경험된다. 몸과 에고의 경계가 확립되기 전까진 아이의 내부와 외부 환경은 분화되지 않은 채로 남는다. 우리가 발달 초기에 뿌리를 내리고 있는 장애패턴, 또는 비연결성disconnection에 접근해서 작업을 하면 에너지 흐름이 생기면서 이와 관련된 감정 에너지가 풀려나온다. 태아 또는 갓 태어난 아이는 말을 하기 이전 무의식 상태에서 몸과 마음이 하나인 느낌으로 지내오다 언어와 개념을 습득하고서야 이들을 분리해서 생각한다. 따라서 초기 발달 단계의 움직임을 리패터닝하는 과정이 정신적인 요소를 직접적으로 자극하지는 않을 수도 있다. 대신 아이는 발달 초기에는 신체 감각, 느낌, 또는 이미지 등으로 자신을 인지한다.

리패터닝의 결과로 생기는 반응이 때로는 미약할 수도 있다. 또는 호흡이 깊어지고, 이완감이 커지고, 건강해지는 느낌이 전해질 수도 있으며, 인지의 변화가 생기기도 한다. 때론 통증, 메스꺼움, 심한 피로감과 같은 불편한 감각이 생기기도 하고 감정적 변화도 생긴다. 이러한 반응은 자연스로운 일이다. 막혀 있던 신체 부위의 감각이 깨어나고 장애가 풀리면서 통증과 불편함이 생기기도 한다. 갇혀있던 감정이 자유롭게 풀려나면서 불편한 느낌이 드는 것은 치유 과정의 시작을 알리는 표시이다. 오래된 상처가 치유되는 부위로 움직임이 느껴지지 않을 수도 있으며, 통증과 두려움이 풀려나와도 그걸 인지하지 못하고 넘어갈 수도 있다.

어쨌든 우리는 학생들을 스스로 감당할 수 있는 영역, 느낌, 또는 의지 너머로 강하게 밀어서는 안 된다. 몸-마음은 그 자체에 내포된 지혜로 인해 변화를 받아들이는 방법을 스스로 찾아간다. 우리는 단지 감정적 반응이 더 앞으로 나아가는 것을 멈춰야 하는 신호인지, 아니면 학습과 변형 과정에 내포된 통증, 두려움, 좌절감의 표현인지 구별하는 법을 배울 수 있어야 한다. 시간이 지나 상황이 바뀌면 이전과는 다른 느낌이 전해질 수 있다. 이때 우리는 학생과 함께 협력하는 법을 배우고, 그들이 기꺼이 변화를 수용할 수 있도록 도와야 한다. 언어로 리패터닝의 결과가 만족스러웠음을 표현하는 것도 도움이 된다. 이는 말로써 표현하기 힘든 감각을 표출하고, 작업의 신뢰도를 높이며, 학생과 고객이 스스로 바른 방향을 향해 나아갈 수 있도록 고무시켜준다. 유아나 아이들을 대상으로 작업을 할 때면 "no"가 진짜 "no"인지, 아니면 "yes"를 표현하는지 좀 더 잘 구별할 수 있다.

성인을 대상으로 작업을 할 때, 언어 또는 다른 형태의 창조적인 표현 수단, 예를 들면 그림, 춤, 글쓰기, 노래 등을 활용해 감정적 상호작용을 강화시킬 수도 있다. 리패터닝 세션을 통해 학생은 통찰력, 자기인지 그리고 드러난 "자신"을 심도있게 통합시킬 수 있다. 대화는 나이가 들어 정신력과 언어 능력이 개발되었을 때 특히 도움이 된다. 하지만 언어를 사용하기 이전의 경험이 기초 움직임 패턴과 태도를 결정하는 요소라는 점 또한 명심하고 있어야 한다. 성인의 태도에는 어린 시절의 패턴이 반영된다. 감정적 반응, 의식적으로 언어를 활용하는 방식엔 그 사람이 살아오면서 몸, 마음, 그리고 느낌을 구조화하고 활용했던 독특한 방식이 담긴다.

일반적으로 리패터닝 과정엔 필수적으로 감정적인 요소가 담기게 되어 있다. 오래된 고정패턴이 이완되면서 새롭고도 더욱 도움이 되는 패턴 그리고 좀 더 유연한 패턴이 형성되는 과정이기 때문이다. 리패터닝 세션은 내적인 힘과 코어 지지력을 높이고 움직임을 통합시켜 학생 또는 고객을 고무시킨다. 그 결과 생긴 새로운 패턴이 처음엔 낯설게 느껴질 수도 있다. 익숙치 않은 감각이 몸에서 전해지면 뇌는 그 결과 재구조화된다. 하지만 이런 변화가 익숙해지고 일상생활동작에 통합되면 새로운 질감의 활력, 개방성, 협응력, 그리고 우아함이 드러난다. 이렇게 움직임과 창조적인 활동을 통해 자신을 표현하는 일은 감정을 추스리면서 동시에 처리하는 수단으로써 의미가 있다.

우리는 통증과 불쾌한 느낌을 억누르기도 하지만 즐거움, 생명력, 조화, 힘, 그리고 사랑과 같은 자연스러운 감정도 억누르곤 한다. 이렇게 억눌러왔던 모든 것들이 몸에 쌓여왔다. 리패터닝 과정을 통해 우리가 점차 전체성에 열린 태도를 갖게 되면 억눌렸던 감각과 감정이 신체 조직 깊은 곳에서부터 드러나기 시작한다.

치유 관계

치료사가 단순히 거기 있다는 사실만으로도 학생이나 고객은 안심한다. 누군가와 접촉을 하고, 만나고, 만나지고, 귀기울여 들어주고, 다가갈 수 있는 존재로서 치료사는 하나의 다리와 같다. 중요한 다리의 역할을 해줌으로써 학생을 미지의 세계로 나아가게 하고 이전엔 결코 해보지 못했던 일을 할 수 있도록 도와주는 인간 연결점이다. 인생의 어떤 이행 지점에서라도, 인간은 확실성이 확보된 지점, 안전한 지지기반을 필요로 한다. 뛰어 나갈 지점이 멀든 가깝든 갔다가 되돌아왔을 때 반갑게 맞아줄 지면이 있어야 한다. 우리는 모두 아프고 즐거웠을 때, 성장하고 변화했을 때 지켜봐 주던 사람이 있었다. 아이는 어머니라는 지지기반이 고무시키는 태도로 독립를 격려해주는 첫 경험을 해야만 한다. "내가 존재하고 있다"는 감각이 여기서부터 생긴다. 마찬가지로 학생과 고객도 새로운 움직임 학습과 자기 경험이 발생할 때 믿고 의지할 존재가 필요하다. "그 순간에 아이는 자신이 딛고 있는 환경에서 안전성을 느낀다. '이 순간 아이를 안아주는 누군가가 있어야 "나는 존재한다"는 감각이 지속된다. 그런 사람이 없다면 위기가 찾아올 수 있다.'"[5]

우리가 경험의 좀 더 미묘한 레벨로 다가갈수록 지지기반 또한 이에 맞게 변화한다. 인간은 개인적, 사회적, 사상적인 면에서 어머니와 밀접한 관련을 맺으며 성장하여 보편적 의식을 지닌 존재로 성장하는지도 모른다.

리패터닝 작업 대상이 아이든, 청소년 또는 어른이든 상관없이 상호 신뢰와 존중의 태도가 필요하다. 따라서 치료사는 수용성, 겸손함, 기꺼이 "무지함"을 내보이는 겸허함을 지니고 경청하고 학습해야 한다. 아이와 어른은 깊은 레벨에서, 치료사와 자신의 관계가 이 순간 자신의 삶에 도움이 될 것이라는 사실을 직관적으로 알아챈다. 치료사는 또 학생이 준비가 되었는지, 기꺼이 자신의 움직임 학습에 참여할 것인지, 순간 순간 감지해야 한다. 그래야 발달 과정을 밟아나가는 학생과의 신뢰가 확보된다. 이렇게 상호 신뢰와 열린 태도가 확보된 환경 안에서 치유 가능성이 높아진다. 이러한 방식으로 치료사와 학생이 함께 하는 작업 환경 속에서 정신과 마음이 만나는 순간이 발생한다. 나는 이를 무조건적인 사랑이라고밖에 표현하지 못하겠다. 학생과 치료사 사이에 열린 공간이 창조되고 비전, 지지, 사랑이 함께한다면, 학습과 치유가 개화될 수 있다.

여기서 하는 말들은 짧고 단순하다. 하지만 바디마인드센터링의 핵심이자 진정한 치유 과정을 설명한다. 나는 보니 베인브릿지 코헨이 그녀의 학생들, 젊은이, 그리고 심각한 손상을 입은 아이들에게 해주던 일들을 관찰할 수 있는 기회가 있었다. 그녀의 사랑과 믿음이 담긴 비언어적인 작업의 목격자가 된 것을 영광으로 생각한다. 그녀의 사랑과 믿음은 나에게 끊임없이 영감을 불어넣는다.

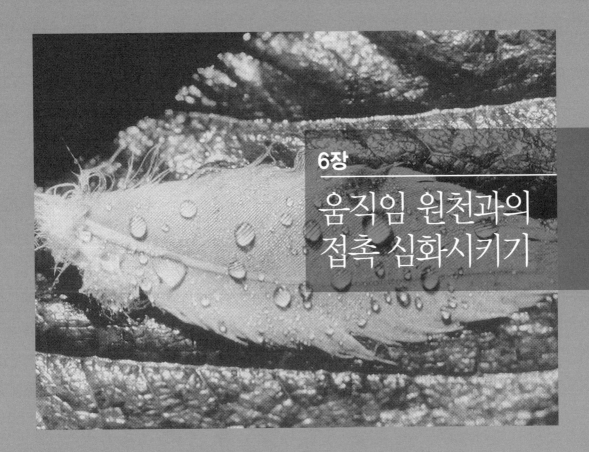

6장

움직임 원천과의
접촉 심화시키기

유기체에 가해지는 힘은 그 구조를 결정한다. 이미 보았듯, 움직임은 해당 유기체에게 가해지는 내적인 힘과 외적인 힘 사이의 반응에서 생긴다. 이 과정에서 종과 개체는 특정 환경에서 생존에 적합한 구조를 진화시키고, 그렇게 진화시킨 구조와 움직임을 통해 그 힘에 맞선다. 이때의 구조에는 변화 가능성이 존재하며, 삶의 과정에서 경험하는 개인적이고 환경적인 상황에 맞춰 자신을 갱신시켜 나간다. 어떠한 생존 조건도 다른 조건과 동일하지 않으며, 어느 한 순간도 다른 순간과 같지 않다. 따라서 끊임없이 변화하는 생명의 여로에서 상황에 신속하게 대응하기 위해서는 우리의 신체 구조가 정적이고 고정적이라는 관념을 내려놓을 필요가 있다.

인체를 구성하는 세포는 매 순간 죽어가거나 변형된다. 동시에 새로운 세포가 계속해서 만들어지고 있다. 유기체의 근간을 이루는 세포 레벨에서 이미 우리의 의식을 넘어선 지속적인 움직임, 그리고 재구조화가 일어나고 있는 것이다. 인체의 모든 것이 변한다. 겉으로 보기에 치밀 구조로 단단한 뼈조차도 변화를 통해 재적응readaptation 또는 변형transformation되고 있다. 문제는 이렇게 변화하는 자연의 섭리에 저항하거나 그 변화를 멈추려 할 때 발생한다. 사막의 모래가 바람에 따라 그 모양을 끊임없이 바꾸듯, 몸도 끊임없이 변한다. 마음도 유동적으로 계속 변화한다. 단일 세포, 조직, 체액에도 "마음"이 담겨 있고, 감정 상태, 자세, 움직임으로 표현된다. 그리고 이 모든 것들은 항상 변화의 흐름 속에 있다. 하지만 의식적으로 또는 무의식적으로 우리 신체가 딱딱하고 불변하는 물질이라 믿는다면, 움직임과 자세패턴 또한 이러한 마음을 반영해 변화에 적응하기 힘든 고정형으로 바뀌게 될 것이다. 다시 말해 자신의 몸이 특정 레벨에서 에너지 흐름이 차단되었다는 마음을 지닌다면, 이 마음이 습관적인 고정패턴을 만들어낸다. 거꾸로 습관적인 고정패턴을 풀어서 자유롭게 하려면 몸이 고통받고 있다는 마음이 움직여 변화하여야만 한다. 세포 레벨에서 조직에 접촉하는 작업을 하면 마음–몸 패턴에 변화를 줄 수 있다. 일단 움직임의 자유가 확보되면 새로운 반응이 드러난다. 오래되고 습관화된 패턴에 더이상 사로잡혀 있지 않아도 된다는 뜻이다. 그러면 끊임없이 변화하는 환경에 즉각적으로 변화할 수 있다.

거시적 또는 미묘한 레벨에서 심리 과정과 마음 자세는 움직임과 자세패턴에 반영된다. 내가 경험적으로 관찰한 바에 따르면(이에 대해서는 나중에 나오는 장에서 다룰 것이다), 개개인의 몸과 정신 연결성은 각자가 독특하다. 따라서 학생 스스로가 이러한 연결성을 탐구해 나가는 것이 더 의미있고 도움이 된다. 자기 자신에 대한 정보를 파악하고 인지하는 일은 세포인지cellular awareness에 대해 수용적이고 현존하는 태도를 발전시킴으로써 더욱 심화시킬 수 있다.

호흡은 자동적으로 일어나기도 하지만 어느 정도 수의적으로 통제할 수도 있기 때문에, 몸과 마음의 의식적 과정과 무의식적 과정 사이에 교량 역할을 할 수 있다. 호흡이 일어나는 과정에 의식을 집중하면 의식과 무의식 사이에 있는 여치를 발견할 수 있는데, 이를 통해 이전에 감추어진 것이 무엇인지 파악할 수 있다. 바로 이 독특한 지점에서부터 자신이 무의식적으로 제한해왔던 활력과 자유를 되찾을 수 있다. 또 이렇게 찾은 활력과 자유를 선택하고 표현할 수 도 있다.

세포가 하는 호흡, 즉 내호흡 일어날 때의 미묘한 움직임에 의식을 집중 하면 우리의 움직임과 질병의 원인이 되는 요소에 접촉할 수 있다. 바로 이 세 포 레벨에서 몸의 지속적인 재생과 재구조화가 일어나기 때문이다. 따라서 세 포의 생명력에 주의를 기울임으로써 우리는 새로운 가능성을 열 수 있다. 인간 은 움직임과 구조를 결정하는 패턴을 재창조할 수도 있고, 또는 단순히 그 패 턴이 스스로를 자연스럽게 표현하여 고정패턴을 풀어낼 수 있도록 허용할 수도 있다. 세포와 체액은 에너지, 기억, 감정 등에 사로잡혀 고정될 필요가 없다. 또 감각, 활력, 지지력이 떨어진 상태로 남아있을 이유도 없다. 단지 우리의 마음 이 지나온 역사, 고정관념, 두려움에 사로잡혀 있는 것이 문제이다.

이러한 원리가 매우 단순하게 들리겠지만 또 핵심을 담고 있다. 하지만 실제 작업은 단순하지 않다. 또 원리를 적용하는 방식도 다양하다. 하나의 단일 한 열쇠, 또는 즉각적인 변화를 통해 완벽한 자유와 균형 그리고 통합을 이끌어 내는 단 하나의 방법을 기대할 수는 없다. 물론 우리의 움직임과 경험을 통합시 키거나 자신과 환경에 대한 인식을 극도로 변화시킬 수 있는 특별한 "열쇠"가 존재할 수도 있다. 하지만 보통의 작업 과정은 점진적으로 일어난다. 하나의 과 정이 열려야 다음 과정이 열리기 때문이다. 또 마지막 지점이나 최후의 목표라 는 것도 없다. 심도 있는 작업을 하는 중에 쉬었다 나아가고 싶은 지점도 생긴 다. 이전에 지나온 과정이 통합되고 이미 일깨운 인지가 새로운 형태로 통합될 수 있는 여유 공간이 필요하기 때문이다.

아마도 가능성이 개화되는 것을 막는 가장 큰 장벽은 이미 우리가 알고 있는 것, 익숙하게 여기고 있는 것에 대한 고착일 것이다. 아무리 고통스럽고 불만족스러워도 익숙해지면 쉽게 떨쳐버리지 못하고 지니고 다니는 이러한 고착 때문에, 우리는 미지의 것에 대한 불안과 두려움을 내비치고 변화에 저항하곤 한다. 인간은 오랫동안 무의식적으로 습관화시켜온 것에 급격한 변화가 생기면 저항하기 마련이다. 그러니 이를 변화시키기 위해서는 고도의 인지 작업이 필요하다. 결국 이 작업은 마치 양파 껍질을 하나씩 벗겨 나가듯, 한 단계에서 다른 단계로, 학생 또는 고객이 할 수 있고 조금이라도 변화될 준비가 된 단계에서부터 접촉을 시도해야만 한다. 그 과정을 통해 드러나는 것을 인내심을 가지고 수용하면서 점진적으로 그리고 자연스럽게 좀 더 심층, 좀 더 근원적인 문제로 접근해 나갈 수 있다.

발달 움직임 패턴은 하나의 프레임워크 또는 레퍼런스로 활용할 수 있다. 하지만 단지 이것만으로 리패터닝 작업을 해야 하는 것은 아니다. 인체는 다층 구조로 되어있고 움직임은 모든 세포, 체액, 시스템과 구조에서 구동&시퀀싱될 수 있다. 이 말은, 인체 조직의 어느 레벨에서도 움직임을 제한하고 통합을 저하시키는 일이 발생할 수 있다는 뜻이다. 따라서 리패터닝 작업을 할 때도 움직임이 자유롭게 구동&시퀀싱되고 온전하게 표출될 수 있는 해부학적 구조 또는 신체 시스템의 특정 부위에 집중을 하게 된다.

에너지가 자유롭게 그리고 균형을 갖추고 흐르면 인체의 모든 시스템과 구조는 서로 소통된다. 리패터닝 작업뿐만 아니라 명상, 요가, 무술, 노래 또는 춤으로도 이러한 상태에 도달할 수 있다. 에너지가 자유롭게 흐르고 몸과 마음이 통합될수록 마음, 몸, 느낌을 전체적으로 가로지르며, 또 모든 차이를 초월하는 인지가 생긴다. 이를 통해 영혼 또는 순수 의식이 드러날 수도 있다.

세포 레벨에서의 인지a cellular level of awareness가 일어날 때도 이와 비슷한 느낌이 발생한다. 이때의 인지란 신체 시스템들 사이를 차별화하는 것이 아니라 세포의 근원적인 본성과 "마음"에 집중하는 것을 말한다. 세포들의 삶과 호흡을 인지하는 작업을 통해 신체를 전체적으로 경험할 수 있다. 심지어 국소 부위에만 집중해도 이와같은 일이 일어난다. 세포 활동을 통해 생기는 미묘한 움직임은 몸 전체에서 소통되고 통합된다. 이때 세포를 둘러싸고 있는 체액을 통해 파동이 사방데로 지속적으로 퍼져나간다. 이 미묘한 내부의 움직임은 우리가 수용적인 상태로 되돌아 갔을 때 감지할 수 있는데, 흐름을 막지 않고 부드럽게 지나가게 하면 통합 레벨을 감지할 수 있으며, 겉으로 드러난 조건이 어떠하더라도 신체의 내적 지혜를 느낄 수 있다.

치료사로서 학생 또는 고객이 이완되고 수용적인 상태가 되도록 하기 위해, 우리도 자신의 몸—마음 경험 안에서 세포의 "마음" 안으로 녹아들 필요가 있다. 그렇게 함으로써 학생 스스로 내부에서 세포의 "마음"을 인지할 수 있도록 돕고 그 결과를 증폭시킬 수 있다. 편안한 느낌이 확보되면 학생은 스스로를 대면하는 느낌, 자신이 겪고 있는 레벨에 안착된 느낌을 받는다. 나는 많은 이들이 홀로 있을 때 깊은 이완 또는 "무위" 상태에 접근하는데 어려움을 겪는 모습을 봐왔다. 신경 시스템 측면에서 "행위"의 "마음"은 이런 기본적인 안정성과 수용성으로의 접근을 끊임없이 방해한다. 안정성과 수용성이 떨어지면서 관성적으로 고착되면, 거기서 벗어날 수 없다는 두려움이 생긴다. 이는 궁극적으로 죽음에 대한 두려움과 이어진다. 발달 초기에 내재화된 강한 고정패턴은 자발성과 즐거움에 영향을 미치거나 단순히 현존하려는 마음에 두려움을 불러 일으킬 수도 있다. 치료사는 학생이 여기에서 존재하도록 돕는 역할을 하며, 그들을 지지하여 자연스럽게 다시 세상 속으로 나아갈 수 있도록 인도한다. 이 과정에서 학생은 고착화된 두려움이 치유되고 자기 자신으로 존재하는 것에 저항하던 태도가 줄어든다.

고객에게 세션을 할 때 우리는 주로 세포 레벨cellular level에서부터 시작할 수 있다. 또는 세포 레벨에서 잠깐 작업하면서 고객이 필요로 하는 것을 알아채고 연결성을 확보한 다음 좀 더 능동적인 형태의 작업으로 넘어간다. 이 첫 단계는 의도가 관여하지 않는다. 다시 말해 결정된 계획이 없다는 뜻이다. 단지 인내심을 가지고 가만히 있거나 손을 통해 전해지는 느낌을 리스닝listening하면 된다(그림 6-1).

움직임 리패터닝을 시작할 때 우리는 일반적인 의미의 "세포"에 접근하는 것은 아니다. 오히려 특정한 장부, 근육, 선, 또는 뼈와 같은 세포의 집단을 차별화하고, 위치를 확인하고, 구별하며 연결성을 살린다. 하나의 시스템 안에 있는 각각의 요소들 그리고 구조물들은 그 에너지, 밀도, 무게, 그리고 움직임 측면에 있어서 명확히 구별된다. 우리는 이들 각각을 구별하고 어디로 움직임이 흘러가고 어디에서 막히고 또 흩어지는지 확인하는 법을 배운다. 내부와 외부에서 작용하는 힘은 인체 조직의 모든 레벨을 관통해 지나가며 영향을 미친다. 장부, 선, 체액, 신경뿐만 아니라 뼈, 인대, 근육 등, 이들 각각이 몸 전체의 가동성, 지지력, 그리고 활력을 결정한다(이에 대해서는 다음에 이어지는 좀 더 특화된 장에서 다룰 것이다).

전체적인 움직임, 자세, 제스처 등과 같은 것을 관찰하면서도 작업을 한다. 물리적인 몸이나 언어적으로 표현하는 정보, 느낌과 통증 감각, 불편함, 강점과 약점 등도 확인한다. 직접 손으로 파악한 정보도 중요하다. 그러므로 각각의 개인에서 모두 독특한 작업 결과를 이끌어 낼 수 있다.

해부도나 인체 모형을 보고 각 부위의 위치, 기능, 관계 등을 객관적으로 이해하면서 작업을 시작할 수도 있다. 이러한 작업은 리페터닝 작업을 할 때 자신의 신체 중 어디를 다루고 있는지 시각적인 지

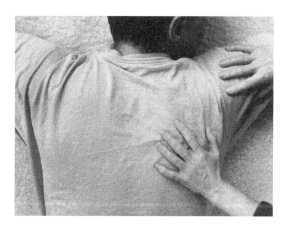

그림 6-1. 세포 접촉을 통해 몸에 접근하기

도를 제공할 수 있기 때문에 유용하다. 이미 시각적인 정보, 개념화된 정보에 익숙한 성인은 이 방식으로 지적인 접근을 했을 때 더 안정되고 편안한 느낌을 받는다. 이를 통해 성인들의 능동적인 참여를 이끌어낼 수도 있다. 물론 이러한 접근법이 유아나 영아를 다룰 때는 적합하지 않다.

우리는 손을 통해 작업 대상의 신체 위치 정보를 최대한 정확하게 분별하여야 한다. 여기에는 신체 조직층 내의 모양, 차원, 깊이가 포함된다. 이를 통해 접촉한 조직의 움직임을 통합하고 자유롭게 하기 위한 정보를 더 많이 모을 수 있다(그림 6-2).

해부도를 통해 시각적인 도움을 받으면 자기 몸의 실제 구조를 이해하는 데 도움이 된다. 우리는 모두 계시의 순간을 경험한다. 처음엔 뼈와 장부에 대한 추상적인 그림만 존재했는데 어느 순간 갑자기 이 추상적 그림이 "나 자신의 뼈", "나 자신의 심장"이라는 느낌이 계시처럼 생생하게 전해진다. 인간은 단순히 몸 안에서 운반되는 존재도 아니고, 또 몸을 운반시키는 존재도 아니다. 실제로, 그리고 신비롭게도, 인간은 독특함을 지닌 모든 세포 안에 살아있다.

세포 레벨의 작업을 통해 치료사는 자신의 의도와 접촉하고 있는 학생의 의도와 커뮤니케이션 하는데 도움을 받는다. 자신의 신체 시스템에 대해 이해하고, 치료사의 손, 치료사의 현존을 통해 커뮤니케이션이 일어나면 학생은 자기 자신의 몸 내부의 특정 시스템을 구별해서 경험하게 된다. 이를 공진resonation이라 한다. 주의집중만이 세포인지를 깨울 수 있고 접촉하는 부위에 생명력을 충만하게 할 수 있다. 일단 이러한 방식으로 접촉이 일어나면 우리는

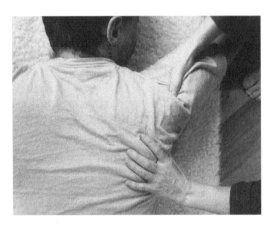

그림 6-2. 어깨뼈 움직임의 통합성을 확인하고 탐험한다.

다른 부위와의 관계성을 명확하게 하고 움직임의 흐름을 재정의할 수 있다. 이를 움직임 리패터닝movement repatterning이라 부른다.

접촉과 리패터닝 과정

움직임 리패터닝의 실제 과정은 여러 단계로 이루어져 있다. 특정 단계는 다른 단계보다 세션 시간과 노력이 더 많이 든다. 이는 고객의 상태에 따라 달라진다. 하지만 대부분의 단계는 우선 수용적인 형태에서 고객의 능동적인 참여 형태로 진행된다. 치료사는 고객이 편안하게 이완된 자세에서 수용적이고 수동적인 상태로 있을 때 핸즈온hands-on 방식의 접근을 먼저 시작할 수 있다. 접촉, 가벼운 수기요법, 조직을 움직이는 작업 등의 핸즈온 기법으로 필요한 만큼의 통합과 개방성을 확보하고 새로운 패턴이 일어나도록 방향성을 설정한다. 이 과정에서 몸의 새로운 감각이 자극받고 신경 시스템이 깨어나 새로운 패턴이 인지되기 시작한다(그림 6-3). 치료사는 늘 학생, 고객, 또는 환자가 변화에 정말 저항하고 있는지, 또는 더 깊은 단계로 나아가고 싶어하지 않는지, 깨어있는 태도를 갖고 강압하지 않아야 한다.

만일 고객이 충분히 수용적이 되면, 치료사는 말로써 움직임을 인도한다. 이때 해부학적인 용어를 활용해 방향과 움직임을 지시하면, 학생은 수용적이고 수동적인 상태에서도 치료사의 의도에 맞춰 움직

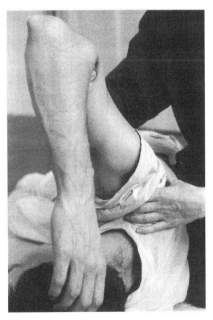

그림 6-3. 움직임 리패터닝 첫 단계에서 고객은 치료사의 터치touch와 디렉션direction에 수동적이고 수용적인 상태를 유지한다.

임을 능동적으로 감지하거나 상상하게 된다(그림 6-4).

세 번째 단계에서는 고객과 치료사가 능동적으로 움직임을 함께 한다. 이때 서로에게 수용적인 상태를 유지한다(그림 6-5).

치료사는 고객의 움직임에 반응하면서 그 움직임을 미묘하게 지지하고 조율한다. 치료사는 점점 지지하고 인도하는 힘을 줄이면서 고객 스스로 새로운 움직임패턴을 구동할 수 있게 한다. 그 순간에 꼭 필요한 만큼의 도움을 주어야 하며 민감하게 고객의 움직임을 파악하는 것이 이 단계에서 치료사가 해야 할 일이다. 그러면 고객은 도움을 받지 않고도 최대 가동범위로 움직임을 능동적으로 구동하고 확장시키게 된다(그림 6-6).

패턴을 더 강화시키고 통합시키려면, 치료사가 고객의 움직임에 반대되는 힘을 부드럽지만 견고하게 가한다. 이때의 저항은 치료사의 손을 통해 전해진다. 하지만 지면이나 다른 종류의 저항면 또는 중력을 통해서도 저항을 줄 수

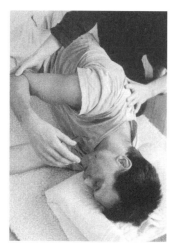

그림 6-4. 두 번째 단계에서 고객은 움직임의 감각, 이미지, 그리고 방향에 집중함으로써 능동적으로 세션에 참여하게 된다.

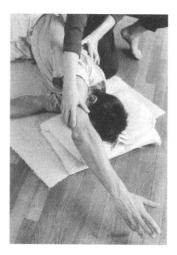

그림 6-5. 세 번째 단계가 진행되는 동안, 고객은 치료사로부터 적절한 지지와 가이드를 받은 상태에서 움직임을 능동적으로 구동한다.

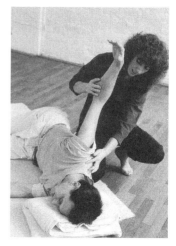

그림 6-6. 고객이 새로운 움직임패턴을 스스로 형성할 수 있도록 최소한의 지지만 해준다.

있다. 예를 들어, 밀기패턴에서처럼 지면을 미는 동작은 사지를 척추에 통합시키는데 도움을 준다(그림 6-7).

마지막 단계에서는 저항이 제거된다. 그러면 움직임이 더 큰 에너지와 가동범위를 지니게 된다. 적절한 순간에 저항이 풀리면 밀기패턴이 변형되어 뻗기패턴으로 바뀐다. 이를 통해 특수한 형태의 움직임패턴이 통합된다(그림 6-8). 이때의 움직임은 춤 또는 일상 생활 동작으로 표현되기도 한다. 이 단계에서는 대화나 카운셀링을 통해 통합을 촉진시킬 수도 있다.

신체의 모든 부위는 서로 상호작용한다. 또 몸 전체 움직임 변화에 맞춰 역동적으로 상응한다. 따라서 대화와 카운셀링은 고객의 움직임이 하나의 패턴에서 다른 패턴으로, 하나의 발달 단계에서 다른 단계로 끊임없이 이행될 수 있

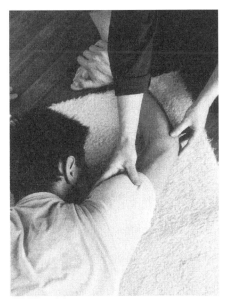

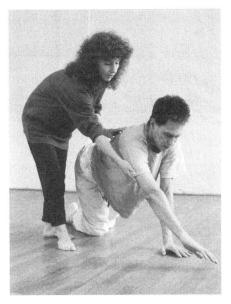

그림 6-7. 이제 고객은 저항을 마주하고 움직인다. 가해지는 저항에 대항해 움직이게 되면 새로운 움직임패턴을 통합하고 강화시킬 수 있다.

그림 6-8. 최종 단계에서는 저항이 풀린다. 그러면 가동범위가 커져 에너지가 늘어나며 온전히 자유로운 움직임이 표현된다. 또는 특수한 형태의 움직임패턴이 생겨난다.

도록 유도해야 한다. 치료사는 변화에 유연하게 대응하고 과정의 흐름에 맞춰 작업을 진행해야 한다. 한 단계에서 변화가 생기거나, 작업을 진행하는 신체 부위가 바뀌면 전체 몸의 움직임과의 관계에도 영향을 미친다. 우리는 하나의 신체 시스템이 리패터닝되면서 자동적으로 다른 시스템이 리패터닝되는 모습을 봐 왔다. 예를 들어, 특정 장부나 인대의 변화로 인해 근육 사용 방식이 리패터닝되는 식이다. 치료사는 항상 다루는 신체 부위에서 드러나는 현상에 맞춰 작업을 진행해나가야 한다. 깨어나서 풀려나오는 에너지가 자유롭게 다른 부위로 흘러갈 수 있게 유도하면서 동시에 새로운 패턴이 전체 패턴 가운데 정렬되고 통합될 수 있도록 촉진시켜야 한다.

인간은 정보를 내부, 외부 세계, 그리고 양자의 상호작용을 통해 받아들이는데, 이러한 상호작용에는 세 종류의 감각 신경이 관여한다. 우선 "외부수용기exteroceptors"는 주로 피부(접촉, 압력, 통증, 열기, 냉기 등)를 통해 외부 환경으로부터 오는 자극을 감지한다. 또 청각, 시각, 미각, 후각, 그리고 균형감각과 같은 특수 감각 신경도 이에 포함된다. "내부수용기interoceptors"는 내장과 결합조직에 위치해 신체 내부와 장부에 대한 감각 정보를 받아들인다. 그리고 "고유수용감각수용기proprioceptors"는 관절, 건, 근육, 인대에 위치해 공간 안에서 몸의 위치, 움직임, 그리고 신체 각 부위의 관계에 대한 정보를 받아들인다.

특정 장부, 선, 근육, 관절 등과 같은 신체 부위에 의식을 집중함으로써, 우리는 해당 구조물의 질적, 환경적 정보를 좀 더 미묘한 차원에서 파악할 수 있다. 이는 해당 감각을 받아들이는 신경 시스템의 수용기 능력을 정제하고 다듬어 발전시킬 수 있기 때문이다. 다시 말해, 신경 수용기 기능을 의식적으로 계발시킬 수 있다는 뜻이다. 인간은 주로 신경 시스템을 통해 지금 이 순간 실제로 일어나는 일과 신체의 미묘한 레벨에서 발생하는 정보를 받아들이고 파악한다. 이를 의식적으로 활용함으로써 움직임의 방향을 재설정하고, 또 그 움직임을 자유롭게 하면서 변화를 만들 수 있다. 바디마인드센터링에서는 이를 "감지sensing"라는 용어로 표현한다.[1] 감지란 주의깊게 의식집중을 하는 행위이다. 능동적이면서 또 수용적으로, 내부를 향하면서도 외부를 향해서 감지를 할 수 있다. 감지를 통해 감각과 사고가 정렬된다. 이 감지 능력을 바탕으로 신경 시스템과 신체 다른 부위가 상호작용하고, 움직임이 리패터닝되며, 자신에 대한 인지가 깊어진다.

　　신경계를 활용해 미묘하게 주도적인 리패터닝 작업을 하는 것과 세포와 체액 레벨에서 자유롭고 즉흥적인 움직임이 일어나도록 허용하는 작업 사이엔 극명한 차이가 존재한다. 치료사와 고객 사이의 연결성이 정교하게 동조되었을 때, 능동적으로 인도하는 것과 수용적으로 지지하는 것 사이의 융합이 일어난다. 그때에야 "존재"와 "행위"가 하나로 연결되어 통합된 느낌이 생기며, 그 순간 변화가 구현될 수 있고, 생각, 이미지, 아이디어가 생생해지면서 체화된다. 이는 상호 인지 상태, 각자가 각자에게 현존하는 상태, 그리고 순간적으로 사고의 한계를 넘어서는 상태이다. 또 있는 그대로를 수용하면서 허용하며 의도와 행위가 균형을 이룬 상태이다.

　　일련의 내적 변화 또는 새로운 형태의 인지가 통합될 때, 주의집중을 자신의 주변으로 돌려 자연스럽고도 자발적인 방식으로 움직이면, 몸을 움직임 안에서 직접적으로 경험하게 된다. 우리는 이러한 과정을 "느낌feeling"이라 부른다.[2] 느낌은 체액 시스템의 표현이며 우리를 외부 세계와 소통시키고 반응시키며, 능동적인 방식으로 연결시킨다(체액 시스템에 대해서는 9장에서 다시 다룬다). 비록 여기서는 핸즈온 기법을 통해 움직임을 리패터닝하는 핵심 과정을 다루고 있지만, 바디마인드센터링의 원리를 응용할 수 있는 영역은 광범위하다. 개인의 치유와 웰빙을 위해서도 적용할 수 있으며 창조적인 움직임을 탐험할 때에도 그 원리를 활용할 수 있다. 예를 들어, 즉흥적인 춤이나 특정 기법 또는 다른 형태의 스포츠나 움직임 학습법에도 바디마인드센터링 원리를 적용할 수 있다.

치료사와 고객 사이의 상호작용, 그리고 이러한 상호작용 과정에서 드러나는 패턴을 통해, 우리는 해당 패턴에 반영된 감정적, 심리적 정보를 파악한다. 몸과의 대화를 통해 드러나는 패턴의 기저에 깔린 심리적인 의미를 탐구하면서 다음과 같은 질문을 던질 수 있다. "이 패턴이 나에게 무슨 말을 하고 있는가?" "도움되는 것은 무엇인가?" "이러한 방식은 어떤 느낌이 드는가?" "이러한 고정패턴과 자기 표현 밑에 있는 태도, 두려움, 욕망, 니즈는 무엇인가?" "이러한 상황을 받아들여야 하는가?" "변화할 준비가 되어 있는가? 또 이를 위해 필요한 것은 무엇인가?"

움직임패턴은 종종 그 밑에 숨은 요소들이 드러나고, 선택한 사항이 의식의 표면에 올라올 때까지 고정된 채로 남는다. 이 경우 대화, 이미지, 그림, 자유로운 움직임, 춤 등으로 고정된 곳을 풀 수 있고 또 손을 통한 리스닝, 인도, 그리고 반응 과정을 통해서도 풀어낼 수 있다. 이러한 과정을 거쳐 감정과 마음에 접근할 수 있고, 체화, 리패터닝, 그리고 통합과 같은 창조적 과정을 몸으로 표현할 수도 있다.

신체 시스템에 담긴 "마음"

각각의 신체 시스템이 서로 다른 특징과 리듬으로 움직임을 표현하는 것과 마찬가지로, 또 각각의 시스템에는 고유하고 독특한 "마음", 에너지, 인지, 인식이 담겨 있다. 이들 시스템과 각 시스템에 담긴 "마음"은 전체 인간의 독특한 일면과 관련되어 있고, 자신이라는 전체성을 관통하는 특정 에너지 표현과도 연계된다. 전체성을 찾아가는 과정에서 우리는 이러한 "마음" 하나 하나를 껴안고 감싸려고 시도한다.

하나의 시스템에 담긴 "마음"과 해당 움직임은 그 시스템의 물리적 구조, 기능, 그리고 생리를 반영한다. 특정한 하나의 시스템에 의식을 집중하면서 우리는 그 움직임, 기능, 구조 등을 살피는데, 이를 통해 거기에서부터 움직임을 구동하고 움직임과 고요함 가운데 해당 시스템의 "마음"을 파악할 수도 있다. 우리 자신의 몸-마음 연속체body-mind continuum 안에 존재하는 서로 다른 속성에 감사하는 마음을 지니게 되면, 다른 사람들 몸 안에서 표현되는 속성도 구분할 수 있게 될 것이다.

신체가 균형이 잡혀 건강하다면, 다시 말해 전체성에 대한 인지가 살아있는 상태라면, 인체의 모든 시스템에서 일어나는 일들을 활용할 수 있다. 이 말은 변화하는 환경에 적절히 대응할 수 있으며, 하나의 "마음" 속성에서 다른 "마음"으로의 이행이 능숙해진다는 뜻이다. 이러한 적응성은 건강을 평가하는 지표이다. 지금 이 순간에 마음을 두거나 그대로 내버려두는 능력, 또 변화에 적절히 대응할 수 있는 능력이 있다는 것은, 막힌 에너지를 자유롭게 흐르게 하고 자신을 끊임없이 새로워지게 할 수 있다는 의미이다. 많은 형태의 질병과 질환은 바로 우리의 심층부 또는 미묘한 레벨에서 과거를 풀어놓고 현재를 담을 수 있는 공간을 제대로 창출하지 못하는 데에서 비롯된다.

신체 시스템에서 변화는 하나의 "마음"에서 다른 "마음"으로 일어난다. 이때의 변화는 모든 세포, 구조물, 그리고 체액 시스템을 둘러싸고 있는 매우 정교한 막을 통해 일어난다. 이 막은 무언가를 담고 구분짓는 경계선 역할을 하면서 동시에 하나의 상태와 다른 상태 사이를 이어주는 다리 역할도 한다. 우리가 특정 "마음"을 내버려두거나 변화시킬 수 없다는 것은 이 막에 고착되어 있다는 뜻이다. 막이 지니치게 딱딱히고 비투과적으로 변하면 이행과 소통을 담당하는 다리 역할을 하지 못한다. 이런 상태에서는 변화를 위한 결단이 필요하다. 이렇게 능동적인 의사결정decision-making 과정이 막에서 일어난다(이에 대해서는 9장에서 좀 더 깊게 소개할 것이다).

선택과 이행 과정도 세포 안에서 일어나는 과정이다. 세포를 둘러싸고 있는 막이 딱딱한 경계 역할을 하면서 내용물을 지지하고, 동시에 외부와의 소통 역할을 하기 때문이다. 하지만 세포막이 내용물을 제대로 담지 못하거나, 경계가 불명확해서 쉽게 외적 침투를 허용하면 자극에 너무 민감하게 반응할 수도 있다. 스트레스를 받게 되면 세포로 이루어진 인간 또한 이 두 극단, 즉 선택과 이행, 경계와 소통 사이에서 흔들리는 느낌을 받는다. 암이 한쪽 극단을 대표한다면 다른 한쪽 극단은 심리적 장애가 차지한다고 볼 수 있는데, 보통의 질병은 몸—마음 연속체에서 세포나 인체 시스템의 막이 내적, 외적 변화에 대응하고, 내버려두고, 담는 것을 어느 정도 하느냐에 따라 결정된다고 볼 수 있다.

표현과 지지

우리는 보통 하나의 신체 시스템을 더 선호하며, 이를 통해 자신을 더 자주 표현expression하고 다른 시스템을 통한 표현(이때의 표현은 주로 움직임의 표현을 지칭한다 – 옮긴이)을 거부하곤 한다. 사람들 각자는 이러한 시스템들 중 독특한 요소를 결합해 "선택"하여 표현한다. 이는 개성을 드러내는 자연스러운 과정이다. 따라서 이런 개성을 꼭 바꿔야 하는 것은 아니다. 하지만 특정 시스템 또는 시스템 사이의 결합이 익숙하지 않거나 감당하기 어려우면 자유로운 표현이 제한된다. 이렇게 제한된 시스템은 전체 표현에서 상실될 수도 있다. 이를 "그림자shadow"라고 하며, 이는 융Jung 심리학에서 사용하는 "그림자" 개념과 관련된다. 특정 표현의 상실로 인해 가능성이 제한되면 사용가능한 시스템에 막대한 스트레스가 가해진다. 평소 지속적으로 사용되던 시스템이 스트레스를 받으면 에너지가 고갈되거나 스트레스성 장애가 생길 수도 있다. 보니 베인브릿지 코헨은 이를 "과사용과 스트레스로 인해 생기는 무기력증"으로 정의한다.

시스템을 휴식시키고 회복시키기 위해서는 일반적으로 잘 활용되지 않거나 온전하게 체화되지 않은 시스템에 접근하는 법을 배워야 한다. "그림자" 시스템을 인지 또는 표현 상태로 만드는 과정에서 먼저 어려움과 위협이 닥칠 수 있다. 이때의 어려움과 위협에 의한 생소함은 두려움, 저항, 그리고 불확실한 느낌을 불러 일으킨다. 따라서 고객 또는 학생이 준비가 되어 있거나 마음을 냈을 때만 주의깊게 거기에 접근하여야 한다. 작업이 깊어질수록 밑바탕에 깔린 감정적 문제가 수면으로 올라오는데, 어떤 이들에겐 카운셀링과 심리 상담을 통해 작업 과정을 보조해야 한다. 또 바디워크bodywork 전문가를 참여시켜 고객 신체의 고정패턴을 제거해야 한다. 이 과정에서 자기인지가 점점 높아진다.

이렇게 신체의 모든 시스템에 접근하게 되면 움직임의 범위, 자유도, 표현력이 증가하고 새로운 속성이 드러날 것이다. 이전의 그림자가 사라지면 일상적인 표현이 깊어지면서 전체 시스템의 기능도 좋아진다. 신체를 지지해주는 시스템supporting system이 인지되고, 표현되는 시스템expressiong system이 지지하는 역할을 일시적으로 담당하게 되면, 이 과정에서 일상적 표현 활동에 안정이 찾아온다. 이러한 관점을 통해 우리는 시스템의 균형을 다시 잡음으로써 생명력을 되찾게 하는 창조적인 활동을 찾을 수도 있다. 세상에는 다양한 종류의 창조 활동이 있기 때문에 자신에게 맞는 표현 패턴과 지지 패턴을 선택할 수 있다(개별 시스템의 속성에 대해서는 다음 장에서 명확히 다루도록 하겠다).

인지와 의식 활동을 통해 우리는 신체 시스템들 간의 상호작용을 되찾고, 각 개인에 내재된 움직임 표현과 그 표현에 담긴 "마음"의 속성 사이에 역동적 균형을 가져올 수 있다. 이 과정에서 우리의 시야는 자연스럽게 확장되고 깊어진다. 또 부분들 간의 역동적 상호작용이 살아나 전체성과 개성을 동시에 인식하게 된다.

탐험: 세포인지를 통한 접촉

여기서 소개하는 탐험을 통해 여러분은 1장에서 소개했던 세포호흡 Cellular Breathing 경험을 심화시키게 될 것이다. 자신의 내부로 여행하는 과정에서 치료사나 다른 사람의 지지와 관심이 가해지면 이완과 집중이 더욱 잘 된다. 치료사는 촉진자facilitator이다. 이들을 통해 학생 또는 고객은 수용적인 상태, 장애가 제거된 상태로 나아갈 수 있다. 이런 촉진자가 단순히 존재하고 있다는 사실만으로도 성장과 치유의 초석이 되며 소통 가능성을 높인다.

파트너와 함께 리패터닝 작업을 하면서도 접촉을 통해 수용성을 높일 수 있다. 먼저 파트너 중 한 명은 편안한 자세로 바닥에 눕는다. 이때 누운 파트너는 세포호흡에 집중한다. 다른 파트너는 옆에 조용히 앉아 같은 방식으로 의식을 집중한다. 앉아 있는 파트너는 양손을 부드럽게 파트너의 몸에 올리고 접촉한 부위에서 당기는 느낌을 확인한다. 접촉한 부위에 가볍에 의식을 집중한다. 파트너는 두 사람 다 손 아래서 느껴지는 세포들의 현존과 내호흡의 파동을 열린 마음으로 상상한다. 고정관념은 내려놓고 또 뭔가를 "하려는" 마음도 내려놓는다. 단지 편안하게 이완된 상태에서 세포의 현존과 활동에 집중한다.

잠시 후 손이 어디론가 움직이려 할 수 있다. 또는 접촉 부위에만 머무르면서 모든 시간을 보내고 싶을 수도 있다. 그러면 그게 전부다. 그냥 리스닝을 하면서 기다려라. 감각, 이미지, 느낌이 일어나는 대로 관찰하면 된다. 관찰하면서 그냥 내버려두어라. 연쇄적으로 일어나는 생각에 사로잡히지 말고 자신의 경험으로 분석하려고도 하지 말라. 단순하게 의식을 세포의 현존과 움직임에 맞춘다. 이러한 작업을 편안하게 약 20~30분 정도 지속한다. 누워 있는 파트너가 부드럽게 움직여 앉고 싶은 마음이 들 수도 있다. 원한다면 대화를 통해 서로의 경험을 나눈다. 그런 다음 서로 역할을 바꾼다.

이는 서로를 이완시키면서도 접촉을 통해 도움을 줄 수 있는 매우 단순한 접근법이다. 이 과정에서 뭔가 흥미로운 감각과 통찰을 얻을 수도 있다. 여기서 중요한 점은 고정관념과 무언가 하려는 욕구를 내려놓는 것이다. 가능한 단순하게 현존하고, 수용하고, 온전히 집중하라.

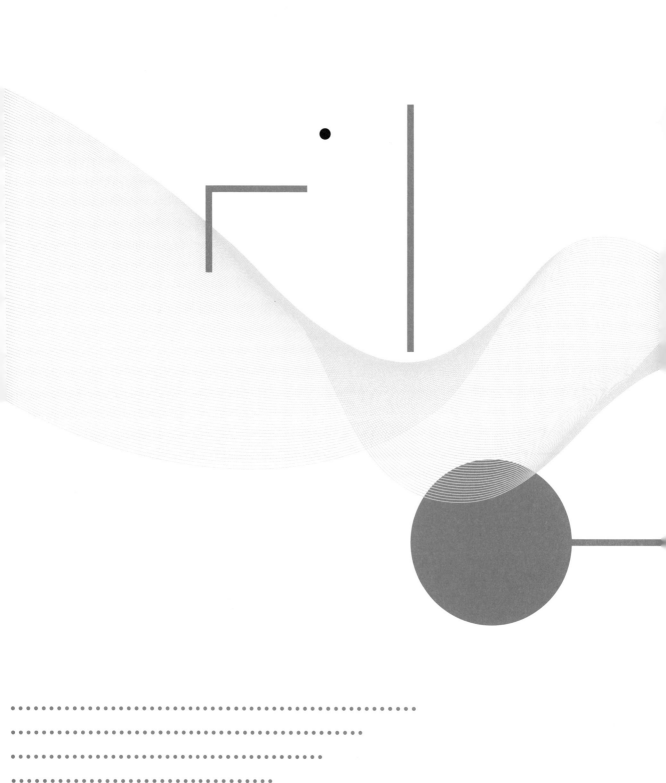

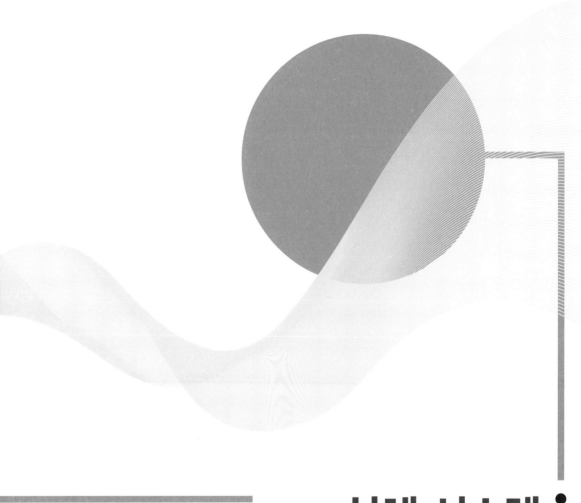

신체 시스템

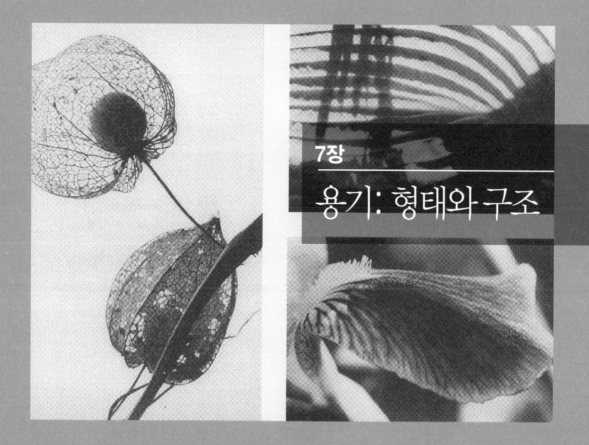

7장

용기: 형태와 구조

피부

우리가 다른 사람을 접촉할 때 제일 먼저 닿는 부위는 피부이다. 피부는 물리적인 몸 내부와 외부를 구별하는 일차 경계이다. 아이는 접촉을 통해 경계를 인지함으로써 바깥 세상을 경험하고, 처음으로 자신을 독특한 존재로 파악한다. 또 자신이 상대적으로 분리된 개인임을 확인하기 시작하는데, 이는 인간이 최초로 자기 자신을 인지하는 경험이다. 앞에서 이미 보았듯, 접촉은 태아가 자궁 안에서 발달을 시작할 때부터 매우 중요한 역할을 한다. 아이는 접촉을 통해 주변 세상을 학습하기 때문에, 건강한 에고가 발달하기 위해서는 발달 초기에 적절한 접촉, 포옹 등과 같은 자극을 통해 신체의 경계가 성장하는 느낌을 확립해야 한다. 어른들도 마찬가지다. 자아 또는 개인의 경계에 대한 경험을 제대로 확보하지 못하거나 일시적으로 상실한 어른들이 많다. 이 경우 접촉을 통해 자신과 타인을 재정의할 수 있다.

피부는 장부와 연부조직을 포함하며, 형태를 유지하고, 체액을 수용한다. 또 피부는 내부의 민감한 조직을 상처, 해로운 박테리아, 태양에서 오는 해로운 광선으로부터 보호하는 역할도 한다. 피부 맨 바깥층에 해로운 태양 광선이 닿으면 색소침착pigmentation 현상이 일어난다. 이 피부 바깥층은 죽은 세포로 이루어져 있으며 끊임없이 벗겨지고 내부의 세포로 대치되는데, 이는 뱀이 허물을 벗는 것과 비슷하다. 피부 안쪽에는 세 개의 층이 있다. 그 중 지방층은 단열과 충격흡수 기능을 한다. 피부는 추위와 더위를 막아주는 기능을 하면서 주로 체온 순환에 관여하는 기관organ이다. 피부를 통해 인체는 노폐물을 땀의 형태로 배출한다. 피부는 인체 전체를 감싸고 있으며 몸의 형태를 결정한다. 이 피부를 통해 우리는 자신을 다른 이에게 보여주고, 또 다른 이들과 세상에 보여진다.

신체에 있는 다른 막들과 경계를 만드는 구조물들처럼, 피부도 소통 기능을 한다. 피부는 고도로 민감한 기관이다. 내부 세계와 외부 세계를 이어줄 뿐만 아니라 이 양방향에서 오는 자극을 동시에 감지하는 역할도 피부에서 한다. 외부 환경에서 오는 자극이 가해지면 피부는 그 메시지를 열기, 냉기, 즐거움, 통증, 편안함, 압력 등으로 해석한다. 우리는 이러한 외부 메시지에 대해 반사, 본능, 또는 선택으로 대응할 수 있다. 피부를 통해 우리는 세상과 접촉할 뿐만 아니라, 우리가 누구인지, 또 어떻게 느끼는지도 표현한다. 이 피부 접촉을 통해 인간은 세상과 피드백한다. 딘 후안Deane Juhan은 다음과 같이 말한다.

인간은 오직 하나만 접촉하는 것은 아니다. 항상 둘을 동시에 접촉한다. 하나는 대상 사물이고 다른 하나는 자기 자신이다. 자아에 대한 내부 감각이 만나는 이 두 경계부에서 내부와 외부가 서로 상호작용한다. 자아에 대한 내부 감각이 단지 신체 부분들의 집합 또는 외부 사물들의 집합으로만 이루어지는 것은 아니다. 피부는 몸과 세상 사이에 있는 인터페이스일 뿐만 아니라, 나의 사고 과정과 물리적인인 존재 사이의 인터페이스이다. 피부를 통해 세상을 감지함으로써 나는 나 자신을 정의한다.[1]

피부가 그렇게 고도로 민감한 이유는 피부 중간층에 위치한 풍부한 신경 말단nerve endings 때문이다. 피부와 신경 시스템은 둘 다 외배엽ectoderm에서 발달하였다. 외배엽은 자궁 안의 배아 발달 단계에서 형성되는 세 개의 배자 조직 중 하나이며, 이 배자 조직germinal tissue에서부터 인체의 모든 시스템이 발달한다.[2] 그러므로 피부와 신경 시스템은 그 기능에 있어 밀접하게 연관되어 있다. 이들은 모두 자극을 감지하고 소통시키는 역할을 한다. 이때의 감지로 인해 우리는 자신과 "타인"을 느끼고 경험하며, 관계를 맺는다.

> 인체와 세상 사이에서 이루어지는 변증법은 평생 지속된다. 이러한 과정에서 생성되는 힘은 간과할 수 없다. 이 변증법을 통해 선호와 혐오, 습관과 일탈 경향성이 뭉뚱그려져 태도를 형성한다. 피부에서 "느끼는 것"과 마음에서 "느낌으로 인지하는 것", 내가 "느끼는 것"과 "느끼는 방식"이 서로 대충 애매모호하게 섞여 내 피부를 통해 "느끼는 것"을 변형시킬 수 있는데, 이는 특정 감각이 지나치게 강해 나의 내면 상태를 변화시키는 것과 비슷하다. 따라서 피부 감각이야말로 한 개인의 기질과 성향을 발달시키는 핵심 요소라해도 과언이 아니다. 피부로 받아들이는 감각은 충분히 복잡하고 변화무쌍한 것이라서, 사람의 경험과 관점이 그토록 다양한 이유를 설명해주는 요소로 봐도 무방하다.[3]

피부와 다른 특수 감각 기관, 즉 눈, 귀, 코, 입은 하나의 중요한 측면에서 다르다. 피부는 지속적으로 환경을 감지하며 내부와 외부를 매개하고 쉼 없이 일한다. 감각 인지에 있어서 피부가 지니는 이러한 연속성 측면은 자아의 연속성 감각 발달에 중요한 역할을 한다. 이 연속성에 대한 감각이 있어야만 안정적이고 환경 변화에 적응할 수 있는 에고가 발달한다. 피부를 통해 인간은 연속성과 변화 과정에 대해 인식하고, 이를 통에 순간에서 순간으로 끊임없이 변하는 환경에 적응한다.

몸 전체를 덮고 있는 피부를 인지함으로써, 인간은 내부와 외부 환경을 동시에 경험한다. 피부는 이 두 환경을 나누고 통합하는 자연적인 경계부이다. 하지만 피부가 하는 이러한 자연적 경계부 역할을 우리는 의식적으로 인지하지 못한다. 이는 피부의 역할이 무언가를 나누고 제한한다기보다, 오히려 윤곽선 역할을 하기 때문이다. 피부라는 매개체는 변화 가능성을 무한히 열어준다. 또 여기에서 끊임없는 교환 작용이 일어난다. 피부는 인간에게 무언가를 감싸는 용기container의 느낌과 내부와 외부를 통합integration 하는 경험, 그리고 확장된 공간감spaciousness을 제공한다. 피부가 제공하는 "마음"은 세포인지의 "마음"과 비슷하다. 사실 피부는 신경 시스템과 함께 고조된 의식, 밝은 감수성을 제공한다. 그러므로 피부 인지를 통한 움직임은 다채로운 감각과 더불어 여흥을 즐기는 감각을 선사한다.

탐험

피부를 통해 인지를 자극하는 몇 가지 독특한 방법에 대해서는 움직임 발달에 대해 설명하는 장에서 이미 소개하였다. 피부는 육체를 담는 막이며 내부와 외부를 소통시키는 기관이다. 이 피부의 일반적인 감각을 탐험하는 법은 다음과 같다.

1   척추밀기패턴에서부터 시작한다. 먼저 이마를 바닥에 대고 무릎과 팔꿈치는 굽힌 상태로 엎드린다. 그런 다음 바닥에서 머리를 천천히 부드럽게 굴린다. 이때 머리와 얼굴이 지지면과 접촉할 수 있도록 모든 방향에

서 천천히 머리를 굴린다. 이제 몸을 자유롭게 한 다음 자세를 바꾸면서 구르며 몸 전체가 바닥과 접촉하도록 한다. 이때 피부가 바닥과 닿는 느낌에 집중하면서 움직이고, 의식은 해당 접촉면을 따라간다. 피부가 열리고 접촉 감각이 전해지는 느낌을 확인하며 움직이면서 마음은 이완된 집중relaxed concentration을 유지하라. 그러면 움직임과 인지가 동반된다. 동작이 다 끝나면, "끊이지 않고 연결되면서 신체를 담는 막"으로써 피부에 대한 인지를 유지한 채 편하게 쉰다.

2 앞과 같은 집중 요령으로 파트너의 피부를 부드럽게 만져본다. 피부를 꼬집고 쓸어주거나 가볍게 마사지해주는 것도 인지를 높이는데 도움이 된다. 주로 손끝으로 가볍게 접촉하는 것이 좋다. "세포" 접촉처럼, 피부 접촉 탐험은 몸을 편안하게 하며 활력을 북돋는 경험을 선사한다. 뿐만 아니라 밝은 마음을 갖게 하고, 감성을 자극하며, 공간감을 느끼게도 해준다.

골격 시스템

피부는 가장 바깥층에서 인체를 드러내는 조직이다. 이제 피부 아래 더 깊은 층에서 인체를 지지하는 조직, 즉 골격에 대해 살펴보도록 하자. 골격은 여러 종류의 뼈, 연골, 그리고 결합조직으로 구성된다. 뼈는 인체에서 가장 딱딱한 조직으로 강하고 내구력이 높다. 이는 무기 미네랄염을 함유하고 있기 때문이다. 하지만 뼈 또한 살아있는 조직으로 자궁 안에서 이른 시기에 발달한다. 뼈를 구성하는 칼슘과 각종 미네랄염mineral salts은 특수한 세포에 의해 혈액에서 흡수되어 태아의 연골성 조직에 침착된다. 이 과정을 거쳐 뼈 조직이 형성된다. 연골은 질기지만 탄성을 지니고 있어 무게를 견디고, 동시에 관절이 지나치게 헐렁해지지 않게 제한한다. 척추의 추체 사이에 있는 디스크와 대부분의 인체 관절 사이에 있는 연골을 보면 이를 확인할 수 있다.

뼈조직bone tissue 자체도 모양, 위치, 그리고 뼈에 작용하는 힘에 따라 그 종류가 다양하다. 하지만 치밀골(치밀뼈)을 지닌 사지의 긴 뼈조차도 변화하는 환경에 따라 달라지는 살아있는 조직이다. 사실 전체 골격도 약 2년 정도 주기로 완전히 새롭게 바뀐다. 뼈의 강도, 취성brittleness도 바뀌고, 몸의 활동과 뼈에 가해지는 스트레스에 따라 시간이 지나면서 그 모양까지 어느 정도 바뀐다. 뼈를 관통해 혈관과 신경이 지나가며 뼈 세포에 양분을 공급하고 신호를 전달한다(그림 7-1). 각각의 장골long bone 몸통의 중심부엔 공간이 길게 뚫려 있다. 이 공간은 골수로 채워져 있으며 뼈를 가볍게 만드는 역할을 한다.

장골(긴뼈)과 척추 추체 말단엔 엄청난 스트레스가 가해진다. 과도한 무게를 감당해야하고, 갑작스런 위치 변화에 적응해야하며, 근육이 부착되어야하기 때문에, 뼈조직은 강하고 탄성이 있으면서도 가벼운 구조를 지녀야 한다. 또 작은 섬유주가 섬세하지만 엄청나게 강한 격자무늬 구조를 이루고 있고 안쪽 공간은 골수로 채워져 있다. 이를 해면골(갯솜뼈)이라 부른다. 해면골 구조로 인해 뼈에 가해지는 스트레스와 압력을 효과적으로 흡수할 수 있다(그림 7-2).

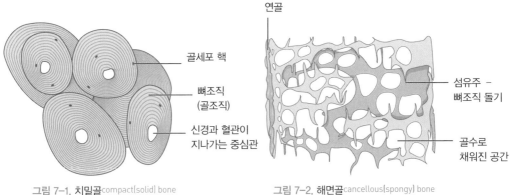

골세포 핵

뼈조직
(골조직)

신경과 혈관이
지나가는 중심관

연골

섬유주 -
뼈조직 돌기

골수로
채워진 공간

그림 7-1. 치밀골compact(solid) bone

그림 7-2. 해면골cancellous(spongy) bone

뼈조직은 인체의 내부 구조 또는 프레임워크를 형성하고 결합조직은 장력 지지를 한다(이에 대해서는 9장에서 결합조직을 설명할 때 더 자세히 다룬다). 이 두 조직은 중력 안에서 몸을 정렬시키고 균형을 맞추는 역할을 한다. 인간이 지면 위에서 일어서서 몸을 지지하고, 두 다리로 균형을 잡고 공간 안에서 움직일 수 있는 것은 골격 시스템이 있기 때문이다. 골격은 또 내장과 같은 연부조직을 보호하는 역할도 한다. 두개골은 뇌를 안착시키고 머리에 위치한 감각기관을 감싼다. 척추는 척수를 보호할 뿐만 아니라 전체적으로 몸에 유연성과 안정성을 제공해 미묘한 균형을 유지한다. 또 척추를 관통해 지나가는 신경섬유를 보호하는 역할도 한다. 늑골은 척추에서 흉골까지 이어져있으며 폐와 심장을 감싸고 있다. 골반과 천골은 열린 그릇 모양을 하고 골반강 안쪽의 장부를 담고 있다.

몸무게는 척추의 추체를 통해 아래로 전달된다. 천골은 척추 끝에서 골반 아치pelvic arch의 초석을 이룬다. 이는 아치 모양의 다리를 받치고 있는 초석의 위치를 보면 알 수 있다. 이 천골을 통해 전달된 몸무게가 골반 양쪽으로 분산되어 허벅지의 장골을 지나 양다리에 이른다. 따라서 머리뼈, 척추, 골반, 다리, 또는 발에 있는 관절 중 하나라도 부정렬이 발생하면 전체 골격 균형과 정렬 상태에 영향을 미치게 된다(그림 7-3).

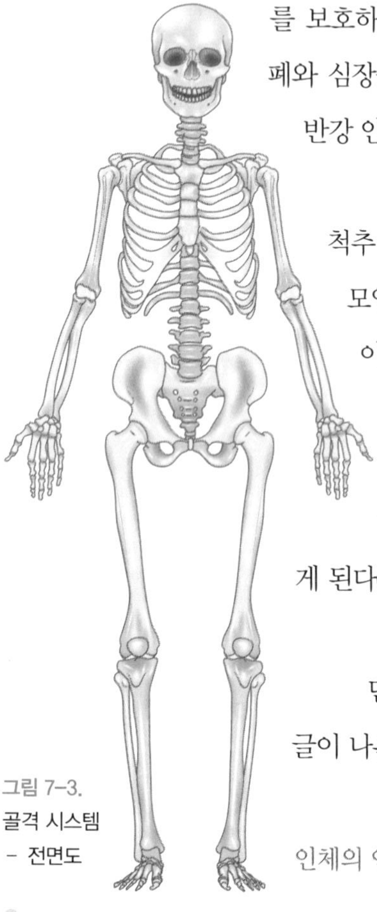

딘 후안Deane Juhan이 쓴 『욥의 몸Job's Body』에도 이와 관련된 글이 나온다.

그림 7-3.
골격 시스템
– 전면도

인체의 안정성에 대해 생각해볼 때, 평평한 초석이 건물을 지지하는 것과 동일하게 골격이 우리의 자세를 지지한다는 관점은 버려야 한다. 몸의 프레임워크를 이루는 골격에는 전혀 평평한 면도, 안정된 초석도 존재하지 않는다. 약 600개가 넘는 뼈를 지탱해주는 원리가 있다. 이러한 원리가 없다면 인체의 뼈들은 붕괴되어 하나의 뼈무덤을 이룰 것이다. 인체의 골격 시스템은 돌로 된 벽이나 대리석으로 만든 기둥으로 지지되는 건물과는 전혀 다르다. 인체엔 뼈들 사이를 지나다니며 지렛대 역할을 해주는 복잡하고 역동적인 근육 시스템이 있기 때문에, 중력에 대항해 끊임없이 균형을 잡고 직립 자세에서도 자유롭게 움직일 수 있는 것이다.

골격 시스템 만으로는 안정된 형태의 직립을 이루지 못한다. 결합 조직과 근육의 도움이 있어야만 견고한 자세가 만들어지며 생존에 유리한 몸이 된다. (중략) 골격이 없다면, 몸 전체 시스템은 지지대 없는 텐트와 같아서 붕괴될 것이다.

몸무게는 발다닥을 통해 지면에 닿고, 발은 지렛대처럼 작용하여 몸을 앞으로 추동한다. 이를 통해 걷기, 달리기, 뛰기가 가능해진다. 발의 작은 뼈들과 발가락은 몸무게를 지지하고 이동시키며 지면 상태에 따라 신체의 위치를 조정해준다. 몸무게가 발을 통해 지지되지 않고, 또 발이 지면에 맞춰 신체의 위치를 조정하지 못하면, 서 있거나 걸을 때 균형이 제대로 유지되지 않아 몸의 특정 부위에 긴장이 가중된다. 아이는 엎드려 기거나 네발기기를 할 때 발을 통해 지면과 능동적으로 접촉하는 법을 발달시킨다. 이 과정에서 발뼈 사이의 움직임이 지렛대처럼 작용하여 다리와 척추로 전해지면 이를 통해 몸이 앞으로 나아간다.

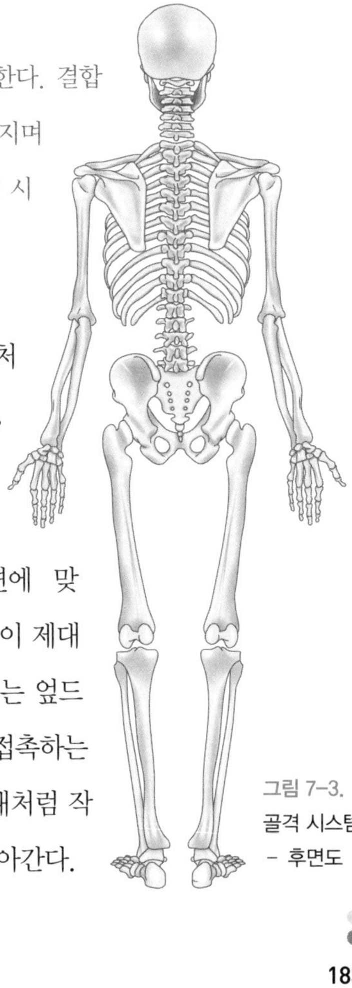

그림 7-3.
골격 시스템
– 후면도

이때의 파동은 발가락에서 머리, 그리고 손가락까지 인체의 모든 관절에 전해진다. 서 있을 때에도 마찬가지다. "우리가 중력을 포용하면, 지면에서부터 위로 밀어올리는 힘이 머리까지 전해지고, 그 힘에 의해 인체는 자동적으로 바로 선다."[5]

마찬가지로, 아이가 발달 초기에 엎드려기기를 하면서 견갑대, 팔, 그리고 손을 써서 몸을 위쪽, 뒤쪽으로 밀어내면서 몸무게를 전달하는 연습을 하는데, 이를 통해 상지에 있는 뼈들이 통합된다. 또 양손과 양발로 이리저리 기어다니면 손과 발의 뼈가 서로 협응하고, 사지로 지면을 밀어내면서 인체의 모든 관절이 정교하게 발달한다. 이로 인해 온갖 종류의 동작과 움직임 협응이 가능해진다.

견갑대는 척추와 직접적으로 관절을 이루진 않는다. 덕분에 좀 더 자유롭게 움직이고, 넓은 공간에서 몸의 중심과 복합적인 연결성을 지닌다. 이는 골반과 다리가 몸통에 연결되는 방식과는 다르다. 척추에서부터 바깥쪽으로 뼈의 연결성을 살펴보면, 우선 늑골이 흉골과 앞쪽에서 만나고, 이 흉골은 위쪽에서 우아한 S자 모양을 지닌 한 쌍의 쇄골과 만난다. 흉골과 쇄골이 만나는 자그마한 흉쇄관절은 견갑대가 골격과 만나는 유일한 구조물이다(부속골격appendicular skeleton은 견갑대, 골반대, 그리고 사지의 뼈들로 이루어져 있다. 하지만 바디마인드센터링 모델에서, 축골격axial skeleton은 두개골과 척추 같은 인체 중심부의 뼈만을 지칭한다. 흉곽과 골반은, 그러므로 부속골격의 일부로 간주되며, 척추와 연결된 중요한 부위로만 여긴다). 좌우 쇄골은 가로로 이어져 손의 움직임이 잘 일어나게 해주며, 또 어깨의 무게로 인해 늑골과 흉곽의 장부가 눌리지 않게도 해준다. 쇄골은 견갑골 상부에서 만나며, 이로 인해 견갑골이 흉곽 위에서 자유롭게 미끄러진다. 견갑골 바깥쪽 끝부분은 상완골 골두와 만난다. 어깨관절, 전완을 수평으로 지나가며 회전하는 두 개의 뼈, 그리고 손목에 위치한 8개의 작은 뼈, 손에 있는 긴 뼈들과 손가락, 맞섬 기능이 있는 독특한 엄지손가락. 이런 뼈들로 인해 넓은 가동범위 내에서 다양한 움직임이 정교하게 일어난다. 이 모든 뼈 사이의 관절 때문에 인간은 정확하고도 감정을 담은 동작을 할 수 있다. 예술가, 음악가, 댄서, 바디워커, 그리고 손으로 섬세한 작업을 하는 이들은 누구나 이 두 중요한 특성 덕을 본다.

뼈를 이어주는 관절

관절은 두 개의 구조를 하나로 이어서 하나의 가동단위a mobile unit를 형성한다. [6] 골격 리패터닝을 할 때, 우리는 관절을 이루는 뼈들이 통합되길 기대한다. 두 뼈 사이의 관절면이 명료하게 서로 관계를 맺고 있으며 연결감이 확연하게 드는지, 또 관절에서의 움직임이 온전히 자유롭게 일어나고 제한이나 막힘은 없는지도 알고 싶어한다. 이를 통해 뼈의 배열이 습관적인 긴장으로 어긋나있는지, 아니면 정렬이 잘 되어 몸무게가 뼈를 관통해 제대로 흘러가는지를 감지하게 될 것이다. 몸무게가 각각의 관절 중심을 관통해 지나갈 때 그 움직임이 가장 자유롭다.

하지만 두개골을 이루는 뼈 사이의 봉합관절과 얼굴뼈 사이 관절처럼 움직임이 미세한 곳도 존재한다. 움직임이 자유롭게 표현되기 위해서는 큰 관절뿐만 아니라 인체의 어떤 관절에도 습관적인 고정이 있어서는 안 된다. 호흡의 미묘한 움직임이 지나가는 관절엔 언제나 움직임 가능성이 존재한다. 이는 호흡이 관통되는 관절은 부드럽게 녹아서 열릴 준비가 되어있다는 뜻이다. 보니 베인브릿지 코헨은 이렇게 말한다. "인체의 관절은 다름 아니라, 움직임의 가능성일 뿐이다."[7]

인체에는 세 종류의 관절이 존재한다. 섬유관절fibrous joint, 연골관절cartilaginous joint, 윤활관절synovial joint이 그것이다. 두개골의 평평한 뼈, 앞팔과 앞다리에 위치한 두 개의 나란한 뼈는 섬유 또는 인대 조직으로 연결되어 있어서 이들 뼈 사이의 움직임은 제한되어 있다. 앞팔과 앞다리의 뼈들은 서로 마주보며 돌아가는데, 이들은 탄성을 지닌 인대성 막으로 이어져 있다(그림 7-4).

척추의 추체 사이는 연골로 된 디스크로 이어져있으며, 이 디스크를 모두 합치면 척추 전체 길이의 1/4 정도를 차지한다. 디스크는 척추가 굴곡, 신전, 측굴, 회전하며 움직일 때 그 움직임에 맞춰 조금씩 압축되거나 확장된다. 디스크는 척추 사이에서 몸무게 쿠션 역할을 하지만, 척추 배열이 잘못되어 무게가 한쪽으로 치우치면 압력이 그쪽으로 가중된다. 이런 현상이 과해지면 "디스크 탈출"로 이어진다. 척추는 전체적으로 몸 앞뒤에서 한쪽으로 커브를 이룬다. 척추 사이의 디스크는 아코디언처럼 한쪽이 압박을 받으면 반대쪽은 열린다(그림 7-5).

척추에 만성 고정패턴이 생기면, 주로 한쪽 커브가 커진다. 그러면 정상적인 관절가동범위 안에서 자유로우면서 동시에 유연한 움직임이 제한된다. 모든 방향에서 척추가 자유롭게 움직이면 몸무게는 좀 더 추체 중심으로 떨어진다. "추체"는 척추 앞쪽에 있고, 뼈의 양이 가장 많으며, 몸무게를 효율적으로

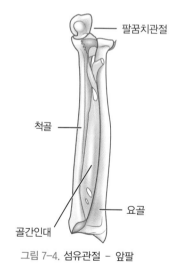

그림 7-4. 섬유관절 – 앞팔

팔꿈치관절

척골

요골

골간인대

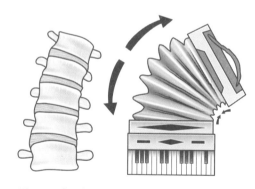

그림 7-5. 아코디언 그림. 추체 사이의 디스크 때문에 척추가 자유롭게 움직인다. 몸무게가 추체와 디스크 중심부로 떨어져야 인체가 균형을 이룬다.

전달할 수 있도록 디자인되어 있다. 몸무게가 추체를 통해 전달될 때 그 배열이 바르면 가장 효율적인 방식으로 몸을 지지할 수 있고, 연골성 디스크에 과도한 압력이 가해져 생기는 문제가 줄어든다(그림 7-6).[8] 우리는 똑바로 서 있을 때 몸 안에서 얼마나 섬세한 균형이 유지되는데 잘 인지하지 못한다. 하나의 종으로서, "인간은 수직성을 향해 여전히 진화해가는 과정에 있다."[9] 바디마인드센터링에서는 단지 외적으로 "바른" 배열에 대한 이미지를 만드는 것보다는, 척추의 자유로운 움직임을 통해 구현되는 역동적 균형a dynamic balancing을 추구한다.

연골은 치골결합pubic symphysis에서도 발견된다. 이 관절은 좌우 골반 날개가 전면에서 만나는 부위에 위치하며 앞쪽에서는 골반 양쪽의 움직임, 뒤쪽에서는 천장관절의 움직임을 돕는다. 천골은 척추의 연장선이며 골반뼈 사이 공간에 안착된다. 늑골과 흉골 사이에도 연골이 존재하여 숨을 쉴 때 흉곽이 확장되고 수축하는 움직임을 보조한다.

윤활관절은 인체에서 가장 자주 볼 수 있는 관절이다. 이 관절은 양쪽에 뼈의 끝부분이 만나고 이들 사이를 섬유주머니가 감싸고 있다. 섬유주머니를 감싸는 막에서는 윤활액이 분비되어 관절공간을 채운다. 이 윤활액은 점액이며 관절 사이를 미끄럽게 하고, 보호하며, 충격을 흡수한다. 뼈의 끝부분은 연골로

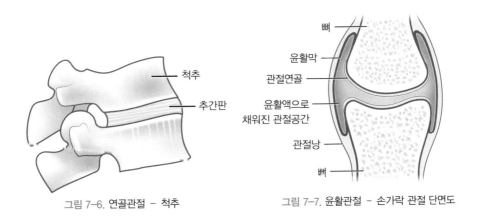

그림 7-6. 연골관절 - 척추   그림 7-7. 윤활관절 - 손가락 관절 단면도

되어 있어 마찰로부터 보호한다(그림 7-7).

몇 개의 관절은 관절낭 안에 연골로 된 원반이 있어서 독립적으로 두 개의 뼈를 이어준다. 관절에서 이중적인 역할을 하는 이 원반은 움직임 발달에 있어 중요한 역할을 한다. 턱과 두개골이 만나는 측두하악관절에 있는 관절원반이 바로 그것이다. 이 구조물은 움직임을 각성시키고 명료하게 하는 역할을 하며 척골 끝부분, 손목과 만나는 지점에도 존재한다(그림 7-8).

무릎의 관절낭 내부엔 "반달연골"이 존재한다. 이 두 개의 반원 형태의 연골은 경골(정강이 부위에 있는 두 개의 뼈 중에서 더 긴 뼈) 윗면에 좌우로 부착되어 있다. 반달연골은 경골과 같은 방향 또는 반대 방향으로 움직인다. 반달연골의 움직임이 자유로울수록 잘 찢어지지 않으며, 무릎관절에 회전이 걸리는 것을 예방할 수 있다. 반달연골이 관절공간 안에서 자유롭게 움직이면 무릎에서 몸무게를 지지하는 능력이 대폭 증가하고 관절손상을 입지 않고도 유연한 움직임이 가능해진다.

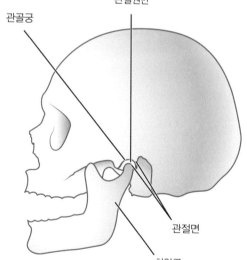

관절원반

관골궁

관절면

하악골

그림 7-8. 측두하악관절 – 관절원반과 관절의 이중적인 움직임을 보여줌

무릎관절은 아주 복잡한 기능을 한다. 이 관절은 매우 좁은 영역에서 몸 전체의 무게를 감당하고 균형을 맞추기 때문에 막대한 스트레스가 가해지는 부위이기도 한다. 전통적으로 무릎은 경첩관절로 알려졌다. 하지만 실제로는 두 개의 구상관절이 좌우로 이어져 있는 구조이다. 특정한 관절에서 일어나는 움직임을 머리로 그려보거나 시각화해보면 그 움직임의 자유도를 높이는데 도움이 된다. 이중 구상관절로 되어 있는 무릎의 움직임을 그려보라. 무릎관절이 굽히고 펴질 때 내측과 외측에서의 가

동범위가 달라지는데, 원호 운동이 일어나는 모습을 상상하며 동작을 하면 그 움직임이 좀 더 매끄럽고 꽉 찬 느낌으로 다가온다.

무릎관절 양쪽 면에서 실제로 일어나는 움직임에 좀 더 주의를 집중시키면, 그 움직임이 완벽한 선형으로 시상면에서 일어나지 않고, 오히려 미묘하게 측면에서 수평이동 또는 회전하며 비대칭적으로 일어난다는 것을 알 수 있다. 이렇게 무릎이 비대칭적으로 "굴러갈" 때 움직임의 균형이 깨지지 않도록 강력한 인대가 관절 주변을 둘러싸서 보호한다(그림 7-9).

골격이 수직으로 정렬되기 위해서는 인대를 통한 정교한 균형잡기가 필요하다. 인대는 매우 강력하지만 유연한 결합조직이다. 이 조직은 관절공간을 사이에 두고 뼈와 뼈를 이어주며, 관절낭을 강화시킨다. 인대는 관절에 안정성을 제공하기도 하지만, 균형이 깨지거나 골격의 정렬이 무너지지 않게 하면서도 충분히 온전한 움직임이 일어날 수 있게 해주는 탄성을 지니고 있다. 인대는 뼈를 역동적인 방식으로 정렬시킨다. 뼈의 움직임에 방향성을 부여하면서 동시에 자세를 유지하는 장력을 제공하는 것도 인대의 역할이다.

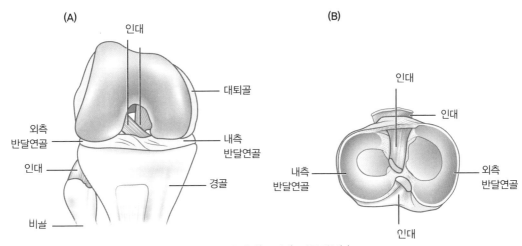

그림 7-9. 무릎관절(A, 정면), 경골 상부(B)

골격 시스템을 통한 바디마인드센터링을 할 때마다, 우리는 실제로 골격보다는 인대를 통해 리패터닝 작업을 한다. 인대는 골격 시스템 전체를 복잡한 거미줄처럼 이어주며, 움직일 때 다양한 위치와 각도에서 발생하는 스트레스를 감당하고, 중력 안에서 낙하하는 몸무게를 지탱한다. 인대는 텐트를 고정시키는 줄과 같은 역할을 한다. 하나의 관절을 이루는 뼈들을 모든 방향에서 잡아주어 자연스럽고도 중심화된 움직임이 일어날 수 있도록 해주기 때문이다. 근육처럼 인대도 과사용, 저사용 문제가 있을 수 있다. 또 그 톤이 높거나 낮게 될 수도 있다. 인대가 짧아지거나 딱딱해지면 뼈는 자연스러운 위치에서 어긋난다. 또 인대가 느슨해지면 뼈의 위치가 붕괴되기도 한다. 전통적으로 치료사들은 인대가 과도하게 늘어나거나 느슨해지면 원래의 톤을 회복시킬 수 없다고 배운다. 하지만 바디마인드센터링에서는 접촉을 통한 인지와 재교육을 통해, 문제가 있는 인대를 적절한 톤으로 회복시킬 수 있다는 사실을 발견했다. 인대의 톤이 정상으로 돌아오면 뼈의 배열이 자연스럽게 변하고 골격 시스템의 지지력이 온전해진다. 다른 신체 조직에서와 마찬가지로, 변화를 만들기 위해선 인대에 담긴 "마음"에 집중해야 한다.

관절을 다루는 원리

움직임이 원형으로 온전하게 그리고 자연스럽게 일어나기 위해서는 하나의 관절을 이루는 두 개의 뼈 사이 공간이 일정한 거리를 확보해야 한다. "관계된 뼈들 사이 공간에서 일정한 거리를 유지하는 것은 온전한 관절가동범위 내에서 서로 다른 관절 사이의 균형을 유지하는 일과 관련이 있다. 이 공간에 자신의 인지를 보내어 지속하면, 관절 끼임이 줄어들고 움직임은 지속적으로 외부 공간으로 이어진다."[11]

　　관절 사이 공간이 열리도록 촉진하기 위해서는 먼저 관절을 이루는 두 개의 뼈 사이가 탄성을 지닌 채 서로 늘어나고 동시에 관절공간이 벌어지면서 느슨해진다고 상상한다. 그런 다음 두 개의 구체가 맞물린 톱니바퀴처럼 반대 방향으로 마주보며 돌아가는 이미지를 더할 수 있다. 움직임이 일어날 때 두 개의 회전 동작이 마주보며 일어나는 일은 자연스러운 현상이다. 하지만 이렇게 이미지를 활용해 능동적으로 또 의식적으로 움직임을 지시하면, 회전 동작이 좀 더 온전한 가동범위 안에서 자유롭게 일어나며 관절이 고정되는 현상을 예방할 수 있다. 특정 관절이 고정되면 움직임이 제한된다. 또 원형으로 매끄러운 동작이 일어나는 것이 아니라 움직이는 뼈가 당겨지면서 각도가 달라진다(이렇게 관절 사이에서 지속적으로 고정 현상이 일어나면 마찰 때문에 뼈 끝에 위치한 연골이 닳는다. 이는 관절염의 원인 중 하나이다)(그림 7-10).

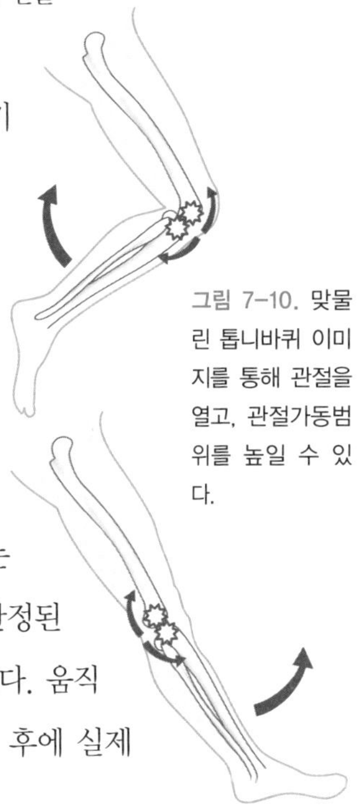

　　특정 관절에서 일어나는 움직임을 더욱 정교하게 만들기 위해 마주보는 두 뼈 중 하나만 움직여본다. 그러면 움직이지 않는 뼈는 다른 뼈의 움직임에 동조되지 않는다. 그 결과 전체적으로 관절 내의 움직임은 줄어든다. 이때 먼저 움직이지 않고 가만히 있는 뼈에 의식을 집중하여 움직이는 뼈와 반대되는 방향으로 디렉션direction을 준다. 움직이지 않는 뼈가 실제로 움직이는 것은 아니다. 하지만 이렇게 디렉션을 줌으로써 움직이는 뼈와 상대적으로 정확히 반대되는 움직임이 일어나는 느낌을 받는다. 그러면 정적인 뼈가 축이 되어 동적인 뼈에 안정된 지지력을 제공한다. 지지력Support이 존재하면 움직임이 촉진된다. 움직이지 않는 뼈에 내팅추력counterthrust이 생기는 느낌이 확보된 후에 실제 움직임이 일어나도록 하는 것이 중요하다.

그림 7-10. 맞물린 톱니바퀴 이미지를 통해 관절을 열고, 관절가동범위를 높일 수 있다.

지지력이 움직임을 촉진한다는 원리는 널리 사용되고 있으며, 발달패턴 Developmental Patterns을 드러낼 때에도 적용할 수 있다. 아이들은 새로운 레벨에서 지지 기반을 발견하면 이것을 발판으로 앞으로 움직여 나아가려 한다. 이는 공간 안에서 지지 기반이 되는 안정된 장소가 먼저 확보되어야 이를 통해 지구와 중심정렬central alignment를 맞추고 앞뒤로 움직이게 된다는 의미이다. 이를 그라운딩grounding이라 한다. 이 그라운딩이 되어야 움직임이 공간 안에서 관절을 중심으로 명료하게 표현될 수 있다.

밀기패턴에서처럼, 하나의 관절을 이루는 두 개의 뼈 사이에 부드럽고 리드믹컬한 압박력 또는 무게가 발생하면, 골격 시스템을 통합하고 지면과 연결성를 살리는데 도움이 된다. 이 압박력compressive force이 두 뼈 사이와 관절 주변 인대에 있는 고유수용감각 신경을 자극하여 "인지"를 깨운다. 이 힘은 관절 주변 근육 균형을 유지하는데에도 도움을 준다. 그라운딩 느낌은 자아와 신체 경계를 좀 더 명료하게 만들어준다. 압박력이 느슨하게 또는 불규칙적으로 가해지는 경우엔 관절을 둘러싼 막 안의 윤활액을 자극하여 관절 내부가 마르거나 딱딱해지지 않게 해주며, 그 결과 관절 움직임이 개선된다.

근위구동과 원위구동

어떤 관절에서 움직임이 발생할 때, 하나의 뼈는 움직이고 다른 하나는 움직이지 않으며 지지한다고 볼 수도 있다. 이때의 움직임을 근위에서 또는 원위에서 구동되는 형태로 기술할 수 있다. 뼈의 근위끝단proximal end은 몸의 중심에서 가까우며, 원위끝단distal end은 중심에서는 멀고 말초에 가깝다. 이러한 방식의 움직임 구동을 이해하려면 하나의 관절 안에 포함된 두 뼈의 끝부분에 집중해야 한다. 만일 움직임이 근위끝단에서 시작되면 이를 근위구동proximal initiation이라 하고, 원위끝단에서 발생하면 원위구동distal initiation이라 부른다.

예를 들어, 상완은 가만히 있고, 팔꿈치에서부터 전완을 위아래로 움직이면 전완 중 척골의 근위끝단이 움직이지 않는 상완골 끝단 주변에서 회전한다. 이 움직임이 팔꿈치에 있는 관절에서 일어나는 전완의 근위구동이다. 이번엔 전완을 바닥에 대서 못 움직이게 하고 주관절을 중심으로 상완골이 움직이게 한다. 주관절에서 굴곡과 신전 동작이 발생하지만, 이는 움직이지 않는 전완의 지지를 받아 상완의 원위끝단이 움직이는 원위구동이다(그림 7-11).[12]

비슷한 방식으로, 고관절에서 골반은 고정시킨채 대퇴골을 움직이거나, 가만히 있는 대퇴골 위에서 고관절과 골반을 움직일 수도 있다. 전자는 근위구동이고, 후자는 원위구동이며, 이 두 움직임 모두 고관절에서 구동된다. 발레바를 잡고 움직이는 댄서라면 이 두 종류의 구동을 고관절에서부터 시작할 수 있다. 하지만 고관절에서의 움직임 구동이 명료하지 않고, 온전한 회전운동 또는 병진운동이 발생하지 않으면, 움직임 구동이 무릎이나 허리와 같이 다른 부위

(A) 근위구동
움직이는 뼈의 근위끝단에서 구동이 일어난다.

(B) 원위구동
움직이는 뼈의 원위끝단에서 구동이 일어난다.

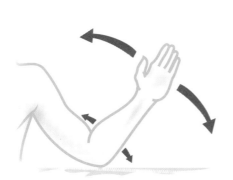
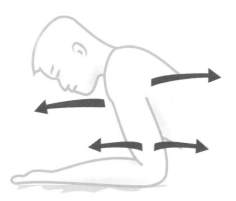

그림 7-11. 주관절에서 일어나는 움직임 구동

에서 발생할 수 있다. 그러면 해당 부위에 스트레스와 비틀림이 생긴다.

발달 과정에서 아이는 먼저 지면에서 팔다리를 지지하며 체간을 움직이는 원위구동을 통제된 상태로, 그리고 수의적으로 수행한다. 엎드려기기와 네발기기를 통해 지체의 근력, 협응력, 신전 동작이 발달하게 되면, 이를 기반으로 좀 더 섬세한 관절운동이 근위구동으로 마스터된다. 우리는 이를 손을 섬세하게 쓰는 동작을 통해, 그리고 시각이나 청각과 같은 감각의 인도를 받아 머리를 적절히 움직이며 자신을 표현하는 댄서 또는 운동선수의 공연을 통해 확인할 수 있다. 이들의 발과 손은 관절운동의 가능성을 최대한 발휘하여 움직임을 표현할 수 있도록 잘 발달되어 있다.

특정한 관절에서 일어나는 대부분의 동작은 원위구동과 근위구동을 통해 발생하고, 이 두 모드의 균형과 통합을 통해 움직임의 완결성이 갖춰진다. 기기 패턴을 계발시키고 있는 아이들은 원위구동을 주로 하지만, 어른들은 팔과 다리를 척추와 체간에서 뻗는 근위구동을 주로 한다. 만일 특정 관절에서 하나의 구동 방식이 습관화되어 고착되었을 때 이와 반대되는 구동을 함으로써 긴장을 극적으로 떨어뜨리고 관절가동범위를 최대로 늘릴 수 있다. 이런 방식으로 습관적으로 당기고 저항하는 동작, 즉 무의식적인 움직임패턴을 극복하면, 몸 전체의 인지를 되살리는데 큰 도움이 된다. 특정 구동패턴에 잠재된 "마음"에 고착된 것이 풀려서 느슨해지면서 새로운 형태의 움직임 구동 방식을 얻기 때문이다. 이를 통해 옛날의 좋았던 움직임을 되살리게 된다. 원래의 건강한 구동 방식으로 되돌아가며 고착화된 긴장패턴을 내려 놓으면, 움직임은 좀 더 자유로움을 확보하고 지지력을 회복한다. 보니 베인브릿지 코헨은 이 두 종류의 구동패턴에 담긴 마음을 이렇게 표현한다. "근위구동은 내게 없는 것들을 스스로에게 되돌려 수렴하려는 마음을 반영하고, 원위구동은 공간으로 이끌려 나아가는 마음을 반영한다."[13]

부유골

인체에는 골격과 실질적으로 연결되지는 않지만 여전히 관절 역할을 하며 "부유"하는 뼈가 몇 개 있다. 이 부유골들은 몸의 균형과 가동성에 있어 중요한 기능을 한다.

무릎을 덮고 있는 슬개골은 무릎 앞을 지나는 허벅지 근육의 건 안에 위치해 있다. 슬개골은 이 강력한 허벅지 근육에 도르래 역할을 하며 복잡한 무릎 관절을 보호한다. 슬개골을 덮고 있는 건은 아래쪽으로 경골에 부착되며, 무릎을 굽히고 펼 때 대퇴골과 관절을 이룬다.

설골은 작은 편자 모양의 뼈로 발성기관 위, 인후 앞쪽에 위치한다. 이 뼈는 척추, 두개골, 흉골, 견갑골과 근육 또는 인대로 이어져 있으며, 혀 뿌리와도 이어져 있다. 따라서 설골은 혀의 지지 기반이 되며 구강 움직임 발달(빨기와 수유)과 언어 발달에 중요한 역할을 한다. 설골은 척추 또는 다른 뼈들과 실제 관절을 이루지는 않지만, 그 배열이 어긋나면 머리와 척추를 지지하고 균형을 이루는데 악영향을 미친다.

귀 안쪽에는 세 개의 작은 뼈가 있으며 진동을 전달하는 역할을 한다. 이를 통해 우리는 소리를 듣는다. 이 뼈들은 서로 관절을 이루고 있으며, 앞에서 기술한 것과 같은 원리에 따라 두개골, 척추와 관절을 이루며 신체 배열에 영향을 미친다.

뼈의 층

앞에서 설명한 원리를 바탕으로 작업을 할 때 우리는 일반적으로 전체 골격 안에서 부분의 뼈에 집중한다. 뼈들 사이의 관계, 그리고 해당 뼈가 중력과 이루는 관계에 집중할 뿐만 아니라 단일 뼈의 층에도 의식을 집중한다. 이 층은 총 3개로 이루어져 있으며, 각각은 자신만의 독특한 "마음"을 지니고 있다. 우리가 피부, 결합조직, 그리고 근육을 통해 뼈에 집중해 들어간 후 만나는 첫 번째 뼈의 층은 바로 골외막periosteum이다. 이 골외막은 뼈의 "피부"에 해당된다. 질긴 섬유로 이루어진 골막은 뼈 전체를 감싸고 있으며 결합조직막과 연결되어 있고, 이 결합조직막은 몸의 모든 부위와 연계된다. 골막은 뼈 안쪽의 구멍까지 관통해 들어가 이어지는데 이를 골내막endoosteum이라 한다. 인대와 건은 딱딱한 뼈에 바로 붙지 않고 오히려 골외막에 닿는다. 따라서 골외막은 근육에는 안정된 부착부를 제공하고, 관절에는 지지력을 만들어낸다. 인대, 골외막, 그리고 골내막이 이렇게 지속적으로 이어져 있어서 골격 구조가 서로 떨어지지 않고 통합을 이룬다.

골외막으로는 신경과 혈관이 지나가는데, 이를 통해 뼈조직은 양분을 공급받고 성장과 회복에도 영향을 받는다. 골외막은 연골과 함께 성장 초기에 뼈의 외형을 형성하고 성장 형태를 결정한다. 따라서 골외막이 찢기면 뼈가 전체적으로 불규칙적으로 성장하게 된다.

골격 시스템에 스트레스가 가해지고 정렬이 어긋나면 뼈를 둘러싼 결합조직막에도 문제가 생긴다. 관절과 인대에 대한 바디마인드센터링 작업을 할 때엔 의식을 골외막에도 집중하게 된다. 이를 통해 우리는 긴장, 비틀림, 당기는 힘을 이완시키고 하나의 관절과 이어진 다른 뼈들의 통합을 더 잘 이룰 수 있도록 촉진할 수 있다. 이 레벨에 의식을 집중하면 뼈와 근육을 차별화시킬 수 있고, 이들 사이의 연결성도 증가시킬 수 있다. 뼈가 부러지거나 손상을 당해 골외막에 문제가 생겼을 때도 골외막과 뼈 조직 자체의 에너지 흐름에 집중함으로써 치유를 촉진시킬 수 있다.

건강한 골외막은 딱딱한 뼈 위에서 미끄러지는 느낌을 준다. 하지만 골외막에 의식을 집중했을 때 접착제처럼 눌러 붙은 느낌이 나거나 명확한 느낌이 나지 않을 때도 있다. 또는 극단적인 경우 골외막 층이 지나치게 방어하는 느낌 또는 과도하게 민감한 느낌을 받을 때도 있다. 어떤 이들은 이 고도로 신경이 밀집된 조직 밑으로 의식이 떨어져 더 깊은 층으로 내려가는 느낌을 받기도 하는데, 이는 손상된 골외막이 회복되기 위한 과정이다.

골막 층 아래엔 실제로 단단한 뼈조직 층이 존재한다. 비록 뼈조직 성분이 온통 미네랄로 되어 있긴 하지만 표백되어 있거나 건조한 조직은 아니다. 이 층은 대략 25%의 수분을 함유하고 있으며 수없이 작은 말초동맥이 지나가기 때문에 핑크빛을 띤다.

뼈는 인체에서 심층 지지력과 관련되어 있다. 뼈는 인체의 조직 중에서 가장 오래되고, 가장 심층의 기억을 지니고 있으며, 지구를 구성하는 미네랄과 같은 요소를 지닌다. 이런 이유로 의식을 뼈 층에 집중하면 우리는 인간의 옛 조상과의 연결성을 경험할 수도 있다. 뼈는 만졌을 때 또는 내부에서 감지했을 때, 부드러운 것에서 부서지기 쉬운 것까지 그 밀도가 천차만별이다. 이 뼈의 층에 인지가 가해지면 다른 뼈들과의 관계를 통해 놀랄만큼 빠르게 변화가 일어난다. 골절이 발생했을 때 뼈조직 인지 기법은 더욱 유용하다. 뼈 층에 의식을 집중함으로써 뼈가 자체적으로 늘어나게 하거나, 그 위치를 바꾸게 할 수도 있기 때문이다.

뼈가 받는 스트레스, 손상, 또는 트라우마에서 회복시키기 위해 골수bone marrow에도 의식을 집중할 수 있다. 골수는 긴 뼈 내부의 길다란 중심 공간 또는 구멍이 뚫린 해면골 내부 공간을 채운다. 다공성 해면골은 장골long bone의 끝단 또는 척추 추체 등에서 볼 수 있다. 유아나 아이에게서는 적골수red marrow가 많지만, 성인이 되면서 지방성 황골수fatty yellow marrow로 대치된다. 하지만 성인이 되어도 해면골엔 적골수가 남아 있다. 우리는 골수를 뼈 내부 코어에서 녹아 흐르는 강으로 이해한다. 또 골외막과 주변 연부조직이 뼈와 뼈를 이어준다고 여긴다. 하지만 골수는 단지 뼈 중심에 녹아 있는 액체라기보다는 에너지 흐름에 관여한다. 태극권 같은 동양 기공에서는 뼈의 세 개 층을 관통해 에너지, 즉 기氣를 직접 흘려보낸다. 수련을 통해 생명 에너지의 정수인 진기眞氣가 형성되어 흘러갈 때 열감이 건과 인대를 지나 골외막과 뼈 조직으로 들어가면, 진기는 골수의 성질도 변화시킨다. 오랜 시간 반복적으로 이러한 기공 수련을 하여 진기로 뼈를 단련하면, 뼈는 "파괴하기 어려운, 강인하고 탄성이 있으며, 쉽게 부서지거나 약해지지 않는, 하지만 아이의 뼈처럼 유연한"[15] 상태로 변해간다.

골수 층에 접촉할 때 우리는 의식을 골외막에서 단단한 골조직을 지나 뼈의 내부 공간까지 나아간다. 장골의 몸통 내부 공간엔 얇은 막층이 있고, 이 막층 안에 황골수가 지나간다. 황골수는 훨씬 깊은 곳에 위치한 느낌이 들거나, 또는 늘 새로운 세포를 공급하는 혈액 속까지 직접적으로 나아가는 느낌이 든다.[16] 골수 내부에서 강력한 흐름 즉 "스트리밍streaming"이 감지될 수도 있는데, 이 골수를 인지하는 작업을 통해 우리는 뼈의 다른 층들을 풀어낼 수 있다. 이때 뼈가 전체적으로 굽혀지고 나선형으로 돌아가거나 늘어나는 느낌이 들기도 한다. 이 "뼈굽힘bone-bending" 느낌은 뼈의 세개 층 어디에서나 일어날 수 있다. 의식을 이 층들 중 하나에 집중하기만 하면 풀림 과정unwinding process을 구동시킬 수 있다. 구동이 일어난 다음 이를 차례로 인도하고 따라가면서 조직에 좀 더 균형이 잡히고, 이완될 수 있도록 허용하기만 하면 된다. 그러면 상처, 스트레스, 손상으로 장애가 생긴 뼈 조직에 에너지 흐름이 살아난다.

골수는 뼈가 이어진 곳이며 뼈가 있는 곳 어디에서든 인지 가능하지만, 때로는 약하고 생명력이 저하된 느낌 또는 거칠게 흐르거나 아예 흐름이 없는 것처럼 느껴지기도 한다. 이 경우 치밀골을 더 많이 인지해야 한다. 골관절염이나 골다공증이 있는 경우에도 골수에 의식을 집중하면, 골수 흐름을 촉진하고 뼈의 복원력을 높이는데 도움이 된다.

골수의 깊은 곳에서는 마치 꿈꾸는 것과 같은 느낌이 전해지기도 한다. 또 깊은 이완이 일어나 축복받은 느낌이 전해지기도 한다. 이때는 구조와 경계도 사라지고 에너지가 자유롭게 흐르는 것처럼 느껴진다. 어떤 사람들은 에너지가 빠져나가, 마치 그곳에 아주 오랫동안 머물러 있는 것 같은 느낌이 받기도 한다. 이 경우엔 황골수 층에서 혈관 층으로 또는 치밀골의 단단한 층으로 빠져나오는 것이 좋다. 여기서 다시 인지를 중간 조직을 지나 피부 쪽으로 돌려도 된다. 골수 층의 에너지 흐름에 대한 경험이 움직임 가운데 체화되면, 의식을 근육과 체액 같은 다른 신체 시스템으로 가져온다. 그러면 스트레스와 비틀림 또는 뼈의 층들 사이에 있는 막힌 것들이 더 잘 이완된다. 일반적으로 뼈 층에 대한 접촉을 한 다음에 다른 조직 층으로 가야 통합이 잘 일어난다.

궁극적으로 우리가 원하는 것은 이 세 개의 뼈 층이 모두 정렬과 통합을 이뤄 활력을 갖는 것이다.

"뼈가 궁극적인 균형을 이뤘을 때, 골외막은 형태가 명확하게 느껴지고, 치밀골은 복원력과 강도가 높아지며, 골수의 생명력이 살아난 느낌이 전해진다."[17]

탐험: 골격 시스템

인체의 골격 시스템이 살아서 현존하는 느낌을 깨우기 위해서는 뼈와 관절이 위치와 움직임을 확인하는 작업에서부터 시작한다. 이때 해부학적인 그림이나 모델을 활용해 위치와 모양을 명료하게 하면 된다. 그런 다음 상상력, 감지력, 그리고 느낌을 활용에 실제 뼈의 존재와 움직임을 확인한다. 인지를 깨워 뼈의 존재를 확인하는 과정에서 인체의 내부 구조와 지지력에 대한 감각이 발생한다. 인지를 직접적으로 뼈 조직과 관절 공간에 가져가면 여기에 담긴 "세포 지성cellular intelligence"이 깨어나, 이들 세포가 "스스로를 인식"하게 될 수도 있다. 이러한 인지를 통해 에너지 흐름이 활성화되고 지지력, 내부 통합, 그리고 그라운딩과 같은 심층의 감각이 명료하게 드러난다.

운동1. 뼈 감지하기

골격 시스템에 직접적으로 바디마인스센터링 작업을 하기 위해서는 뼈에 접촉하는 법과 그 속성을 인식하는 법에 대해 알아야 한다. 우선 손끝 또는 엄지손가락으로 자신 또는 파트너의 전완을 가볍게 접촉한다. 피부를 느낀 다음엔 그 접촉이 점점 깊이 잠겨들어 뼈와 피부 사이의 연부조직 층을 지나 마침내 전완을 가로지르는 장골에 닿는 느낌을 감지한다. 접촉을 점점 견고하고 명확하게 하되 강하게 누르지는 않는다. 접촉은 마음을 통해 일어난다. 근력을 이용해 조직을 강하게 압박하기보다는 신경 시스템의 가벼운 민감성을 유지하며 자신의 뼈를 통해 감지하려고 노력한다. 만일 당신이 환자여서, 파트너가 스스로 뼈 층에서 마음을 여는 느낌을 감지하면, 당신도 파트너에게 마음을 열고 마주하면 된다.

뼈 레벨에서 접촉이 일어나면 잠시동안 현재 몸에서 일어나고 있는 감각과 느낌을 인지하며 집중을 유지하라. 신체의 다른 부위에서 다른 종류의 뼈들을 감지하는 연습을 한다. 접촉해야할 부위의 위치와 형태, 그리고 골격에 담긴 "마음"에 익숙해지려면 골격 시스템에 대한 해부도를 활용하라.

운동2. 뼈를 통해 움직이기

뼈와 그 움직임에 계속 의식 집중을 하면서 이번엔 각 관절에서 일어나는 원위구동과 근위구동을 탐험한다. 먼저 관절을 이루는 한쪽 뼈는 지지하는 역할을 하고 다른 뼈는 움직이게 한다. 그런 다음 그 역할을 바꿔 탐험하면서 관절에서 일어나는 균형을 확인한다. 움직임에 좀 더 명확성을 부여하기 위해 지지하는 뼈에서 대항추력(움직이는 뼈와 반대되는 움직임이 일어난다고 상상함)이 발생한다는 개념을 적용한다(그림 7-12).

A   맞물린 톱니바퀴 이미지를 관절에 적용한다. 무릎을 굽히거나 펴본다. 그런 다음 대퇴골과 경골이 만나는 지점에 집중한다. 두 뼈의 끝단이 위치한 무릎관절에서, 두 뼈가 마치 마주보고 돌아가는 바퀴처럼 회전하는 모습을 상상한다. 무릎의 관절가동범위 전체 그리고 그보다 약간 더 넓은 범위까지 이러한 이미지를 유지한다(그림 7-10을 확인하라).

B   누운 자세에서 선 자세로 위치를 바꾸면서 몸무게가 뼈를 관통해 떨어지는 느낌을 감지한다. 자세를 바꾸거나 중력과의 관계를 바꿀 때, 몸의 수직축을 통해 몸무게가 떨어지면서 뼈와 관절의 중심으로 지나가는지 확인하라.

C   계속 뼈에 의식을 집중하면서 골격 시스템 전체를 인지한다. 뼈에서 움직임이 구동되게 하니 자유롭게 움지여본다. 뼈를 통해 움직이며 그 뼈들이 표현하는 것이 어떤 느낌인지 감지

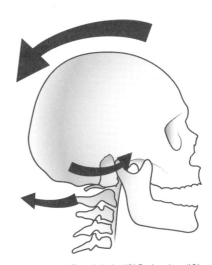

그림 7-12. 경추 1번에서 대항추력 또는 대항동작이 일어난다고 상상하면 움직임이 일어나는 해닝 핀길을 좀 더 명료하게 입지학 뿐만 아니라 두개골 움직임을 지지할 수 있다.

해보라. 관절 위 또는 주변을 지나가는 인대, 그 다음엔 관절낭 안의 윤활액에 대한 인지도 포함시키며 이를 통해 구동되는 움직임도 확인한다. 이들 각각이 움직임에 어떤 영향을 미치는지, 또 해당 뼈의 "마음"은 무엇인지 감지해본다.

골격 시스템이 지닌 "마음"

뼈, 인대, 윤활액이 지닌 "마음"과 움직임의 속성, 그리고 그 느낌과 태도는 사람마다 다를 수 있다. 하지만 일반적으로 뼈에서는 형태, 명료한 공간, 밝음, 애쓰지 않지만 그라운딩이 된 느낌을 감지할 수 있다. 인대는 뼈가 지닌 명료한 공간성을 다듬는다. 골격 시스템이 움직임을 공간으로 확장한다면, 인대는 변화하는 움직임에 장력, 방향성, 연결성을 부여한다. 이때의 "마음"은 주의 집중, 정제된 명확함, 그리고 정확함이다. 관절의 윤활액은 끈적끈적하고, 튀어오르며, 구불거리며 나아가고, 움직임에서 멀어지는 느낌을 주지만, 형태도 없고 리듬도 불규칙적이다. 이 윤활액은 인간에게 미소와 허심탄회한 태도를 갖게 한다. 또 윤활액은 딱딱한 뼈와 관절에 정확히 달라붙어 있는 인대에 균형을 부여한다. 인간은 골격 시스템 안에서 스스로의 내부 구조를 감지하면서, 이를 통해 안전함, 명확함, 그라운딩, 그리고 입체에 대한 감각을 얻는다.

근육 시스템

인체의 많은 장부는 근육으로 이루어져 있는데, 심장, 위, 자궁, 그리고 혈관의 벽도 근육조직이다. 해당 조직을 이루는 근육은 수의적인 통제를 할 수 없고, 자율신경계의 통제와 화학적 자극을 받아 내부와 외부 환경 변화에 반응하는 "심근" 또는 "평활근"이다.

우리가 보통 이야기하는 근육 시스템은 주로 골격근이며 "횡문근"이다. 골격근은 뼈에 부착되어 그 뼈를 움직이게 하며, 하나 또는 그 이상의 관절을 가로질러 지나간다. 이 골격근이야말로 인체에서 움직임과 관련된 대표적인 조직이다. 따라서 활동, 노력, 인내, 근력, 활기 등과 같은 단어들이 골격근과 관련되어 있다. 골격근은 인체의 외형을 결정짓고, 내부의 연부조직을 보호하고 지탱한다. 골격근은 약 700개 이상의 개별 근육들이 모여 이루어진 복잡한 시스템이다. 『욥의 몸Job's Body』에서, 딘 후안Deane Juhan은 분절화되어 분포된 수많은 골격근들이 마치 하나의 근육처럼 기능하는 시스템에 대해 묘사한다.[18] 이러한 개념은 바디마인스센터링에도 반영된다. 우리는 특정 근육에 집중해서 작업을 하면 몸 전체 근육 시스템에 영향을 줄 수 있다는 사실을 발견했다.

바른 자세로 서기 위해서는 막대한 양의 에너지가 필요하다. 이는 근육 시스템이 끊임없이 수축해 정렬을 이루게 해야만 가능한 일이다. 매우 정적인 상태에서조차도 근육은 미세하게 움직인다. 따라서 자세란 결코 정적이지 않으며, 역동적 균형dynamic balance이 미묘하게 이루어지는 상태이다. 개별 근섬유가 수축하고 쉬는 일을 반복하면 전체 근육 차원에서 움직임이 발생한다. 하지만 하나의 관절 주변에 있는 근육들이 동시에 수축하면, 움직임은 일어나지 않지만 균형이 유지된다. 이를 등척성수축isometric contraction이라 한다. 가만히 있는 상태에서도 충분히 오랫동안 서 있을 수 있다면 근육에서 일어나는 이 "작은 춤small dance"을 느낄 수 있다.[19] 고요한 상태에서부터 시작해 마음껏, 자유롭게, 그리고 주흥적으로 움직여보며 에너지 흐름을 자유롭게 풀 수도 있다.

움직일 때는 더 많은 양의 에너지가 소모되며, 이때 발생하는 열이 전체 체열에서 큰 비중을 차지한다. 근육에는 광범위하게 혈관 네트워크가 형성되어 있으며 이를 통해 산소와 양분을 공급받는다. 근육세포에서는 이를 에너지로 쓰고, 그 과정에서 발생하는 노폐물은 배출하며, 열은 몸 전체로 전달한다. 신경 네트워크 또한 각각의 근육 세포로 뻗어나간다. 척수와 뇌에서 근육으로 연결된 "운동신경"은 근육의 활동을 자극하는 신호를 보내고, "감각신경"은 근육의 움직임과 상태에 대한 정보를 뇌로 전달한다. 이 양방향 커뮤니케이션으로 인해 골격근의 수의적 활동이 정교하게 조율된다. 골격근은 "횡문근"으로도 알려져 있는데, 이는 섬유 모양이 가로로 되어 있기 때문이다. 골격근은 의식과 의도에 의해 움직임이 직접적으로 구동된다.[20]

골격근은 길다란 근육세포 또는 근섬유로 일루어져 있으며 나란한 형태로 다발을 이룬다. 이 근섬유 다발도 여러 개가 존재하며 근육이 신장되고 수축하는 방향에 맞춰 배열되어 있다. 각각의 근육 세포, 근섬유 다발, 그리고 전체 근육은 결합조직으로 둘러싸여 있다. 근육의 양쪽 끝에서 이 결합조직 막이 모여 강하고 질긴 건을 이루며 뼈와 뼈를 둘러싼 결합조직막, 즉 골외막에 부착된다(그림 7-13).

원심성 수축과 구심성 수축

각각의 근섬유 안에는 두 종류의 미세 단백질 섬유가 풍부하게 존재한다. 이들은 하나로 묶여 작은 단위를 이루며 근육과 같은 방향으로 배열된다. 근육이 수축하여 길이가 줄어들면 미세섬유는 서로에게 미끄러져 들어가고, 이로 인해 전체 근육 길이가 줄어들고 두꺼워진다. 반대로 근육이 늘어날 때는 미세섬유들 사이가 다시 멀어져 근육 전체의 두께는 줄어든다(그림 7-14). 양손의

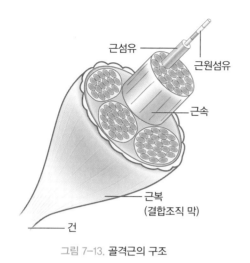

근섬유

근원섬유

근속

근복
(결합조직 막)

건

그림 7–13. 골격근의 구조

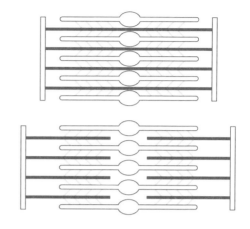

그림 7–14. 근육이 수축하고 신장될 때 근원섬유의 움직임

손가락을 동일 평면에서 서로 마주한 후 한 손의 손가락 사이로 다른 손의 손가락이 밀려 들어가게 해보라. 손가락이 가까워지는 것과 멀어지면서 발생하는 일이 근육의 수축과 신장시 근섬유에서 일어나는 일과 비슷하다.

바디마인스센터링에서는 근육이 짧아지고 늘어나는 것을 둘 다 능동적인 수축으로 간주한다. 전자를 구심성 수축이라하고 후자를 원심성 수축이라 한다. 어떤 동작이 일어나든 관절 위에 놓인 한쪽 근육이 능동적으로 구심성 수축을 하면 반대편 근육은 역시 능동적으로 원심성 수축을 한다. 이 두 종류의 수축은 몸이 움직일 때 함께 발생한다. "구심성"과 "원심성" 수축이라는 단어는 톰슨Thompson의 『구조 운동학 매뉴얼Manual of Structural Kinesiology』같은 책에서 사용되는 전통 의학 용어여서 일반 대중들이 잘 알지는 못한다. 바디마인스센터링에서 이 두 단어에 관심을 가지는 이유가 있다. 하나는 움직임패턴의 구동과 그 마음의 관계를 연구하기 위해서고, 다른 하나는 근기능을 정의하는데 있어 중력을 중요한 요소로 보기 때문이다. 이에 대해서는 앞으로 계속 이야기 하도록 하겠다.

205

보통 사람들은 관절을 사이에 두고 한쪽 근육이 짧아지면 반대쪽 근육이 이완되어 근육 길이가 늘어난다고 여긴다. 근육 길어가 늘어나는 것을 단지 이완으로 간주하지 않고 능동적인 근육 활동으로 보는 이유를 이해하기 위해 예를 들어보겠다. 먼저 팔을 어깨 높이로 들고 가만히 있다가 팔과 어깨 주변의 모든 근육을 완전히 이완시켜본다. 그러면 팔의 무게와 중력에 의해 팔은 아래로 툭 떨어진다. 이번엔 어깨 아래쪽 근육을 구심성으로 수축하면서 떨어뜨리면 훨씬 빠르게 강한 힘을 받아 떨어진다(강직을 지닌 경우는 원심성 수축을 통해 움직임을 조절하지 못한다). 팔을 아래로 내릴 때 통제된 상태로 동작을 하려면 어깨 위쪽을 지나는 근육은 능동적인 수축을 하고 있어야 한다. 사람들은 이런 동작을 보통 팔을 천천히 놓으면서 하는 것으로 받아들인다. 하지만 이 경우에도 구심성 수축이 움직임 가동범위 전체에서 줄어들면서 능동적 수축이 일어나고 있다. 우리가 근육을 신장시킬 때는 종종 이렇게 구심성과 원심성 수축이 조율된 방식을 사용하곤 한다. 그리고 구심성 수축의 "마음"으로 동작을 하며 에너지를 쓴다. 근육이 긴장되어 단축되면 구심성 수축의 "마음"이 습관화되어 움직임을 지배한다. 이로 인해 근육은 동작을 일으킬 때나 쉬고 있을 때 모든 움직임 가동범위에서 가능성을 발휘하지 못한다.

특정한 동작에서 반대편에서 수축하는 근육 대신, 늘어나는 근육에 의식을 집중하게 되면, 그래서 근육이 능동적으로 끝점까지 신장되는 느낌을 찾으면, 근육의 수축력과 자연스러운 이완 능력을 증진시킬 수 있다. 또 습관적인 긴장 또는 수축 상태를 풀 수도 있다. 근섬유 내부의 미세섬유들이 미끄러지는 동작에까지 의식을 세밀하게 집중시킬 수 있으면 해당 근육의 변화 폭은 커진다. 이를 통해 우리는 근육에 담긴 "마음"을 변화시킬 수 있다. 근육의 마음은 우리가 얼마나 습관적으로 해당 근육을 쓰는지, 그리고 어디에 의식과 무의식을 활용하는지에 따라 열림, 확장, 가벼움 또는 닫힘, 단단함, 그리고 통합 등과 같은 형태로 전해질 수 있다.

　　근육에서 확장되거나 통합되지 않은 느낌 또는 좋은 근육 톤과 협응력이 부족하다고 느끼면, 구심성 수축에 좀 더 의식을 집중했을 때 도움이 된다. 반대로 근육에 긴장이 있거나 고정된 느낌이 나면 원심성 수축과 관련된 마음 상태에 집중하는 게 더 나을 것이다. 이 두 타입의 근육 수축 사이에 균형이 생겨 관절 가동범위와 움직임의 질이 증가하고 어떤 종류의 수축도 지나침 없는 상태가 되는 것이 이상적이다. 그게 어디든 관절을 중심으로 인체의 한쪽 근육이 과사용될수록 반대쪽 근육에도 관련된 보상이 일어난다. 그러므로 능동성이 떨어진 근육을 깨우기 위해서는 더 많은 의식적 노력이 필요하다. 원심성 수축은 우리를 공간 속으로 확장시키고 내부에 공간감을 형성한다. 반면 구심성 수축은 중심으로 당겨 통합하는 느낌을 선사한다(그림 7-15).

　　근육에 습관적인 고정패턴habitual holding patterns이 생기면 가동범위는 제한받고 관절은 닫힌다. 또 고정패턴으로 인해 긴장이 쌓인 근육에서는 많은 에너지가 소모되고, 탄성은 저하되며, 활동에 필요한 에너지는 감소하여 결과적으로 몸이 쉽게 피로해진다. 따라서 근육을 한계까지 스트레칭하거나 부드럽게 한계를 넘는 동작을 하는 것은 건강에 매우 이롭다. 하지만 고정패턴을 없애려고 지나치게 강압적으로 스트레칭하여 한계를 과도하게 넘어가면 섬세한 근섬유가 손상될 수도 있다. 찢긴 근섬유가 다시 원래대로 돌아오기도 하지만 이렇게 과도한 스트레칭은 근본적으로 근육 길이에 변화를 주지 못한다. 만일 근육이 사용되는 방식, 즉 그 "마음"을 변화시키지 못한다면 우리는 항상 자신과 투쟁해야만 한다. 의식적인 마음은 늘 근육을 신장시키려 한다. 하지만 무의식적인 신경근패턴에

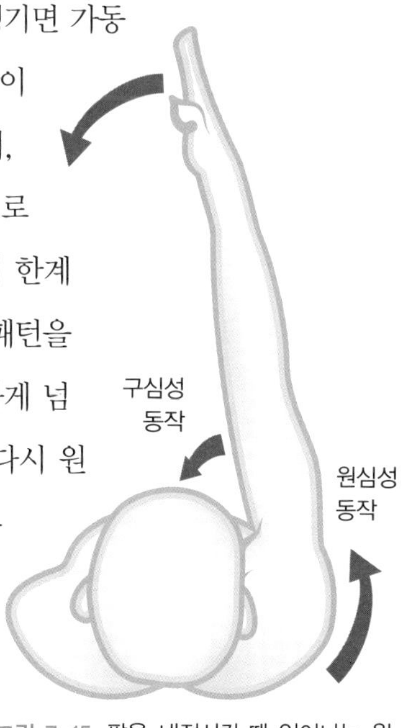

그림 7-15. 팔을 내전시킬 때 일어나는 원심성 수축과 구심성 수축

구심성 동작

원심성 동작

207

의해 움직임의 고정이 발생한다. 모세 펠덴크라이스Moshe Feldenkrais는 다음과 같을 글을 썼다.

> 누군가를 혼란에 빠트리거나 그가 하는 일을 못하게 하려면, 단지 그에게 스스로 무슨 일을 하고 있는지 물어보기만 하면 된다. 그러면 그 사람은 질문을 받는 순간, 자신이 지금 현재 하고 있는 동작이 하고 있다고 생각하는 동작과 다르다는 사실을 깨닫는다. 자신이 하는 동작을 깨어서 인지하지 못하는 이들이 많다. 이는 뇌 시스템에 오래 전에 설정된 동작을 하기 때문이다. 심지어 뇌의 세 번째 고위 중추에서 의도가 전해지는 경우에도 그렇다. 심할 때는 동작의 형태가 원래 의도와는 정확하게 반대되는 경우도 종종 발생한다.[22]

만일 우리가 무의식적으로 패턴화되어 있는 움직임을 인지하고 새로운 신호를 전달한다면, 그래서 의식적으로 리패터닝을 할 수 있다면, 신경근 프로그램을 조율하여 의도에 따른 움직임을 만들어낼 수 있을 것이다. 이렇게 의식 집중과 인지를 능동적으로 하여, 에너지와 의도를 움직임 정렬에 활용할 수 있다.

횡격막

원심성 수축과 구심성 수축 원리는 수의적인 통제를 받는 어떤 근육 또는 근육군에도 적용할 수 있다. 이에 대해서는 다음 세션에서 좀 더 자세히 다루도록 하고, 우선 횡격막이라는 독특하지만 매주 중요한 근육에 이 원리를 적용해보록 하겠다.

호흡 횡격막은 호흡 과정에서 들숨과 날숨을 자극하는 매우 중요한 근육이다. 엄밀히 말해 횡격막은 호흡 기관이며 근육과 건으로 이루어져 있고, 그 수축 작용은 자동적으로, 수의적인 통제나 지시 없이 일어난다. 하지만 호흡 횡격막의 움직임은 어느 정도 수의적 통제가 가능하다. 따라서 이 횡격막은 의식과 무의식의 교량 역할을 하며 몸과 마음 사이에 중요한 링크를 형성한다. 신체 다른 부위의 근육들처럼 횡격막의 기능도 어느 정도 구심성 수축과 원심성 수축 사이의 균형과 탄성에 의존한다. 따라서 횡격막 움직임에 제한이 생기면 호흡을 온전하게 그리고 자유롭게 하기 어렵다.

횡격막은 몸의 앞쪽과 뒤쪽, 그리고 좌우 하부 흉곽에 넓게 펼쳐져 있으며 위쪽의 장부와 아래쪽을 나누는 이중-돔형 우산double-domed umbrella처럼 생겼다. 횡격막 바깥쪽 끝부분은 근육이며, 이들은 양쪽 하부 늑골 하단과 척추 앞쪽에 붙어있다. 중심부는 건으로 된 막인데 이를 통해 중요한 혈관, 식도, 그리고 신경이 지나간다. 숨을 들이쉴 때 근육 부분이 수축하여 중심건을 아래로 당기며 하부 흉곽을 바깥쪽으로 밀어낸다. 이로 인해 상부 흉곽의 내부 공간이 넓어지고 폐는 확장되면서 공기가 안으로 들어온다. 여기서는 근육의 구심성 수축이 일어난다. 숨을 내쉴 때는 원심성 수축이 일어나 근육 부분이 신장되면서 이완되면 중심건이 흉곽의 상부로 올라가고 늑골도 신체 중심부로 되돌아가 흉곽이 좁아진다. 이로 인해 폐의 내부 공간이 감소하면서 공기가 밖으로 밀려 나간다(그림 7-16). 호흡을 할 때 횡격막에서 일어나는 구심성 수축과 원심성 수축에 의식을 집중하면 좀 더 충만한 호흡, 깊고 고요한 호흡을 할 수 있다. 횡격막의 움직임은 늑골 사이 그리고 복부 근육에 의해서도 지지를 받는다.

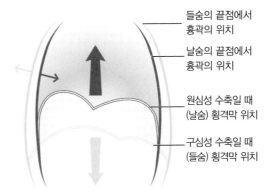

들숨의 끝점에서
흉곽의 위치

날숨의 끝점에서
흉곽의 위치

원심성 수축일 때
(날숨) 횡격막 위치

구심성 수축일 때
(들숨) 횡격막 위치

그림 7-16. 호흡을 할 때 횡격막에서 일어나는 구심성 수축과 원심성 수축

호흡 횡격막 말고도 다른 근육 횡격막이 인체에 존재한다. 이 횡격막은 골반기저부pelvic floor에 있는 근육들로 이루어져 있고 호흡 횡격막과 평행하며, 대략 인체의 수평면에 위치해 있어서 아래에서 떠받치는 느낌이 든다. 골반기저부 횡격막은 골반 하단에서 두 개의 "좌골"을 이어주고 꼬리뼈와 골반 앞쪽의 치골을 이어서 다이아몬드 모양의 "바닥"을 이룬다. 이 근육의 톤이 적절하면 돔 모양으로 약간 위쪽으로 올라가 골반강에 놓인 장부를 지지하는 느낌이 든다. 호흡 횡격막의 움직임이 자유롭다면 호흡을 할 때 발생하는 횡격막의 리드믹컬한 압박과 이완을 통해 복부와 골반강 내부의 장부가 부드럽게 마사지된다. 이런 움직임은 골반기저부 횡격막까지 이어진다. 골반기저부 횡격막의 원심성 수축과 구심성 수축의 반복 작용은 호흡을 돕는다.

골반기저부 횡격막이 구심성, 원심성 수축을 통해 균형을 이루면 호흡과 장부를 지지하는 기능이 좋아진다. 의식을 골반기저부 근육과 이 근육들이 붙어있는 뼈에 집중하라. 그런 다음 구심성, 원심성 수축이 일어나 돔 모양이 커지거나 작아지는 모습을 상상하거나 느껴본다. 이런 연습은 특히 임신한 여인 또는 출산 후 산모에게 도움이 된다. 아이를 낳은 여성은 이 연습을 통해 늘어난 골반기저부 근육을 쉽게 원래의 탄성으로 회복시키고 지지력을 되찾을 수 있다.

흉곽 최상단, 상부 늑골과 흉골 끝부분에는 "흉곽입구thoracic inlet", 또는 "흉곽출구thoracic outlet"라고 알려진 또 다른 횡격막이 존재한다. 이 횡격막은 주로 막이나 결합조직으로 이루어져 있다. 흉곽출구 횡격막 움직임이 자유로우면 혈액, 림프액, 뇌척수액이 뇌로 흘러들어가고 흘러내려오는 흐름에 제한을 받지 않는다. 신경과 근육들도 이 횡격막을 통해 지나다니기 때문에 매우 중요한 부위라고 할 수 있다. 이 삼차원 구조물은 상부 흉곽과 어깨를 열어주고 넓혀주며 별 힘을 들이지 않고도 바로 설 수 있도록 도움을 준다.

골반기저부 횡격막, 호흡 횡격막, 그리고 흉곽입구와 나란하면서 이들 위쪽에 존재하는 인대성 성대ligamentous vocal cords도 전정주름vetibular folds과 함께 인후 높이에서 수평으로 지나는 횡격막 역할을 한다. 또 뇌를 감싸는 경막도 귀 높이에서 수평 장력지지력tensile horizontal support을 제공한다. 이 두 종류의 인대성 그리고 막성 구조물이 하부에 있는 근육 횡격막들의 지지를 받고 있음을 감지할 수 있다. 이는 근육 횡격막들이 목소리와 머리의 감각 인지에 강력한 영향을 미치고 있다는 의미이다. 이 5개의 횡격막 모두가 제대로 정렬되면 내부 장기에 안정적이면서도 공간감이 있는, 그리고 역동적인 지지력이 가해진다. 또 척추 균형도 좋아지고 근골격 시스템의 수직 정렬도 좋아진다.

근육의 시퀀싱과 보완 동작

구심성 수축과 원심성 수축의 균형을 통해 근육 리패터닝을 촉진할 수 있다. 좀 더 깊게 그리고 섬세하게 움직임을 정제하고 리패터닝 하기 위해 근육 커런팅currenting 또는 시퀀싱sequencing이라나는 개념을 적용할 수 있다.

근육은 뼈를 둘러싸고 있으며, 근육에 의해 일어나는 일반적인 동작은 선형적 또는 직접적이다. 또 그 움직임은 근섬유 방향으로 이루어진다. 근육은 두 개 또는 그 이상의 뼈를 당기며, 뼈에 가해지는 힘의 방향에 따라 그 사이가 가까워지거나 멀어진다. 근육 시스템을 전체적으로 관찰하면, 개별 근육과 근육군이 모여 사지와 체간을 통해 지속적인 나선형 움직임을 만들어 낸다는 사실을 깨닫게 된다. 만일 움직임이 손가락이나 발가락처럼 신체 끝부분에서 구동되어 중심으로 하나의 연속적인 동작으로 표현된다면, 그때의 움직임은 사지로부터 체간으로 이어진 나선형을 이룬다. 이는 체간에서 비롯된 움직임이 팔다리로 이어질 때도 마찬가지다. 발달 과정에서 보면, 나선형 움직임은 아이가 태어날 때 처음으로 나타난다. 하지만 3개의 기본 평면 안에서 필요한 모든 종류의 패턴과 움직임이 마스터된 후 마지막 단계에 이르러서야 나선형 움직임이 완성된다. 대측기기패턴Contralateral crawling pattern이 나타날 때에 이르면 손가락이나 발가락 그리고 눈에서부터 구동되어 반대쪽의 팔다리로, 몸 전체 근육을 통해 나선형 움직임이 지나간다.

자신의 움직임을 주의깊게 관찰해보면, 그 움직임이 하나의 근육에서 다른 근육으로 이어져서 일어난다기보다 개별 근육을 통해 에너지 커런팅currenting of energy이 생긴다는 것을 알 수 있다. 이는 전기가 전선을 따라 흐르는current 것과는 다르다. 우리는 이러한 커런팅을 실제 수축이 일어나기 위한 준비, 구동이 일어나는 아주 짧은 순간에 발생하는 흐름으로 간주할 수 있다. 하지만 커런팅은 가만히 있는 가운데 능동적으로 방향을 설정하거나, 또는 쉬고 있는 근육의 톤을 감지할 때에도 발생한다. 근육 커런팅은 근방추의 감각운동 피드백을 통해 발생한다. 이러한 피드백 시스템은 일반적인 근육세포에서 일어나며 근섬유가 만들어내는 움직임을 조절한다.[23] 특정 근육의 섬유가 운동신경의 자극을 받자마자 완전히 수축하는 것은 아니다. 바디마인드센터링 관점에서 보면 근육 섬유의 수축은 무작위적으로 발생한다. 하지만 근육의 한쪽 끝에서 다른쪽 끝까지 순차적 흐름이 일어날 수 있는 가장 효율적인 형태로 그 수축이 진행된다. 이러한 순차적 동작이 너무 빨리 일어나기 때문에 거의 동시에 수축이 일어나는 것처럼 보일 뿐이다. 그렇지만 개별 근육 내에서 일어나는 구동과 시퀀싱은 쉴 때와 움직일 때 확연한 차이가 있다.

보니 베인브릿지 코헨은 개별 근육에는 동작이 어떻게 일어나든 변하지 않는 "이상적인" 커런팅 방향이 있다고 주장한다. 우리는 긴장되고 약화된 근육에서 이러한 커런팅 방향이 역전된 경우를 관찰했다. 커런팅이 근육 양쪽 끝에서 동시에 일어나면 중심부에 "결절"이 형성되거나, 해당 근육이 만들어내는 움직임에 "근육 고정"을 만들어낼 때도 있다. 또 근육의 한쪽 부위에서만 수축이 일어나 과사용된 부분과 긴장된 부위 또는 저사용된 부위가 생기기도 한다. 에너지 흐름에 혼란이 오거나 질서가 무너져 근육 세포에 제대로된 수축 신호를 못 보내는 경우도 존재한다. 하지만 이러한 커런팅 오류를 명확하게 바로잡으면 움직임은 강화되고 쉬워지며 우아하게 변하면서 관절 연결성이 섬세해진다.

근육 또는 근육군은 쌍으로 작동하는 경향이 있다. 각각의 쌍은 서로 관절의 동측에 가까이 위치하여 역선line of force과 대략적으로 평행한 동작, 비슷하지만 약간 다른 동작을 만들어낸다. 때때로 2개 이상의 근육이 관절의 한쪽 면에 있거나 또는 오직 하나의 근육이 분리된 섬유 다발을 형성하여 두 개의 약간 다른 기능을 수행하기도 한다. 나는 이러한 변수를 하나의 근육 "쌍"으로 간단하게 표현하기도 한다. 특정한 관절에서 굴곡과 신전같은 단순한 움직임이 일어나면 해당 관절의 한 측면마다 한 "쌍"의 근육이 주로 관여하고, 그렇기 때문에 전체 움직임에서 보면 총 4개의 근육 활동이 일어난다. 나는 이를 "네 개의 근육"이라고 부를 것이다. 하지만 실제로는 하나의 시스템에 4개 이상 또는 이하의 근육이 관여한다는 사실을 기억해야 한다.

앞으로 논의할 섹션에서 우리는 특정한 움직임을 수행하는 근육군에 대해 살펴볼 것이다. 동작이 발생하면 다양한 근육들이 관여하여 이를 지지하거나 안정화시키면서 주된 동작을 하는 근육을 보조한다. 사실 인체의 모든 근육들이 미묘한 방식으로 모든 인체 움직임에 적응하거나 균형을 유지하기 위해 다양한 방식으로 자세를 유지한다. 근육 시스템은 전체적으로 하나의 통합된 움직임 기관의 기능을 담당한다. 이들은 항상 모양, 밀도, 그리고 톤을 변화시키며 큰 움직임과 작은 움직임 모두에 반응한다. 어쨌든 특정 근육들과 근육군들에 대해 바디마인드센터링 작업을 할 때, 근육들의 특정 영역에서 변화가 생기면 전체 기능에 극적인 영향을 미친다는 사실을 알게 될 것이다.

다니엘스&워팅햄Daniels & Worthingham은 『근육검사Muscle Testing』라는 책에서 ""협력동작synergistic action"에 대해 다음과 같이 기술한다.

> 협력동작은 한 관절 주변의 모든 근육이 수축해서 일어나는 동작이다. 여기에는 공간적 한계 내에서 주된 움직임을 만들어내는 근육인 핵심근prime mover과, 이때 생기는 움직임을 체크하고 한계를 가하는 길항근antagonists이 모두 포함된다. [24]

전통적으로 "핵심근"은 특정 동작을 하는데 가장 핵심적이라고 간주되는 근육을 가리키는 용어이다. 톰슨은 핵심근을 "가장 크고 가장 중요한 근육"이라고 정의한다. 바디마인드센터링 접근법에서는 근육이 만드는 동작을 분석할 때 이 용어를 활용하기는 하지만 동작이 일어나는 단계에 따라 재정의해서 쓴다. 여기서는 움직임의 서로 다른 단계에서, 어떻게 하나의 근육에서 다른 근육으로 주동근이 변하는지 살펴볼 것이다. 때로 핵심근은 위에서 기술한 대로 "주된 움직임을 만들어내는 근육"이 될 때도 있지만 "길항근"이 될 수도 있다. 해당 관절에 직접적인 영향력을 가하지 못하거나 주된 움직임에 큰 역할을 하지 못해 단지 안정근 또는 지지근 정도의 역할을 하는 근육도 있다. 이러한 근육은 논의에서 제외하기로 하겠다. 특정 근육을 리패터닝하고 명확히 정의된 근육군의 균형을 만드는데 집중하기 위해서이다. 하지만 이러한 2차적 근육 또한 다른 움직임에서는 핵심근이 될 수 있으며, 이러한 근육들도 바디마인드센터링 작업을 직접적으로 하는 근육에서 일어나는 변화에 간접적으로 영향을 받을 수 있다.

근육들은 구심성 수축과 원심성 수축을 통해 관절의 반대편에서 서로를 보완한다. 이들을 전통적으로 "주동근agonist"과 "길항근antagonist"으로 부른다. 일반적으로 주동근이 구심성 수축 또는 근육 단축을 통해 특정 방향으로 뼈를 움직인다면, 길항근은 원심성 수축 또는 근육 신장을 통해 주동근의 움직임을 보완한다. 전통적인 관점에서는 길항근이 이완되어 신장되면 이를 통해 주동근 수축이 일어난다고 본다. 이 과정에 신경의 상호지배가 관여한다. 하지만 바디마인드센터링에서는 근육이 신장되는 것 또한 능동적으로 일어나는 수축이며 구심성 수축에 의해 발생하는 움직임에 중요한 역할을 한다고 여긴다. 우리 문화에서 인체의 움직임을 기술하는 용어를 살펴보면 흥미로운 사실을 알게 된다. 원래 "agonist"라는 단어는 고대 그리스어 "agonists"에서 기원했고 그 의미는 "고통agony"이다. 따라서 "agonist"는 고통을 주는 전투원 또는 적군이라는 의미이다. 바디마인드센터링에서는 투쟁이나 경쟁의 의미로 이러한 용어를 대하지 않는다. 오히려 상호작용과 보완을 통한 균형 관점을 담아 용어를 사용한다. 우리의 문화도 인체의 움직임을 바라볼 때 이러한 인식 전환을 해야 한다.

한 쌍의 근육을 떼어서 보면 이 두 근육이 동일한 관절을 가로지르는 모습을 관찰할 수 있다(때론 둘 중 한 근육은 다른 관절을 지날 수도 있다). 이 한 쌍의 근육은 동일한 면에서 대략 동일한 역선을 따라 놓여있다. 이들은 원심성 수축 또는 구심성 수축에 동시에 관여하지만, 그들의 동작은 각각 다르다. 한 쌍의 근육 중에서 신체 중심부 깊은 곳에 놓인 근육, 근육군, 또는 섬유군group of fibers이 있고 이들 근육은 다른 근육보다 더 크기가 작고 세밀한다. 이를 편의상 "A" 근육으로 분류한다. A근육은 보통 하나의 관절만을 가로지른다. 또 다른 근육은 좀 더 크기가 크고 신체 표면에 가깝게 위치한다. 우리가 피부를 통해 만졌을 때 처음으로 만나는 근육층이 이 근육일 수 있다. 이를 "B" 근육으로 분류한다. 이 근육은 보통 두 개의 관절을 지나간다(그림 7-17). 근육을 "A" 그룹 , "B"

그룹으로 나누는 것은 바디마인스센터링의 고유한 방식이다. 이는 경험적인 탐구와 실습을 통해 도출된 BMC 원리와 관계가 있다. 기존의 근육 이론과 논쟁을 할 필요는 없다. 이러한 접근법을 통해 전통적인 운동학 이론에 새로운 관점과 개념의 미묘한 확장을 가져올 수 있기 때문이다.

　　A근육은 사지에 가까운 근육 말단에서 몸통 중심으로, 즉 근육의 원위 부착부에서 근위 부착부로 동작이 일어날 때 가장 효율적으로 작동한다. 이때는 원위골의 근위 말단에서 움직임이 구동된다. 이를 근위 구동이라 한다. 따라서 A그룹 근육은 주로 근위 구동에 관여하며 신체 중심부로 동작을 커런팅시킨다(그림 7-18). A근육은 일차구동자primary mover로 기능하며 움직임이 발생하는 첫 번째 단계에서 중요한 역할을 수행한다.

　　B근육에서는 이와 반대되는 동작이 일어난다. 이때는 근육의 근위 부착

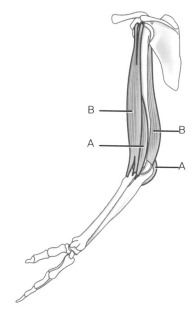

그림 7-17. 팔꿈치 관절의 양쪽 면에 놓여 있는 A과 B 근육 쌍

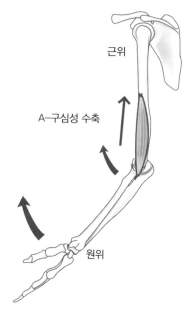

그림 7-18. 근위 구동 - A근육이 근위 말단에서 원위골을 구동시킨다(팔꿈치를 굴곡시킴)

부에서 원위 부착부로 커런팅이 되며 근위골의 원위 말단에서 움직임이 구동되므로, 이런 움직임을 원위 구동이라 한다. B근육은 원위 구동이 일어나는 동안 일차구동자 역할을 한다. 이 원리는 원심성 수축과 구심성 수축 양자에 모두 적용된다(그림 7-19).

　　A근육이 구동하여 근육 전체로 시퀀싱이 일어나면, 그때의 움직임은 능동성, 가벼움, 정교한 관절 연결성, 확장감, 그리고 명료함과 관련된 감각을 선사한다. 근위 구동은 보통 척추가 지지한 상태에서 사지와 머리가 움직일 때 일어난다. 댄서들이 공간에서 손을 움직이며 하는 공연을 상상해보라. 손가락, 발가락, 척추 끝, 얼굴의 근육, 그리고 움직임이 시작되는 감각에 더 가까이 다가갈수록 더욱 명료하고 생생한 느낌이 발생한다. B근육를 통한 원위 구동은 사지와 머리가 지지하고 몸통이 움직일 때 발생하며, 이를 통해 힘과 활력을 갖춘 동작이 이루어진다. 이때에는 움직일 때 지구와 깊은 연결성을 지니며 에너지가 온전히 풀려나가는 느낌이 든다. 아이들은 이 원위 구동을 통해 기기패턴을 발달시키고 근력과 협응력을 키운다. 발달 과정에서 보면 A근육을 통한 근위 구동 이후에 B근육을 통한 원위 구동이 발전한다.

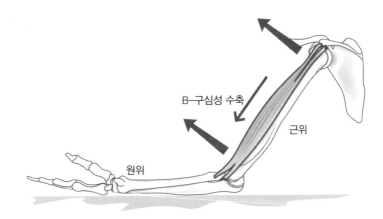

그림 7-19. 원위 구동 - B근육이 원위 말단에서 근위골을 구동시킨다(팔꿈치를 굴곡시킴)

그런데 만일 A근육을 통해 근력을 형성하려고 하면 움직임에 고정이나 고착 또는 약화가 일어나 붕괴되는 느낌으로 이어질 수 있다. A근육이 반대 방향으로 커런팅되면 공간 안에서의 명확한 움직임 또는 생생한 느낌이 상실될 수도 있다. 이때엔 몸이 흐물흐물해지거나 축 처지는 느낌 또는 팔다리에 기운이 빠진 느낌이 들 수도 있다. 일련의 이완테크닉을 받았을 때도 이러한 느낌이 발생할 수 있다. 하지만 실제 움직임이 발생하기 전, 단순히 A근육의 커런팅 방향을 몸의 중심부로 되돌리는 것만으로도 이러한 경향성을 되돌릴 수 있으며, 몸에 활력과 통합 감각을 제공할 수 있다.

B근육이 관절을 정교하게 움직이거나 협응하는데 사용되면, 그 움직임은 무디고, 무거우며 고착된 느낌으로 다가올 수 있다. B근육을 활용해 인체 중심으로 커런팅하는 경우 온 몸에 힘이 들며 긴장이 쌓인다. 이는 균형감, 통제력, 그라운딩 능력의 상실로 이어진다. 또 에너지와 힘이 고정되어 표현되지 않는 것처럼 느껴지기도 한다. B근육을 실제로 수축하기 전에 바깥쪽으로 커런팅하면 이완되고 신장되는 느낌을 받게 된다.

표 3. **움직임 구동**

	특정 관절	움직이는 뼈	
근위 구동	근위골이 지지하고, 원위골이 움직인다.	원위골의 근위 말단에서 움직임이 구동된다.	A근육 구동
원위 구동	원위골이 지지하고, 근위골이 움직인다.	근위골의 원위 말단에서 움직임이 구동된다.	B근육 구동

근육이 일으키는 네 단계 동작

주관절(팔꿈관절)의 굴곡과 신전 같은 단순한 동작이 일어나기 위해서 적어도 두 쌍의 근육이 상호 균형을 이루어야 한다. 이 두 쌍의 근육은 주관절 양측에 붙어있다. 팔꿈치에 있는 관절에서 주된 굴곡근은 상완이두근과 상완근이며, 주된 신전근은 상완삼두근과 주근(팔꿈치근)이다(그림 7–20). 다른 근육들도 이 움직임에 관여하지만 직접적인 영향은 덜하다. 특정 근육들을 리패터닝하기 위해서 우리는 이 네 개의 근육에만 집중할 것이다. 두 쌍의 근육을 리패터닝함으로써 적절한 상호작용, 관절 가동범위 전체에서 힘의 균형, 그리고 우아한 관절 운동을 만들어낼 수 있다.

팔꿈관절에서 일어나는 굴곡과 신전에 집중하면, 이 움직임에 관여하는 "네 개의 근육"이 서로 시퀀싱되는 것을 감지할 수 있다. 여기에는 네 단계 동작이 펼쳐진다. 각각의 근육은 움직임 전체에 관여하지만 특정 단계에서는 일차구동자가 된다. 굴곡 근위 구동을 할 때는 팔을 몸 옆에 늘어뜨리거나 팔꿈치를 테이블 위에 올려놓고 시퀀싱을 시작한다.

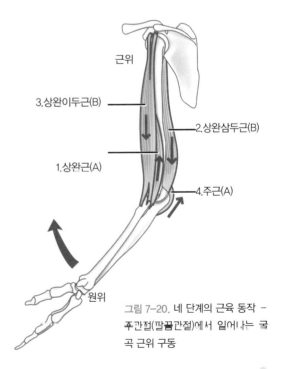

근위

3.상완이두근(B)

2.상완삼두근(B)

1.상완근(A)

4.주근(A)

원위

그림 7–20. 네 단계의 근육 동작 – 주관절(팔꿈관절)에서 일어나는 굴곡 근위 구동

1　팔꿈관절 앞쪽의 A근육에서 구심성 수축. 중력의 방향과 반대로 당기는 동작. 상완근이 관여. 상완이두근 선유이 일부두 관여할 수도 있다.

2　팔꿈관절 뒤쪽의 B근육에서 원심성

수축. 상완삼두근이 관여. 특히 상완삼두근의 표피 근육이 주로 관여.

3   팔꿉관절 앞쪽의 B근육에서 구심성 수축. 상완이두근이 관여. 중력과 반대 방향으로 팔의 무게를 감당하는 동작.

4   팔꿉관절 뒤쪽의 A근육에서 원심성 수축이 일어나 동작을 완료함. 주근이 관여. 상완삼두근의 심부층 섬유가 관여할 수도 있다.

마지막 단계에서 작용하는 A근육은 신전으로 되돌아가는 동작을 구동하며, 신전 과정은 이와 정반대로 구심성/원심성 수축이 일어난다(이에 대한 자세한 내용은 탐험 편을 확인하라).

원위 구동을 할 때는 전완을 바닥에 편하게 내려놓은 상태에서 팔꿈치를 굴곡한다. 이때 발생하는 패턴은 반대가 된다.

1   상지 앞쪽의 B근육에서 구심성 수축. 상완이두근 관여.

2   상지 뒤쪽의 A근육에서 원심성 수축. 주근이 관여.

3   상지 앞쪽의 A근육에서 구심성 수축. 상완근 관여

4   상지 뒤쪽의 B근육에서 원심성 수축. 상완삼두근 관여.

위의 자세에서 굴곡 후 신전이 일어날 때는 구심성/원심성 수축의 순서가 반대로 된다.

이 네 단계의 근육 커런팅은 단일 관절, 복합 관절, 척추 등에서 일어나는 굴곡, 신전, 내전, 외전, 또는 회전 동작 등 어디에도 적용 가능하다. 커런팅이 일어날 때 우선 주의 깊게 의식 집중을 하여 특정 근육의 움직임을 감지하고, 그 움직임의 방향을 능동적으로 확인하며, 머리속의 이미지와 움직임을 연결한다.

일단 새로운 형태의 패턴이 신경 시스템에 형성되면 의식적인 집중은 하지 않아도 된다. 새로운 패턴은 의식을 집중하지 않을 때에도 멈추지 않고 일상 동작에 스며들어 이전과 다른 균형, 그리고 다른 효율성을 창출하기 때문이다.

특수한 방식으로 근육에 대한 바디마인스센터링 작업을 할 때 먼저 해당 근육의 위치, 모양, 부착부, 동작이 일어나는 방향과 기능 등에 대한 그림을 먼저 살펴보라. 그런 다음 자신 또는 파트너의 골격에 해당 근육이 어떻게 부착되어 있는지 확인한다. 피부 조직 밑의 어느 정도 깊이에 특정 근육이 놓여 있는지, 피부, 뼈, 장부, 그리고 다른 근육과의 위치 관계도 확인한다. 어떤 근육은 찾아서 만져보기 쉽다. 연부조직으로 된 근육은 주무르고, 마사지하고, 가볍게 눌러보거나 스트레칭해볼 수도 있다. 하지만 골격 시스템 근처, 즉 인체 깊숙히 자리한 근육 또는 두꺼운 지방조직 아래 위치한 근육은 감지 기법을 통해 또는 직접 움직여보거나 근육 동작 방향에 따라 적절하게 커런팅해본 후에야 그 위치를 확인할 수 있다. 하나의 근육이 "적절한" 방향에서 명확하게 커런팅된다면, 그 움직임은 힘이 들지 않는 것처럼 부드럽게 일어난다.

근육 시스템이 지닌 "마음"

움직임과 통증은 우리가 근육을 느끼고 그 위치를 확인할 수 있는 두 가지 주된 방식이다. 감지sensing라는 것은 훨씬 복잡하고, 또 의식을 쓰는 일이며, 직접적으로 만져서 인식하는 것에 비해 익숙한 방식은 아니다. 일반적으로 우리는 움직임을 근육이나 순환하는 액체 시스템의 조합을 통해 의식하며 살아가진 않는다(이에 대해서는 9장에서 더 깊게 다룬다). 근육에는 혈액이 풍부하게 함유되어 있어서 손으로 만져봤을 때 무게감, 충만감, 유동성 등을 느낄 수 있다. 움직임은 주로 골격근에서 일어난다(바디마인드센터링에서 정의하는 움직임 구동 관점에서 보면, 모든 움직임이 골격근에서 일어나는 것은 아니다). 골격근의 움직임에 의식을 집중하고 액체가 지지하는 느낌을 찾아보면, 리드미컬한 흐름, 혈액의 무게감뿐만 아니라 생명력, 힘, 그리고 근육 자체의 활동성까지 감지할 수 있다. 근육은 생명력, 각성, 표현, 그리고 상호작용할 준비와 관련된 "마음"을 지니고 있다.

근육은 신경 시스템과 결합된다. 신경은 복잡한 구조를 지니고 있으며 근육 시스템이 지닌 "마음"에 질서, 논리, 하향식 실행 명령을 부여한다. 아마 당신도 이러한 명령을 따르거나 받아들이려고 했을 때 근육이 받는 것과 비슷한 느낌을 경험했을 것이다. 이때의 "마음"에 전해지는 것이 명확하고, 어렵고, 딱딱하고, 권위적이며, 살아나게 하고, 강한 느낌이 들게 하거나 좌절시키는 느낌으로 다가올 수 있다. 이는 전적으로 근육 시스템과 자신의 관계 그리고 스스로를 표현하기 위해 활용하는 신체 시스템들의 조합에 달려 있다. 신경과 근육 시스템을 결합시키는 것은 체액, 뼈, 또는 장부와 결합시키는 것과 꽤 다른 느낌을 선사할 것이다.

근육 기능에 대해 이 장에서 설명한 내용이 어려워서 따라하기 힘들면 먼저 다음 장에서 설명하는 내용을 읽어보고 다른 인체 시스템에 의식을 집중했을 때의 느낌을 탐험해보라. 어떤 인체 시스템의 "마음"이 좀 더 쉽게 다가오는가? 여기 근육 장에서 설명한 내용을 따라하는데 도움이 되는 내용은 무엇인가? 해당 내용을 이해하려면 특별한 감지능력과 사고력이 필요한가? 어떤 인체 시스템이 여기서 설명한 내용을 탐구하는데 도움이 되는가? 예를 들어, 나는 림프 시스템에 대해 명확히 이해했을 때 신경 시스템에서 설명하는 분석적인 과정을 따라가는데 도움을 받을 수 있었다. 림프 시스템은 신경 시스템의 기능을 파악하는데도 도움이 되었다. 또 체액 시스템과 균형을 맞출 때에도 유용했다.

특정 시스템을 체화함으로써, 특정한 "마음"과 활동을 결합시킬 수 있다.

또 의식을 집중하여 경험하고 있는 시간에 더 쉽게 몰입할 수도 있다. 여기서 설명한 근육 커런팅을 좀 더 쉽게 체화하고 싶다면 해부학 책을 활용해 특정 근육의 위치와 그 근육이 만들어내는 움직임을 파악하는 것도 필요하다. 움직임과 관련된 원리를 체화하는 것은 단지 책을 읽는 것보다 훨씬 명료한 감각을 선사한다. 근육은 움직이는 가운데 느껴져야 한다.

근육 활동이 끝난 후에는 휴식을 취해야 한다. 하지만 근육 활동을 하는 중에도 휴식이 필요하다. 차를 몰거나, 책상에 앉아 복잡한 정신 노동을 과도하게 하는데 육체적인 활동이 적은 사람은 신경근 시스템 중에서 신경 측면을 훨씬 더 많이 쓴다. 몸 전체 근육이 동원되는 동작에는 혈액과 다른 체액 시스템이 모두 관여하는데, 이런 전신 운동을 해야 근육 시스템에 긴장과 욕구불만이 쌓이지 않는다. 작업 환경에 있어 감정적 요소도 중요하게 고려해야 한다. 감정 문제로 혈류에 아드레날린이 증가하면 몸이 항진되며, 이로 인해 긴장이 높아지고 활력 넘치는 생활이 어려워진다. 결과적으로 긴장을 쉽게 이완하지 못하면 스트레스성 질환에 걸릴 확률이 커진다. 감지 과정sensing process을 통해 근육 시스템을 리패터닝할 때 최종 단계에 이르면 감지 자체도 내려놓고 근육이 좀 더 즉흥적인 방식으로 움직일 수 있도록 하는 것도 중요하다. 이런 즉흥성이 일상생활, 창조적인 활동, 또는 운동을 할 때에도 드러나야 한다.

탐험

근육을 다루는 여러 가지 접근법이 존재한다. 마사지는 기분을 좋게 하고 몸을 이완시키며 또 근육의 위치와 상태를 파악하는데 도움이 된다. 스스로 주도성을 가지고 유동적인 동작을 통해 변화를 만드는 접근법에 대해서는 앞에서 언급하였다. 이런 종류의 움직임 요법들은 근육을 강화시키면서도 긴장을 이완시킨다. 이 책을 읽는 사람이라면 이와 같은 접근법에 이미 익숙할지도 모른다. 바디마인드센터링은 인지를 높이고 몸에 생명력과 활기를 불어넣는 접근법이다. 여기서는 좀 더 섬세한 리패터닝 기법을 소개한다. 이를 통해 근육의 움직임을 좀 더 명료하게 정의하고 정제하는 탐험을 하게 될 것이다. 앞에서 소개한 원리에 따라 탐험을 진행하게되면 개별 근육과 근육군의 움직임을 명확하게 이해하고, 긴장을 이완시키며, 해당 시스템 전체에 힘과 균형을 가져올 수 있을 것이다.

1 파트너와 함께 서로의 근육을 만져본다. 주무르기, 굴리기, 들어올리기, 늘리기, 압박하기 등과 같은 마사지 기법을 통해 근육의 탄성, 가동성, 무게감을 느껴보라. 자신의 몸에 있는 근육도 마사지해본다. 그러면서 유동성과 탄성으로 인해 생기는 묵직하고 가득찬 느낌을 확인한다.

2 해부학 책을 보면서 특정 근육의 위치와 기능을 확인하고, 해당 근육이 A그룹인지 B그룹인지 결정한다. 자신의 몸 또는 파트너 몸에서 특정 근육의 기시부와 종지부, 그리고 역선 방향을 확인한다. 또 근육 전체 길이를 따라 원심성 수축과 구심성 수축이 어떻게 커런팅되는지 자신의 몸과 파트너 몸에서 체크한다.

목과 어깨에 대한 해부학 그림에서 견갑거근과 상승모근을 찾아보라. 이 두 근육은 한 "쌍"으로 작동한다. 견갑거근은 A근육이며 견갑골을 두개골 뒤쪽 하부로 당긴다(근위 구동). 상승모근은 주로 B근육 역할을 하는데, 이 근육의 종지부가 고정되어있다고 가정하면 두개골 뒤쪽 하부를 어깨 바깥쪽 끝부분으로 당긴다(원위 구동). 이 두 근육을 원심성 수축과 구심성 수축 원리에 맞춰 커런팅해보라. 이 부위에 긴장이 쌓여 있거나 두 근육의 역할이 분리되지 않은 사람들이 많다. 따라서 이들 근육을 명확히 커런팅하면 고정패턴을 제거할 수 있다(그림 7-21).

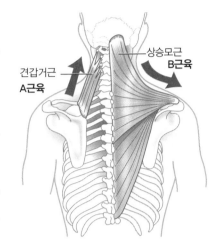

그림 7-21. 견갑거근과 상승모근 커런팅

3   무릎관절 앞쪽과 뒤쪽을 지나는 근육에서도 네 단계 근육 동작을 느끼고 리패터닝해보라. 허벅지 앞쪽에 있는 대퇴사두근의 4개 근육, 그리고 뒤쪽에 있는 "햄스트링"의 3개 근육에 집중하라. 이들 근육은 경골 상단(대퇴골의 원위 말단)과 골반 또는 대퇴골 위쪽(대퇴골의 근위 말단)을 이어주며 허벅지 앞쪽과 뒤쪽에서 커다란 근육 덩어리를 형성한다. 대퇴사두근과 햄스트링에서 A근육과 B근육을 구분할 수 있는가?

근위 구동을 하기 위해서는 허벅지 앞쪽을 바닥에 대고 엎드린 자세에서 다리를 굽혀서 골반 뒤쪽으로 당긴다.

I   무릎 뒤쪽을 지나는 깊은 층의 A근육이 커런팅되며 구심성 수축(반막양근과 대퇴이두근의 심부층 섬유). 무릎을 굽힌다.

II   앞쪽 표층의 B근육이 원심성 수축(대퇴직근). 전면이 아래쪽으로 내려간다.

III   뒤쪽 표층의 B근육이 커런팅되며 구심성 수축(반건양근과 대퇴이두근). 끝점에 이른다.

IV   앞쪽 심층의 A근육이 커런팅되며 원심성 수축(내측광근, 중간광근, 외측광근). 전면이 위쪽으로 들린다.

이와 반대로 원심성/구심성 수축이 일어나며 하퇴가 바닥으로 내려온다.

I   허벅지 앞쪽 심층 A근육의 구심성 수축. 허벅지 앞쪽이 위를 향한다.

II   허벅지 뒤쪽 표층 B근육의 원심성 수축. 허벅지 뒤쪽이 아래를 향한다.

III 허벅지 앞쪽 표층 B근육의 구심성 수축. 허벅지 앞쪽이 아래를 향한다.

IV   허벅지 뒤쪽 심층 A근육의 원심성 수축. 허벅지 뒤쪽이 위를 향한다.

천천히 여러 번 반복하면서 어떤 변화가 일어나는지 확인한다. 특히 무릎관절과 골반에서 일어나는 변화에 주목한다(그림 7-22).

무릎관절에서 원위 구동을 하려면 먼저 양손으로 전면 바닥을 짚고 양발 뒤꿈치 위에 앉는다. 그런 다음 천천히 몸무게를 앞쪽의 손으로 이동시키면 무릎이 펴지면서 구동이 시작된다.

I   허벅지와 무릎 앞쪽을 지나는 천층 B근육의 구심성 수축(대퇴직근).

II   허벅지 뒤쪽 심층 A근육의 원심성 수축(반건양근, 대퇴이두근 심부 섬유).

III 허벅지 앞쪽 심층 A근육의 구심성 수축(외측광근, 중간광근, 내측광근)

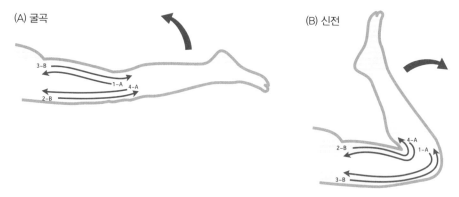

(A) 굴곡

(B) 신전

그림 7-22. 무릎관절에서 일어나는 근위 구동 네 단계 동작: 굴곡(A), 신전(B)

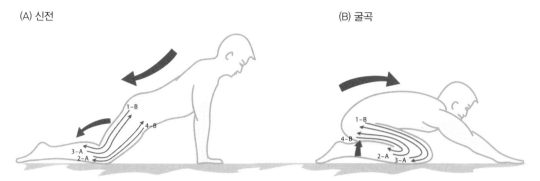

그림 7–23. 무릎관절에서 일어나는 원위 구동 네 단계 동작: 굴곡(A), 신전(B)

IV   허벅지 뒤쪽 표층 B근육의 원심성 수축(반건양근, 대퇴이두근), 무릎관절 신
전이 더 크게 일어나게 된다.

무릎을 다시 굽히려면 몸무게를 뒤꿈치로 이동해서 앉는다. 순서는 반대
가 된다.

I   허벅지 뒤쪽 천층 B근육의 구심성 수축.
II   허벅지 앞쪽 심층 A근육의 원심성 수축.
III   허벅지 뒤쪽 심층 A근육의 구심성 수축.
IV   허벅지 앞쪽 천층 B근육의 원심성 수축.

무릎관절을 중심으로 위아래 뼈가 서로 가까워지느냐 멀어지느냐에 따라
원심성 또는 구심성 수축이 결정된다(그림 7–23).

(위와 같은 움직임이 일어나는 동안 신체 다른 부위의 근육들도 동원될 수 있다. 이와
비슷한 시퀀싱이 엉덩이, 어깨, 손목 관절의 움직임에서도 일어날 수 있다. 이 "네 단계" 원리는
여러 관절에서 동시에 일어난다. 하지만 혼란을 피하기 위해 한 번에 하나의 관절에만 의식을

집중하고 바디마인스센터링 작업을 하는 것이 좋다).

천천히 여러 번 반복해서 시행한 다음엔 서서 자연스럽게 걸어보라. 자세와 보행 느낌이 어떻게 변했는지 확인한다. 네 단계 구동 연습을 한 다음에 산책을 해보면 변화된 감각정보를 통합시키는데 도움이 된다.

4   자연스럽게 그리고 즉흥적으로 움직여보라. 인지할 수 있는 모든 근육에 의식을 집중한채 반복적으로 늘려보고 압박하면서 리듬과 활력을 느껴본다. 손, 발, 얼굴, 그리고 감각기관 주변의 근육들도 포함해서 인지하라. 음악이 있거나 다른 춤을 추는 "댄서"가 함께 한다면 감지 과정에 자유로움이 더해질 것이다. 음악에 맞춰 즉흥적으로 춤을 추면서 근육에 유동성을 부여해보라. 강인하면서도 동시에 섬세한 관절운동이 일어날 수 있도록 탐험하라. 사지와 머리로 바닥을 지지하거나 눌러보고 공간 안에서 자유롭게 움직여보라. 동작을 하는 동안 발생하는 체열도 감지해보고 의식의 집중 상태, 인지하는 감각과의 소통 정도도 확인한다. 우리가 환경에 참여하고 또 그 환경과 상호작용할 수 있는 것은 근육 시스템이 있기 때문이다.

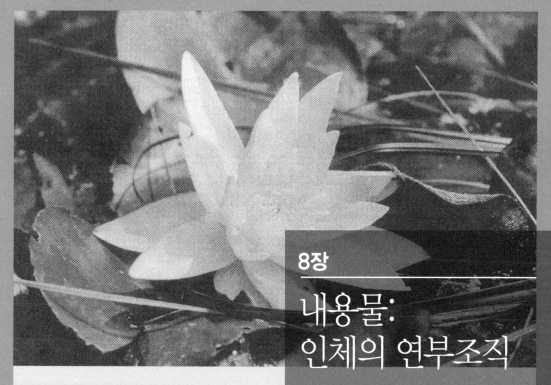

8장

내용물:
인체의 연부조직

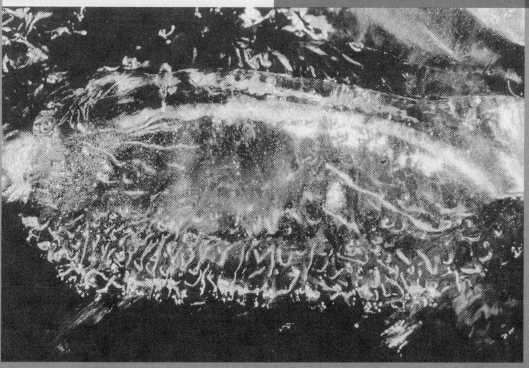

근골격 프레임워크 안에는 연부조직으로 된 장부가 존재하며, 이들은 생명을 유지하고 재생시키며 재생산하는 중요한 역할을 수행한다. 소화 시스템, 호흡 시스템, 순환 시스템, 림프 시스템, 비뇨 시스템, 그리고 신경 시스템 등과 같은 일련의 생리적 시스템들은 장부 시스템과 연관성을 지닌다. 뇌와 특수 감각 장부들special sense organs은 장부이면서 또한 신경 시스템으로도 분류된다.

인체에는 여러 종류의 선들glands도 존재하며, "외분비선"과 "내분비선"으로 나뉜다. 외분비선exocrine glands에는 땀샘, 침샘, 젖샘 등이 있고 이들은 액체를 관을 통해 분비하여 소화 과정에 관여하거나 특정 장부나 신체 기능에 직접적인 영향을 미친다. 내분비선endocrine glands은 관이 없어서 호르몬을 직접적으로 혈류 안으로 분비하며, 인체에 특수하게 또는 일반적으로, 감정적 그리고 생리적인 영향을 미친다. 난소와 같은 장부도 내분비선 기능을 한다. 췌장은 내분비와 외분비 조직을 모두 갖추고 있어서 이 두 종류의 선이 하는 것과 동일한 기능을 수행한다.

장부 시스템

장부는 부피와 무게를 지니며 체간과 두개골을 채운다. 장부는 몸에 충만감과 현존감을 부여하며, 생명력과 자기표현의 욕구를 움직임으로 드러낸다 (그림 8-1). 각각의 장부 활동을 통해 다른 종류의 감정이 표출되고, 다채로운 움직임이 표현된다. 이러한 움직임에는 장부의 기능, 구조, 구성, 크기, 신체 내에서의 위치가 반영된다. 마찬가지로 장부 활동에는 감정의 발산과 억눌림이 반영되며, 이러한 감정은 촉진 또는 억제하는 힘을 장부에 가하기도 한다. 우리가 웃고, 울고, 분노를 폭발시킬 때 경험하는 감정e-motion은 장부에서 외부로 표출하는 하나의 움직임이다. 라이히Leich, 로웬Lowen, 디칙왈드Dychtwald 등과 같은 바디−마인드 테라피스트들은 광범위한 작업과 연구를 통해 감정과 장부 기능 사이에 연관성이 있음을 밝혀냈다. 이들의 연구 결과가 바디마인드센터의 초석이 된다.[1]

막 태어난 아이가 하는 수유 활동, 소화 작용, 음식물 분해, 호흡, 동작, 그리고 감각자극은 대부분 장부와 관련이 있는 경험들이다. 장부의 기능에 의해 아이의 감정적인 삶이 발전하고 자기 정체성에 대한 원시적인 감각이 형성되며, 이러한 감각으로 인해 아이는 즐거움을 느끼기도 하지만 때론 고통과 기타 다른 감정을 경험하기도 한다. 장부는 우리를 "내장" 느낌과 연결시킨다. 날것의, 무한한, 검열받지 않은 감정이 이와 관련되어 있다. 이때의 감정은 "존재의 충만함에서 오는 강하고 기분 좋은 느낌", "내려놓을 수 없는 데서 오는 좌절감", "비워지거나 버려지는 것에 대한

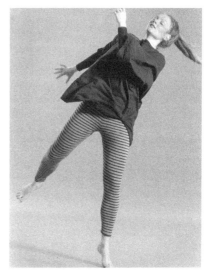

그림 8-1. 장부는 인체의 움직임에 생명력과 표현력을 부여한다.

두려움과 아픔", "살아있음에 대한 환희" 등과 같은 감정을 촉발시킨다. 장부는 또 그 다양한 느낌의 혼합을 통해 "남과 다른 존재"라는 감각을 촉진시키며 표현한다.

장부의 지지 기능

장부는 생리학적인 기능도 하지만 자세와 움직임을 지지하는데 중요한 역할도 한다. 각각의 장부는 "골격" 안에서 구조를 가로지르는 섬세한 결합조직의 지지를 받으며, 또 세포들의 온전한 내호흡으로 인해 발생하는 "스스로 살아 존재한다는 느낌"의 지지를 받기도 한다. 스스로 현존하고 있다는 것은 세포 레벨에서 인지하고 있다는 의미이다. 세포가 온전히 호흡하면 장부는 자신만의 공간으로 확장된다. 각각의 장부는 활력 넘치게 스스로를 지지하며 해당 장부를 둘러싼 장부들도 함께 지지한다. 장부의 생동감과 충만감은 안에서 밖으로 근골격 프레임워크를 지지하기도 한다. 예를 들어, 쭈그러드는 풍선을 상상해보라. 이 풍선은 내부로 붕괴될 것이다. 이제 공기로 가득차서 모양과 부피가 커지는 풍선을 상상해보라. 이 풍선은 내부에서부터 공기의 지지를 받으며 전체적으로 다른 "물체"가 된다.

같은 방식으로 인체의 프레임워크가 장부에 의해 지지를 받지 못하면, 내부로 붕괴될 수도 있다. 장부가 근골격 프레임워크에서 분리되면, 그래서 단지 들고다니는 죽은 물건처럼 느껴진다면, 결과적으로 관절과 근육에 스트레스를 주어 움직임을 제한시킬 수도 있다. 또 움직임을 무겁게 만들뿐만 아니라 내부에서부터 자세를 지지하는 힘을 상실하게 만든다(그림 8-2). 이때 장부는 힘과 활력을 주는 조직이라기보다 짐덩어리에 가깝게 느껴질 수 있다. 또는 텅 비어

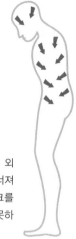
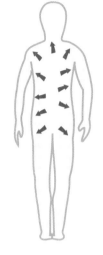
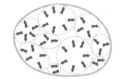

그림 8-2. 장부가 외벽에서 안으로 무너져 근골격 프레임워크를 제대로 지지하지 못하는 경우.

장부가 능동적으로 근골격 프레임워크를 내부에서 지지하는 경우.

존재의 기반이 없어진 느낌이 생겨 그라운딩과 현존 감각을 상실하게 만들 수도 있다. 우리는 각각의 장부가 특정 뼈, 관절, 근육을 지지한다는 사실을 발견했다. 인체의 각 부위는 서로 관계를 맺고 있다. 또 장부, 뼈, 관절은 개인의 신체 환경에 따라 발생하는 독특한 필요에 의해 서로를 지지하는 형태로 정렬되어 있다. 예를 들어, 신장은 무릎과 직접적인 에너지 연결성을 지니고 있다. 따라서 무릎이나 신장 한 부위에 정렬 문제가 발생하거나 스트레스가 누적되면 다른 부위에도 영향을 미친다. 따라서 무릎 문제를 해결하기 위해 무릎과 신장 사이의 정렬 상태를 살펴본다거나 신장이 허리를 제대로 지탱해주는지 관찰해볼 수 있다. 신장과 같은 장부가 허리를 제대로 지지해주지 못하여 문제가 생기면 요추가 붕괴되거나, 앉고 설 때 요추 과신전 현상이 일어날 수도 있다. 어떤 경우든 골반을 통해 몸무게가 다리로 자유롭게 그리고 명확하고 균형잡힌 형태로 전달되지 못하게 된다. 그러면 무릎에 스트레스가 가해져 잠김무릎locked knee 또는 과신전된 무릎이 될 수 있다. 따라서 신장 지지력이 약한 개인에게 신장과 팔꿈치, 흉골, 머리, 또는 심장 사이의 탄성 지지력을 느끼게 해주거나 연계된 동작을 알려주면 문제를 해결하는데 도움이 된다. 이는 개인의 상태에 따라 다르게 적용할 수 있다.

우리는 심장이 손, 눈과 에너지 차원에서 상호 연계되어 있다는 사실도 발견했다. 심장 에너지는 눈과 손의 접촉을 통해 표현된다. 따라서 우리가 심장이라는 장부를 두려움 없이 충만함과 현존을 통해 경험할 수 있다면, 눈과 손을 통해 무언가를 충만하게 주고 받을 수 있게 된다. 손과 눈이 이러한 방식으로 환경과 만난다면, 그래서 안에서부터 지지를 받는다면, 심장 또한 지지를 받고, 지속적으로 바깥 세상으로부터 충만함을 부여받으며 에너지의 출입이 자유로워진다. 하지만 심장이 회피하고 붕괴되며, 안에서 밖으로 지지하는 능력을 상실하거나 손과 눈을 통해 지지를 받지 못하면, 에너지 흐름 또한 방해를 받는다. 이렇게 심장, 손, 눈 사이에 발생하는 탄성 지지력이 상실되고 역동적 연결성이 붕괴되면, 자세 또한 무너지며 내부와 외부 세계 사이의 연결성도 단절된다. 내 친구 중에 화가가 있는데, 그도 예전에, 심장, 눈, 손 사이의 연결성이 예술가의 창조력에 얼마나 중요한 역할을 하는지 얘기해준 적이 있다.

심장이 뇌 또는 자궁과 균형을 이루어도 내적 통합과 지지 감각을 높이는데 큰 도움이 된다. 이는 심장, 생각, 성 사이에도 관련이 있음을 시사한다. 이제 우리는 각각의 장부가 서로 어떻게 관계를 맺는지, 또 근골격 프레임워크의 어느 부위와 연계되는지 탐구할 것이다. 그래서 어떤 연결성이 자신에게 균형과 통합의 느낌을 창출하는지 알게 될 것이다.

심장의 에너지는 손을 통해 표현되며, 이 에너지는 손이 공간에서 움직일 때 지지력을 제공한다. 심장이 지닌 에너지는 사지를 통해 뻗어나가 공간으로 방출되어야 한다. 이를 위해 뼈, 근육, 혈액, 또는 신경과 관련된 시스템들의 도움이 필요하다. 심장은 전완과 손으로 "스핑크스" 자세를 취할 때 상체, 척추, 그리고 머리를 지탱해주는 장부이기도 하다. 심장의 무게는 뼈를 통해 손으로 전달되고, 그 에너지는 손을 통해 지면으로 방사된다. 손으로 지면을 밀면 이때의 파동이 지렛대 원리에 의해 심장으로 되돌아가 심장 주변 척추에 지지력을 가한다. 이 힘이 머리를 들어 올리는데 도움을 주기도 한다. 이렇게 중력은 단지 아래로 내려가는 힘만은 아니다. 위로 올라가 인체를 지지해주기도 한다(그림 8-3).

지지력support에 대해 사람들은 보통 지구 중력에 대항해 인체를 단순히 들어올리는 힘이라고 생각한다. 하지만 직립 자세에서 실제 몸무게는 몸의 중심에 있는 장부를 통해 떨어지지 않는다. 몸무게가 압박하면, 장부는 찌그러지거나 붕괴한다. 그로 인해 비정상적인 자극이 가해저 여러 가지 장부 기능장애가 발생한다. 몸무게는 인체에서 가장 밀도가 높은 조직인 뼈를 통해 전달되어야 한다. 왜냐면 뼈야말로 이러한 목적으로 디자인되었기 때문이다. 각각의 장부는 부피가 있어서 스스로를 지탱하며 자신을 담는 용기container도 에너지 차원에서 지지한다. 그러므로 장부의 실제 무게는 뼈를 통해 지면으로 전달된다. 하지만 "몸무게는 인체의 공간을 지나는 중심축 주변에서 균형을 이루어야 한다."[2] 이 중심 공간에 장부가 놓여있는데, 장부가 능동적으로 기능하고 톤이 잘 갖추어져 있으면 자신이 위치한 공간을 역동적으로 지지한다.

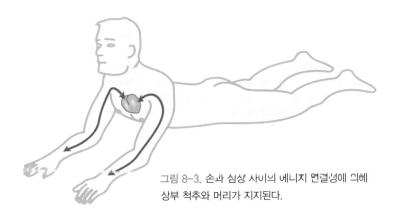

그림 8-3. 손과 심상 사이의 에너지 연결성에 의해 상부 척추와 머리가 지지된다.

장부가 에너지 차원에서 역동적으로 현존하거나 생동하면 자세와 움직임을 두 가지 방식으로 지지한다. 하나는 몸무게 또는 신체의 일부분이 장부를 지면 방향으로 누를 때 이에 대한 압박compression을 통해서 지지하며, 다른 하나는 무게를 지닌 신체 일부가 장부에 매달릴 때 현수suspension되는 방식으로 지지한다. 예를 들어, 요가의 어깨서기shoulder stand 자세에서, 몸무게는 상부 흉곽 안의 장부와 목으로 떨어지며 이들의 톤을 자극한다. 만일 상부 흉곽 안의 장부가 이러한 자세에서도 에너지 차원에서 능동적이면, 중력에 저항하여 밑에서 위로 밀어 올리는 압박 지지력compressive support를 가하게 된다. 또 어깨서기 자세를 취할 때 복부와 골반 안에 있어서 지면과 접촉하지 않는 장부들이 있는데, 이들이 능동적으로 기능한다면 현수 지지력suspension support을 가하게 되어, 상체가 골반 장부에 매달려 지지받는 느낌이 생긴다(그림 8-4). 골반 장부에 의해 발생하는 "떠오르는" 느낌은 다리로 확장되며, 이로 인해 상체도 위로 당겨져 살짝 지지받는 느낌이 생긴다. 하지만 장부가 능동적으로 기능하지 못해 현수 지지력이 없다면, 장부와 다리의 무게가 어깨와 목을 무겁게 짓누를 것이다.

이것과 반대되는 자세가 바로 요가의 "스핑크스" 또는 "코브라" 자세이다. 이 자세에서 복부와 골반 부위의 장부들은 지면과 직접적으로 접촉한다. 이때 몸무게가 장부를 통해 지나

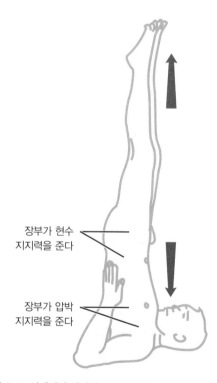

장부가 현수 지지력을 준다

장부가 압박 지지력을 준다

그림 8-4. 어깨서기 자세에서 상체에 있는 장부와 목이 능동적이라면 압박 지지력이 발생해 위에서 아래로 떨어지는 몸무게를 지탱한다. 이때 하체의 장부들은 현수 지지력을 선사하여 몸 전체가 이들 장부에 매달린 느낌을 준다. 정상적인 기립 자세에서는 이와 반대되는 현상이 일어난다.

가면 압박 지지력이 발생한다. 또 가슴, 목, 머리의 장부가 위쪽에 들려 있기 때문에 현수 지지력이 생긴다. 신체의 장부들이 활성화되어 이렇게 압박 지지력과 현수 지지력 사이에서 균형을 이루는 것이 중요하다. 하타요가Hatha yoga는 이런 장부와 신체 균형을 이루는데 정말 훌륭한 수련이다.

　　　장부는 또한 에너지 차원에서 사지와 머리 그리고 움직임을 지지한다. 이는 앞에서 설명한 밀기패턴에서처럼 팔과 다리, 그리고 머리를 통해 가해진 압박력을 받아 촉진된다. 하지만 밀기패턴에서는 팔과 다리에서 전해진 에너지가 골격 시스템을 지나 장부로 전해진다. 이렇게 에너지 연결이 이루어지면 부력buoyancy, 또는 역동적 반등력dynamic rebound이 생긴 느낌이 들며 장부의 에너지가 지체를 통해 바깥으로 흘러가기 시작한다.

　　　이렇게 내부에서부터 지지하는 감각은 중력장 안에서 근육으로 몸을 지탱하는 감각과는 확연히 차이난다. 장부와 근육 톤 사이엔 직접적인 연관성이 있다. 장부가 내부에서 제대로 지지해주지 않으면 근육이 더 힘들게 일을 해야 하며, 자세를 유지하기 위해 특정 신체 부위에 근긴장이 발생할 것이다. 그러면 신체 구조가 전체적으로 약화되거나 붕괴될 위험에 처하며, 정신적으로도 기민함과 활력을 상실하게 된다. 장부 지지가 잘 안 되면 움직임에도 스트레스가 가해진다. 적절한 균형은 내적 지지력을 통해 달성되며, 이러한 균형이 갖춰져야 힘이 생긴다. 신체 내부의 지지력과 균형은 세포인지에서 이어서 습득해야 할 일련의 과정이며, 단지 결과론적으로 달성해야 할 고정된 목표는 아니다. 감정적 경험 또한 지지력, 균형, 근력 등과 마찬가지로 장부의 물리적 기능과 밀접하게 관련을 맺으며 발전한다. 이는 삶의 과정이지 빠르게 찾아서 마스터할 수 있는 무언가가 아니다. 조지프 캠벨Joseph Campbell은 신화myth를 장부적 과정 organic process으로 기술하면서, 이러한 과정은 끊임없이 지속되는 정신적 삶을 반영하는 스토리story라는 말을 한다. [3]

장부의 지지력 활성화시키기

장부에 접촉하고 이를 지지하기 위해서는 과긴장된 근육이 먼저 이완되어야 한다. 이완을 촉진하기 위해 먼저 등을 바닥에 대고 편하게 눕는다. 이 자세에서는 몸 전체 무게가 바닥에 의해 지지를 받기 때문에, 자세를 유지하기 위해 근육이 긴장되지 않는다. 편하게 앉은 자세에서 시작해도 된다. 때로는 마사지나 세포호흡을 먼저 해서 과도하게 긴장된 근육을 이완시킨 다음에 장부에 대한 바디마인드센터링 작업을 해도 좋다. 해부학 그림을 통해 장부의 모양, 위치, 크기를 여러 각도에서 그려보라. 장부들 사이의 관계, 골격 시스템이나 다른 근육과의 위치 등을 이해하면 장부에 의식 집중을 하기 쉬워진다. 이제 호흡이 특정 장부로 들어간다고 상상한다. 숨을 들이쉬는 동안 내부에서부터 모든 방향으로 장부가 확장되는 느낌을 찾는다. 내쉴 때는 특별한 스트레스 없이 해당 장부의 부피가 가볍게 유지된다고 상상한다. 이런 방식으로 호흡을 했을 때 스트레스가 발생하면 장부에 호흡을 강압적으로 넣으려고 하지 말고, 호흡이 장부에서부터 자연스럽게 일어난다고 상상하면 도움이 된다. 이 접근법은 장부의 세포가 내호흡을 잘 할 수 있도록 촉진한다.

생명력이 없는 느낌이 들거나, 수축되고, 어둡고, 무거운 느낌이 들며 가동성이 떨어진 느낌이 나는 장부에 호흡기법을 적용할 때는 특별히 주의 집중을 더 해야 한다. 장부의 톤을 느끼면서 다음과 같은 질문을 던져보라. 장부의 에너지와 활력은 어떠한가? 무게가 집중된 곳은 어디인가? 에너지와 움직임의 흐름은 어떻게 느껴지는가? 장부가 원하는 것은 무엇인가? 이런 정보를 감지할 수 있게 트레이닝하는 것은 별로 어려운 일이 아니다. 이렇게 상상력을 적극적으로 활용해 모든 장부의 세포호흡을 온전히 일깨울 수 있다. 점점 장부가 충만하게 차올라 무게감이 생기거나, 가벼우면서 동시에 묵직한 느낌이 들기 시작하면, 장부를 둘러싼 근육이나 다른 조직들도 이완되면서 내부로부터 외부로 확장되는 장부를 포용한다. 동시에 장부는 원래의 부피를 되찾고 지지력을 확보하게 된다. 이와 같은 호흡법은 지나치게 긴장되거나 수축되어 톤이 올라간 장부에 특히 도움이 된다. 문제가 생긴 장부가 확장될 수 있도록 해주기 때문이다. 톤이 높아진 장부의 힘과 에너지는 안쪽 중심부로 쏠린다. 그러므로 이러한 장부에서는 중심에서 바깥쪽 모든 방향으로 확장되는 느낌이 창출되어야만 한다(그림 8-5).

만일 장부가 지나치게 확장되어 느슨하거나 통합되지 못한 느낌이 들면, 이는 톤이 저하되었기 때문이다. 이 경우에 에너지가 바깥으로 새나가는 느낌이 든다. 따라서 그 에너지를 안으로 모을 필요가 있다. 이럴 때는 해당 장부에 호흡을 넣으면서 장부의 중심으로, 바깥에서 안으로 조이듯 결합되는knitting together 느낌이 들도록 적극적으로 시각화한다(그림 8-6). 또는 장부를 주변에서 잡고 있는 조직을 감지하여 장부가 확장될 때 이들이 이완될 수 있도록 한다. 예를 들어, 심장은 폐로 둘러싸여 있는데, 심장이 마치 폐라는 "요람" 안에서 흔

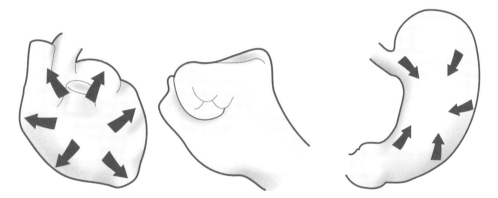

그림 8-5. 꽉 쥔 주먹처럼 지나치게 수축된 느낌이 드는 장부에서는, 장부 내부의 에너지와 힘이 바깥으로 향해야 조직이 부드러워지고 확장된다.

그림 8-6. 장부가 지나치게 확장되어 통합이 상실된 느낌이 들면 에너지를 상부 중심으로 향하게 휠 필요가 있다. 소화와 관련된 장부에 종종 이런 문제가 발생한다.

들리며 지지받고 있다는 생각을 한다. 그러면 심장이 지닌 막대한 에너지가 폐에 의해 지지받고 포용될 수 있다. 이러한 이미지와 상상력은 개인의 필요에 따라 적절히 만들어내어 적용할 수 있다. 장부에 접촉하는 법을 배우고 장부가 필요로 하는 바가 무엇인지 귀를 기울임으로써 우리는 능동적으로 장부가 온전히, 그리고 건강하게 기능할 수 있는 환경을 조성할 수 있다. 적극적으로 상상력을 활용하면 현존하는 느낌과 감각을 깨우는데 도움이 된다. 이를 통해 새로운 감각과 움직임패턴을 의도을 활용해 창조할 수도 있다.

소리를 이용하는 방식도 장부에 생명력을 부여하고 에너지 표현을 확장시키는데 도움이 된다. 각각의 장부는 독특한 에너지 진동을 하는데, 이 소리 트레이닝을 통해 장부들 사이의 차이를 민감하게 구별할 수도 있다. 장부 리스닝을 통해 우리는 장부가 방출하는 진동, 즉 "톤tone"을 "들을 수hear" 있다. 이렇게 들은 톤을 입으로 소리내어 표현하는 것은 장부에 대한 인지를 깨우고 에너지를 자극하는데 도움이 된다. 장부와 소리는 서로를 지지한다. 이러한 관계를 활용해 우리는 자신의 내부 감정 세계를 말로, 노래로, 외침으로, 그리고 웃음으로 표현할 수 있다. 장부가 지지해주지 않으면 목소리는 느낌과 깊이, 그리고 울림을 상실한다. 장부의 지지를 받는다면 몸 전체는 목소리 울림통이 되며, 이때 생기는 진동에 의해 몸에는 생명력과 힘이 생성된다.

히싱호흡hissing breath도 장부와 접촉하고, 장부에 활력을 부여하는데 도움이 되는 방법이다. 특히 장부가 무기력하게 느껴질 때 활용하면 좋다. 히싱호흡은 치아와 구강을 거의 닫은 채 숨을 내보내며 길게 "스~" 소리를 내거나, 짧고 명확하며 리디미컬하게 "스~" 소리를 내는 호흡법이다. 이 방식은 의식이 집중된 장부에 추력을 가해 자극을 준다. 이를 통해 장부의 톤이 높아지고 힘이 생길 뿐만 아니라 확장감도 발생한다. 이 히싱호흡은 장부에 확장감이 생기거나 활력이 느껴지는 동안엔 계속 해도 무방하지만 강압적으로 스트레스가 발생할 때까지 해서는 안된다. 장부는 부드럽고 섬세한 작업에 가장 잘 반응한다. 장부가 호흡, 소리, 또는 히싱 중에서 어떤 방식에 가장 잘 반응하는지 비교해서 찾아볼 수도 있다.

장부의 톤은 해당 장부로 떨어지는 몸무게의 압력에 의해서도 자극을 받는다. 갓난아기가 머리를 들어올리는 동작을 시작할 때면 머리의 무게가 목 주변 장부(이 부위는 머리를 드는 자세에서 "초석" 역할을 한다)로 떨어지며 압박 자극을 가하는데, 이런 자극으로 인해 목의 움직임은 더욱 좋아진다. 아이가 머리를 더 높이 들수록 상체가 지면에서 지지기반base of support을 이루게 되고, 이제 무게는 상체의 장부로 떨어진다. 이런 과정을 통해 머리가 지면에서 점점 멀어질수록 몸통 전체의 무게가 골반의 장부로 가해진다. 아래로 떨어지는 무게에 의해 장부가 자극받아 활성화되면, 자극받은 장부는 발달하게 된다. 결국 모든 장부들이 수평 위치에서 압박 자극을 받게 되면, 장부들은 스스로를 지지하는 힘을 만들어낼 뿐만 아니라, 중력과의 다양한 관계를 통해 인체의 움직임을 지지하고 구동시킨다.

습관적으로 특정 장부 또는 장부의 일부분에 단방향 압력이 가해지면, 그러한 무게 압력을 받은 장부엔 엄청난 스트레스가 가해진다. 만일 장부가 이러한 압박을 아래에서 위로 지지하는 역할을 계속 하다보면 자신의 톤을 잃고 움직임의 자유도 상실하게 된다. 장부의 톤이 좋다는 것은 환경 변화에 적응하는 능력이 좋다는 의미이다. 그런에 이 톤이 상승hypertoned하거나 저하hypotoned되면 장부의 유연성이 떨어지고 자극에 반응하는 능력도 상실하게 된다. 지지기반의 역할을 잘 하지 못하는 장부나 장부의 표현에도 습관적인 고정패턴이 존재할 수 있다. 무게 압박을 통한 자극을 제대로 받지 못한 장부는 톤을 잃거나 기기려을 상실하기 때문이다. 결국 지나친 압박으로 긴장이 증가하거나 압박을 제대로 받지 못해 느슨하고 약해진 장부가 생길 수 있다.

만일 움직임을 다채롭게 하고 자세를 자주 바꾸면 장부도 중력, 다른 장부, 그리고 다른 신체 부위와의 관계성을 다르게 형성하게 된다. 그렇게 되면 다른 장부와 장부의 표면엔 지지력과 움직임 형태가 다르게 가해진다. "장부 아래쪽은 지지면이 되며",[4] 변화가 일어나는 부위도 바로 이곳이다. 몸이 움직이면 장부는 회전하며 새로운 표면이 지지기반이 된다. 이는 고유수용감각 자극을 높인다. 신체를 모든 방향에서 굴리면 모든 장부와 장부 표면이 지지기반이 되는 역할을 맡게 되며 그 톤과 힘이 좋아진다. 그릇에 담긴 모래와 물을 이동시키듯 몸을 굴리면, 장부의 아랫면도 계속 바뀌며 중력과 새롭게 만나고 또 땅과의 연결성도 달라진다(그림 8-7). 장부의 아랫면에 지지력, 그라운딩, 무게감이 생길수록 윗면은 무게가 비어진 느낌, 가볍고 유동적인 느낌이 발생한다. 그 결과 역동적 상호작용, 지지력과 가동성이 장부의 움직임을 통해 확보된다. 각각의 장부는 안정된 지지기반 역할과 유동성을 통해 움직임을 표현하는 역할을 동시에 한다. 몸이 움직일 때마다 이들 사이의 역할은 끊임없이 바뀐다.

장부 시스템을 통한 움직임 리패터닝

보니 베인브릿지 코헨과 공동 저자들은 장부와 움직임 구동 사이의 관계에 대해 다음과 같이 기술했다. "장부가 호흡 구동을 지지하면 움직임을 촉진시킨다."[5] 이를 통해 움직임과 목소리에 충만함과 힘이 생긴다. 이러한 지지력을 활용하면 장부로부터 의식적으로 움직임을 구동시킬 수 있으며, 장부 자체의 톤과 에너지도 좋게 만들 수 있다. 장부는 원래 정적이지 않으며 자신만의 리듬과 방향을 지닌채 생리적 기능을 끊임없이 수행한다. 호흡에 관여하는 횡격막과 폐, 혈액을 펌핑하는 심장, 양분을 소화시켜 몸에 공급하는 위와 장, 체액을

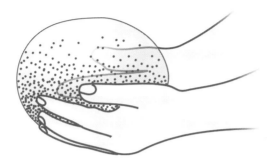

그림 8-7. 모래처럼, 장부의 아랫쪽 무게도 위치가 변함에 따라 계속 변한다.

수용하고 방류하는 방광, 일정한 주기로 배란과 월경을 수행하는 난소와 자궁. 이 모든 장부들이 자신만의 맥동을 지닌다. 이렇게 장부가 맥동할 때 생기는 리듬이 인체의 움직임과 감정 표현 기저를 흐른다.[6] 장부를 구성하는 세포와 인체에서 일어나는 화학적, 호르몬적인 과정, 세포들의 맥동, 신경 시스템에서 전해지는 메시지, 그리고 장부와 유기체 전체에서 필요한 활동 사이에도 움직임이 존재한다.

장부의 움직임은 통증, 편안함, 열감이나 냉감 등과 같은 신체감각에 따라 일어나기도 하고, 몸에서 끊임없이 발생하는 복잡한 감정에 따라서도 영향을 받는다. 감정은 어느 정도 이러한 감각에서 발전하기도 한다. 우리는 때로 자신의 감정을 의식하지 못하지만, 이 감정이 신경 시스템을 통해 장부와 장부의 움직임에 영향을 준다. 감정적 트라우마가 있거나, 오래 지속되어 쉽게 이완, 또는 표출시키지 못한 감정이 장부를 당기거나 비틀어 제자리에서 벗어나게 만들 수도 있다. 이때 생기는 긴장에 의해 장부 내부엔 만성 고정패턴이 생기고 근골격 시스템에 자극을 줘서 자세 문제를 일으키기도 한다. 고정패턴이 장부로부터 비롯되면 정신적, 감정적 태도attitudes에도 영향을 미친다.

장부에 비틀림이 생기면 인지와 심리 발전에도 악영향을 미친다. 보니 베인브릿지 코헨이 기술한 대로, "동일 장부 내에서 또는 다른 장부들 사이에서 비틀림이 발생하면 공간 안의 '총체적' 인간에게도 혼돈이 생긴다."[7] 따라서 자세 고정패턴을 풀어서 장부가 원래의 자연스러운 위치를 되찾고 더 나은 정렬을 이루도록 풍부한 움직임을 만들어야 한다.

　　　장부 시스템의 움직임 리패터닝을 할 때, 우리는 의식적 사고 또는 무의식적 사고에 따라 자극받은 장부가 자연스러운 움직임을 회복할 수 있도록 한다. 먼저 의식을 호흡에 집중한다. 호흡이야말로 의식과 무의식을 매개하는 다리이다. 호흡을 통해 장부의 위치와 상태를 적극적으로 인지한 후 원하는 움직임패턴을 구동한다. 이때의 패턴은 해당 장부의 에너지를 자유롭게 풀고 자연스러운 움직임을 표출하는 것이어야 한다. 장부에 있는 감각신경은 배고픔, 목마름, 통증, 편안함이나 불편함, 피곤이나 흥분 감각에 맞춰 반응한다. 연습을 통해 우리는 장부의 일반적인 상태, 공간 안에서의 위치, 신체 내에서의 움직임에 관한 정보를 파악할 수 있다.[8] 연습을 통해 이러한 정보를 파악하는 능력이 높아질수록 장부의 움직임을 의식적, 능동적으로 조절하여 피드백하는 능력도 좋아진다.

　　　장부의 움직임을 구동하기 전에 장부에서 통합 감각을 느낄 필요가 있다. 장부가 통합된 느낌이 잘 들지 않으면, 앞에서 이야기했던 장부 중심으로 "조이듯 결합된다knitting together"는 개념을 활용해보라. 각각의 장부는 삼차원 기준 평면에서 세 개의 축에 따라 독특하게 회전되어 있다. 장부 각각의 회전운동이 쉽게 느껴지냐 어렵게 느껴지냐에 따라 특정한 방향에서 움직임의 고정과 제한 또는 중심 정렬의 어긋난 정도를 파악할 수 있다. 이러한 제한을 풀기 위해 먼저 장부를 관통해 지나가는 축과 이 축에서 일어나는 회전 방향을 상상해본다. 그런 다음 적절한 방향을 따라 가능한 멀리 몸 안에서 일어나는 움직임을 따라가본다. 마지막엔 호흡을 내쉴 때 자유롭지 않은 반대 방향으로 움직임을 풀어놓는다. 회전한다는 이미지를 내려놓으면 움직임은 최대 범위까지 확장된다(그림 8-8). 이런 트레이닝을 할 때는 의지를 강력하게 쓰기보다 의도나 창조적인 상상력을 활용하라. 그러면 더 많은 변화가 수반된다. 상상력은 강한 의지보다 신체 변화를 일으키는데 더 효과적이다.

맞물린 수레바퀴가 서로 반대로 회전하면서 지지력을 만드는 원리는 관절뿐만 아니라 장부에도 적용할 수 있다. "어떤 평면에서 움직임이 일어나든, 하나의 장부에서는 다른 장부, 주변 조직, 뼈, 근육 또는 공기 등과의 관계에서 반대 회전이 일어날 수 있다."[9] 이러한 회전으로 인해 개별 장부에 힘이 부여되고, 장부, 근육, 그리고 뼈 사이에 있는 막에 "유착"이 일어나지 않게 되며, 어딘가에 고정되거나 구속되지 않은채로 자유로우면서 독립적인 움직임이 일어나게 된다. 이렇게 자유로운 움직임은 부분들 간의 유동적인 관계와 상호작용을 형성한다. 유동성은 한 개인 안에서 정신이 성숙할 때, 또는 사회를 구성하는 개인들 사이에서도 필요하다. 인체라는 소우주는 개인이 고민하고, 창조력을 발휘해나가며 살아가는 세상이라는 거시적 측면에 영향을 미치기 때문이다.

일단 우리가 장부 움직임의 구동을 인지하고 그 방향을 통제할 수 있게 되면, 이때 생기는 미묘한 움직임을 근골격 프레임워크로 확장시킬 수 있다. 온몸을 이완시켜 장부에서 구동되는 움직임 방향에 맡기기만 하면 된다. 그러면 장부는 자신을 담고 있는 용기container에 좀 더 충만하고 매끄러운 움직임을 만들어내고, 이때 생기는 움직임에 의해 습관적으로 구동되거나 억제되는 근육

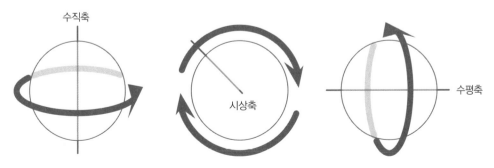

그림 8-8. 장부는 세 개의 기본 움직임 평면에서 회전되어 있다.

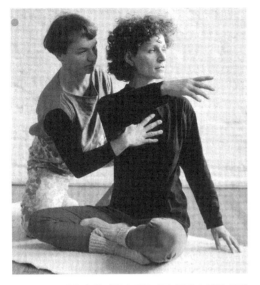

그림 8-9. 폐에서 움직임이 구동되면 흉곽과 팔을 통해 풀린다.

고정패턴이 풀리게 된다. 특정 장부는 근골격 프레임워크의 특정한 부위를, 특정 평면과 차원에서 좀 더 즉각적으로 구동하고 지지한다. 이는 장부가 존재하는 신체 내 위치, 모양과 크기, 그리고 놓여 있는 각도 때문에 그러하다. 장부의 크기, 무게, 그리고 리듬은 장부를 통해 표현되는 동작의 형태에도 영향을 미친다 (그림 8-9).

일단 하나의 장부에서 움직임이 구동되는 것을 느끼면, 주의깊게 의도를 가하거나 감지하는 과정은 내버려둔다. 장부의 에너지가 풀려 온전하고 즉흥적인 움직임이 표현되면서 장부가 지닌 마음도 표현되어야 한다. 이 지점에 이르면 움직임이 흘러나오는대로 내버려두면서 그 느낌에 잠겨든다.

장부가 지닌 "마음"

장부는 호흡, 소화 등과 같은 생리적 기능을 하며, 에너지, 리듬, 움직임을 흐르게 하고, 다른 장부와 실제로 물리적인 연결을 통해 하나의 시스템 안에서 여러 개의 시스템을 형성한다. 장부의 구조, 기능, 그리고 움직임을 숙고해 보면, 개별 장부와 장부 시스템들은 감정적 태도를 표현하고 지지한다는 사실을 알 수 있다. 각각의 장부는 수용과 거부, 사랑과 두려움 또는 미움, 용기와 비겁, 즐거움과 분노, 슬픔과 동정 등의 양극성 감정을 동시에 지니고 있다. 특정 장부에 의식을 집중하면 이러한 감정들을 인지할 수 있고, 또 우리가 그러한 감정 그리고 장부 자체에 대해 어떤 태도를 취하고 어떠한 관계를 맺고 있는지 파악할 수 있다. 장부가 건강하면 이 양극성 감정들 모두를 올바로 표현할 수 있다. 하지만 어느 하나라도 과하거나 부족하면 장부 기능에 균형이 깨지고 신체적, 정신적 기능 또한 전체적으로 영향을 받는다.

이러한 정보는 침술과 같은 동양 전통 치유법에서 환자의 진단과 치료에 활용된다. 동양의 전통적 접근법은 각각의 장부가 오행(자연을 구성하는 5가지 원소)에 배속되며, 장부마다 특정 감정, 소리, 색, 냄새, 계절, 시간, 꿈의 상징 등과 관련이 있다는 믿음을 견지한다.[10] 데트레프센과 달케Dethlefsen & Dahlke도『질병 치유력Healing power of illiness』에서 건강과 질병에 있어 인간의 마음과 육체가 연결되어 있다는 주장을 한다.[11] 그들은 장부에서 비롯되는 증후를, 몸 전체로 봤을 때, 특정 질병이 있다는 신호로 간주한다. 또 정신적 불균형에 의해 질병이 야기되고, 장부에 그 질병 상태가 반영되며, 결과적으로 몸에 기능 문제가 있다는 사실을 장부를 통해 알 수 있다고 한다. 내가 봤을 때 그들의 주장은 지나치게 권위적인 측면이 있지만, 그 기본 원리는 유용하다고 생각한다. 동종요법homeopathy 전문가들도 육체와 정신이 통합적으로 이어져 있어서, 이를 통한 치료는 환자의 존재 모든 레벨에 영향을 미치게 된다고 주장한다. 개인이 드러내는 증후의 종류는 자신의 체질과 직접적인 연관이 있으며 또 그들의 정신적, 육체적 상태, 체력, 그리고 몸의 취약성과도 관련이 있다.[12] 동종요법에서는 인체의 문제가 개인의 고유한 체력, 체질과 밀접하게 연계되어 있다고 본다. 보니 베인브릿지 코헨도 마찬가지 관점으로 바디마인드센터링 교육을 한다.

다음에 제시하는 장부와 느낌 사이의 관계는 단지 하나의 가이드라인으로 간주해야 한다. 이 가이드라인이 개인의 경험과 반응 사이에 발생하는 무수한 가능성을 모두 포괄하진 않는다. 몸이 전하는 이야기에 귀를 기울이고 장부가 원하는 것을 리스닝하라. 이런 방식으로 전달된 정보는 당신에게 가장 의미 있는 메시지를 품고 있다. 스트레스를 받고 있는 장부와 대화를 나누고, 해당 장부가 삶에 어떤 태도를 취하는지, 원하는 것과 필요로 하는 것이 무엇인지 탐구해보라. 각각의 장부는 몸 전체 건강에 있어 중요하고 필수적인 역할을 담당하고 있다는 사실을 기억하라. 또 장부마다 전체 몸 안에서 담당하는 차별화된 역할이 있으며, 들을 필요가 있는 목소리를 지니고 있으며, 전하는 유용한 정보가 있다는 사실도 상기하라. 심리치료에서도 내적 대화 과정과 잠재적 인격 subpersonality에 대한 작업은 광범위하게 사용되고 있으며, 이 또한 장부의 물리적 증후를 통해 우리에게 전하는 메시지를 파악하는데 적용할 수 있다.[13] 글쓰기, 그림 그리기, 도자기 만들기 등과 같은 창조적인 작업 또는 자신을 자유롭게 표현하는 움직임 예술을 통해서도 이러한 인체 탐험의 경계를 확장시킬 수 있다.

소화 시스템과 관련된 장부

소화관은 입에서 항문까지 이어져 있으며 양쪽이 뚫린 관이다. 비록 소화관이 인체 내부에 존재하지만 그 길은 외부 공간과 이어져 있다. 소화 시스템은 외부 환경에 있는 것들을 내부로 가져와 다시 바깥으로 배출하는 역할을 한다. 따라서 이 소화와 관련된 장부는 육체, 감정, 정신, 영혼과 같은, 존재의 모든 레벨에 영양을 공급하며, 다양한 형태의 태도attitudes와 기능을 지닌다. 어떻게 받아들이고 거절할지, 또 어떻게 소화, 흡수, 통합, 선택(가질 것과 버릴 것)할지, 그리고 먹는 음식, 아이의 양육, 물질의 소유, 사람과 생각 등을 어떻게 대할지, 그 모든 태도가 소화 과정과 관련되어 있다. 특정 음식을 선호하는 일, 무언가를 공격하는 일, 함께 어울려 놀거나 싫어하는 마음을 표현하는 일, 또는 관심을 별로 주지 않는 것, 이 모든 태도가 소화 시스템을 통해 영양을 공급하고 양육시키는 방식과 밀접하게 관련을 맺고 있고, 궁극적으로 삶의 의미와 가치를 묻는 태도와도 이어져 있다.

이 태도들은 유기체로서의 감각과 감정이 아직 분화되지 않은 어린 아이 때, 즉 어머니의 품 안에서만 수유와 양육을 받던 시절의 감정에서 기인한다. 나중에 발달하는 아이의 정신적 태도는 이러한 초기 경험을 반영한다. 나는 특정한 태도를 형성하는 조건이 이미 갓난아이 안에 갖춰진 상태에서 태어난다고 믿는다. 또 이렇게 가지고 태어난 태도가 특정한 감정적 경험을 재창조한다고 생각한다. 이러한 철학적 문제를 어떻게 바라보든, 우리는 신체적 경험, 감정적 느낌, 정신적 태도 사이에 관계가 있다고 여긴다. 하지만 신체, 감정, 정신패턴에 대한 새로운 선택을 할 수 있을 정도로 충분히 의식이 성숙하기 전까지 부정적인 상호작용 사이클을 밟게 될지도 모른다.

간, 담낭, 췌장은 소화관의 일부가 아니지만 소화 시스템의 일부이다. 이들은 소화와 물질 대사 조절에 있어 중요하고도 다양한 기능을 수행한다. 간은 특히 양분의 합성, 저장, 분배와 같은 다채로운 역할을 수행하는데, 중국 의학에서는 이 간을 인체를 지키는 "장군"으로 간주한다. 왜냐면, 간이 신체 내부의 화학적 균형을 유지하고 조절하며 의사결정을 하는데 있어 핵심적인 역할을 수행하기 때문이다. 소화관에서 흡수된 양분은 간으로 바로 보내지며, 간에서 처리된 후

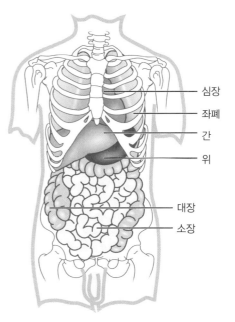

심장
좌폐
간
위

대장
소장

그림 8-9. 체간의 장부들

에야 필요에 따라 몸 전체로 공급된다. 췌장과 담낭은 소화관으로 음식물 소화에 필요한 효소를 분비한다. 이들 장부는 생리적 레벨에서 유기체의 생존에 필요한 균형과 조절을 담당한다. 그렇기 때문에 다양한 역할을 하는 과정에서 부하가 가해지면 분노와 좌절 또는 붕괴와 절망의 감정을 표출할 수도 있다. 이들은 태양신경총solar plexus과 밀접한 관련을 맺는다. 태양신경총은 "나" 또는 에고의 중심이며 세상 안에서 에고의 생존과 니즈를 반영한다.

림프 시스템과 관련된 장부

비장spleen도 여러 가지 기능을 한다. 이 장부는 림프 시스템(이에 대해서는 9장에서 체액을 다룰 때 좀 더 자세히 설명한다)에 속하며, 백혈구 또는 항체를 생산하고 림프절이 하는 것처럼 림프를 여과시킨다. 비장도 감염과 질병을 예방하는데 중요한 역할을 하는 장부이다. 비장 안에서 오래된 적혈구가 분해된 후 특수한 철분 성분이 재생가능한 형태로 저장되어 새로운 혈액을 만드는데 활용되기도 한다. 이때 생긴 노폐물은 밖으로 배출된다. 간과 골수도 백혈구를 생산하고 오래된 적혈구를 폐기시키는데 있어 비장과 해당 기능을 공유한다. 피부와 폐처럼 비장은 필요한 시간까지 혈액을 저장하는 기능도 한다. 또 출혈이 심한 경우 수축 작용을 통해 중요한 신체 부위로 혈액을 공급하기도 한다. 비장의 다양한 기능을 다른 장부나 조직에서도 수행하기 때문에 비장만의 독특한 역할이 무엇이지는 잘 알려져 있지는 않다. 그래서 대다수 서양 전문가들은 비장을 제거해도 특별히 문제될 게 없다는 주장을 한다(똑같은 논리로 많은 이들이 편도를 잃었지만 현재 편도는 매우 중요한 장부로 취급된다). 하지만 비장과 똑같은 방식으로 적혈구를 분해하거나 혈액을 저장하는 장부는 없다.

에너지 차원과 심리 차원에서, 비장은 보호하고 영양을 공급하는 기능과 밀접한 연관성을 지닌다. 이는 면역 시스템이 하는 기능과 연결되고, 개인의 전체적인 생명력과 이어지며, 근원에 뿌리내린 느낌과도 연관된다. 동양의학에서는 비장을 인체에서 "어머니" 역할을 하는 장부로 간주하지만, 서양인들은 비장을 수술로 제거해도 별다른 문제가 없다고 생각한다. 서양 문화를 향유하고 살아가는 이들이 보호, 양육, 어머니, 지구, 고향 등과 올바른 관계를 형성하는데 어려움을 겪는 이유가 이와 관련이 있는 것처럼 보인다. 의료적 접근법이 인체가 스스로를 보호하고 치유하는 자연스러운 과정을 지나치게 방해하기도 하는데, 그 결과 해당 기능을 하는 장부를 서양 문화에서는 중요하지 않은 것으로 간주하게 된 것이다. 이러한 태도는 비장과 관련된 기능을 상실되게 만들었다. 이렇게 안 좋은 문화적 태도와 인간의 행위 사이에 악순환 사이클이 형성되면 오래 지속된다.

비뇨 시스템과 관련된 장부

신장과 방광은 체액을 조절하며 무엇을 흡수하고, 무엇을 배출시킬지 결정하는 장부이다. 이러한 결정은 노폐물을 분해, 정제, 제거하는 과정을 통해 이루어진다. 방대한 양의 혈액이 매일 신장을 통해 지나가기 때문에, 건강한 체액 흐름을 유지하고 혈액 내 수분과 미네랄 균형을 바르게 유지하는 것은 생명체에 있어 필수불가결한 기능이다. 그래서 이들 장부를 중국 의학에서는 "원기 Vital Essence" 또는 생명력을 품은 저장소storehouse로 간주한다. 신장과 방광은 생명력, 용기, 헌신과 관련이 있으며, 이들 장부가 약화되면 생명력 부족, 탈진, 두려움, 그리고 스트레스와 관련된 증상이 발생한다. 현대의 많은 이들이 신장 문제로 인해 스트레스나 탈진을 겪는다. 이는 생명력을 받아들이고 삶의 속도를 유지하는 법을 모르며, 현대 생활을 하는 가운데 겪는 압력 상황에서 균형을 유지하는데 어려움을 겪기 때문이다. 수분을 잡았다 방류하는 방광의 기능을 살펴보면 부력, 억제, 지향성 등과 같은 느낌이 이 장부와 관련되어 있음을 알 수 있다. 척추의 정렬이 깨지고 지지력이 부족해지만 신장과 방광에 안 좋은 영향이 갈 수 있다. 자세가 안 좋거나 움직임 습관에 문제가 생겨도 이들 장부에 압박을 줄 수 있다.

호흡 시스템과 관련된 장부

호흡 또한 인체의 내부, 외부 환경과 지속적으로 연결되어 있다. 폐, 횡격막, 그리고 기도는 호흡과 관련된 장부이다. 호흡은 프라나, 기氣, 또는 생명 에너지를 전할 뿐만 아니라 사고의 흐름을 전달한다고 알려져 있다. 호흡이 안정적이면 마음도 고요해지는데 이는 명상의 핵심이다. 호흡은 또한 의식과 무의식의 통로가 된다. 폐는 슬픔, 고민, 타인에 대한 동정, 새로운 희망과 관련있는 장부이다. 숨을 들이쉬면서 인간은 새로운 생명과 창조성을 위한 에너지를 흡수하고, 숨을 내쉬면서 인간의 생명력은 죽음에 다가간다. 날숨은 상실, 내려놓음과 관련이 있지만 이산화탄소를 받아들이는 식물 왕국에겐 축복의 선물이다. 들숨은 식물이 선사하는 선물인 산소를 통해 인간이 자신의 생명을 거듭나게 하고 지속시키는 행위이다. 이렇게 생명 시스템과 삶, 죽음, 탄생 사이클은 상호의존적이며, 이는 호흡 과정에 반영된다. 호흡을 하는 매순간마다 죽음과 새로운 삶, 사고, 아이디어, 느낌이 공존한다. 각각의 창조 행위는 들숨 안에서 잉태되며, 탄생과 죽음은 날숨 안에서 표출된다. 또 숨이 멈추는 곳은 가능성이 명료해지는 공간이다. 그런데 이렇게 중요한 숨을 제대로 들이쉬고 내쉬지 못하면, 살아가고 죽어가며 받고 주는 순간순간의 과정에 온전히 참여하지 못하게 된다.

생식 시스템과 관련된 장부

생식 시스템은 여성의 자궁, 난소, 난관, 질, 음핵, 그리고 남성의 정소, 정낭, 전립선, 음경과 같은 장부들로 구성되며 신체적 창조성, 성적 표현 등과 관련이 있다. 이 시스템은 생물학적 레벨에서 생식을 통한 종의 연속성을 보증하며, 기쁨, 만족감, 타인과 합일 등의 감정적 경험을 제공한다. 개인적인 힘이나 매력, 친밀한 관계, 사랑에 대한 신체적 표현, 그리고 황홀경 등은 성적 에너지가 표현된 것이다. 오르가즘에 담긴 "마음"은 경계를 넘은 합일이라는 관점에서 깨달음에 대한 "마음"과도 밀접하게 연결된다. 성 에너지를 마스터하거나 그 비밀을 찾는 수련은 영적인 세계를 탐구하는 방법으로써 다양한 신비 전통에서 다루어 왔다. 성은 보편적인 마음과 개인의 심층 마음 모두를 드러낸다. 여기에는 자기보존과 기쁨, 신체의 생존과 영적인 결합에 대한 마음이 모두 담겨있다. 만족감과 초월성은 인체의 움직임에 창조적 충동을 부여한다. 이를 통해 인간의 본능적 "수성獸性"은 의식의 "신성神性"과 관계를 맺는다.

순환 시스템과 관련된 장부

심장은 인간의 지구적 본성과 하늘적 본성을 매개하는 기능을 하며, 심장을 통해 자신과 타인, 그리고 삶 자체에 대한 사랑과 연민의 감정이 표현된다. 대분의 사람은 심장이라는 인체 내부의 코어에 오랜 상처를 간직하고 있으며, 심장이 깨질듯한 통증을 경험한 적이 있다. 그래서 각자 부드럽고 민감한 심장이 상처입을까봐 이를 보호하는 막을 겹겹이 치고 살아간다. 심장은 열정과 전체성에 대한 인간의 감수성과 가능성을 모두 표현한다. 심장은 자신의 깊은 감정을 나누고 또 이를 주고 받는 것과 관계된 장부이다. 따라서 심장이 스스로를 온전히 표현하면, 여기서 발생되는 힘이 얼마나 막대한 것인지 인지하게 된다.

심장은 생명을 유지시키는 혈액을 몸 전체로 펌핑하는 강력한 근육으로 이루어져 있으며, 순환 시스템의 중심 장부이다. 심장 주변엔 "관상동맥"이라는 특별한 동맥이 위치해 있는데, 이는 말 그대로 심장 위쪽에서 "왕관" 모양을 한 채로 스스로에게 산소 가득한 혈액을 공급한다. 심장은 어쩌면 자신을 먼저 이롭게 한 후 몸 전체를 이롭게 하는지도 모른다. 원래 인간은 스스로를 먼저 보양하고 양육한 후엔 타인에게 베풀어야 한다. 소통과 양육, 치유력과 올바른 관계에 대한 지혜가 이 심장 기능과 관련된다. 심장이 박동을 멈추면 생명은 더 이상 지속되지 않는다. 심장 기능이 줄어들거나 멈추면, 또는 심장이 생명에 전하는 의미가 상실되면, 인간은 감정적으로 더 이상 온전하게 살아가지 못한다. 이를 은유적으로 표현한다면, "스스로 죽어가며 그냥저냥 살아가게" 된다. 그러므로 심장의 느낌을 표현하는 일은 인간성의 본질을 드러내는 행위이다. "내 심장이 이것을 정말 진실로 받아들인다"라고 말하는 것이 자신을 보호하는 최고의 표현이라고, 유명한 치유사인 밥 무어Bob Moore가 말했다.

성대 시스템과 관련된 장부

성대 시스템은 후두(이 장부는 위쪽으로 인두, 아래쪽으로 기관지와 이어져 있다), 5개의 특별한 연골, 작고 다양한 근육과 인대. 그리고 성대 또는 성대 횡격막으로 구성된다. 두 개의 성대가 늘어나면 그 사이를 지나는 공기에 의해 진동이 발생하면서 목소리가 나온다. 인간은 이렇게 복잡한 성대 시스템과 뇌에 위치한 언어영역을 통해 고도의 상징 체계를 만들고 이를 활용해 의사소통을 한다. 이는 인간만의 특징인 쓰기, 읽기 등과 같은 창조적 사고가 반영된 표현까지 가능케 했다. 인간의 진화는 언어 발달과 밀접하게 이어져 있다. 언어뿐만 아니라 예술적이고 창조적인 표현과 관련된 모든 진화적 결과물은 인간의 독특한 특징이다. 성대 시스템은 인간의 창조성을 지지하고 고양시키며, 자신이 누구인가에 대한 진실성을 표현하는 수단이다(뇌와 특수 감각기관에 대해서도 다음 장에서 신경 시스템을 살펴볼 때 함께 이야기한다. 하지만 뇌와 특수 감각기관 또한 일종의 장부이기 때문에 여기서 기술하는 탐험을 통해 접근할 수 있다).

탐험

의식을 활용해 장부를 인지하고 거기에서부터 움직인다는 것은 대부분의 사람들에게 낯선 개념이다. 하지만 많은 이들이 이를 통해 특별한 보상을 받는다. 완전히 새로운 인식과 표현이 열리고 창조성과 치유에 있어 무한한 가능성이 창출되기 때문이다. 이렇게 생리적이고 심리적인 레벨에서 하는 바디마인드 센터링 작업을 통해 우리의 깊은 곳에 잠재한 에너지와 접촉할 수 있다. 이 과정에서 치유가 촉진되며, 해당 작업이 의미 있고 지혜와 권위를 내포한 접근법이라는 사실을 알게 될 것이다.

장부에 접촉하고 해당 장부에서부터 움직이면 자세, 발성 표현, 움직임 자체에 지지력, 에너지, 힘, 그리고 현존 감각을 부여할 수 있다. 이 과정에서 몸과 마음에 있는 고정패턴이 부드럽게 이완되면, 움직임에 유동성과 확장성이 가미된다. 또 자기 자신과 생명력을 깊고 풍부하게 만들며, 자신을 알아가는 여정에 새로운 통찰력을 부여할 수도 있다. 여기 자신의 움직임 안에서 장부의 현존을 탐험하는 몇 가지 방법을 제시한다.

1   해부학 책에 나온 그림을 통해 몸 안에 있는 장부의 위치, 모양 등에 대한 정보를 상세하게 습득하여 익숙해진다. 가능한 명확하게 시각화할 수 있도록 공부한 후 호흡, 히싱, 소리 기법을 장부마다 적용해본다. 그러면 장부의 감각을 자극하여 실제 위치와 형태를 인지하고 그 톤과 생명력을 증진시킬 수 있다.

2   파트너와 함께 해도 된다. 먼저 파트너의 특정 장부에 의식을 함께 집중한다. 파트너는 장부가 위치한 신체 부위 양쪽(예를 들면 몸의 앞쪽과 뒤쪽)에 두 손을 대고, 핸즈온hands-on 기법을 받는 사람은 장부를 머릿속에 그리며 호흡 등과 같은 기법을 시도한다. 파트너가 하는 홀딩holding은 꽉 차서 무게감 있는 느낌이 들어야 하며, 이때 장부의 유동성을 민감하게 느낄 수 있을 정도만 압박을 가해야 한다. 이는 마치 물이 가득찬 풍선을 홀딩하는 것과 비슷하다. 파트너는 자기 자신의 장부를 홀딩한다는 느낌으로 시행한다. 이렇게 파트너가 있으면 의식을 지속적으로 집중하기 용이하며 에너지의 방향에 더 잘 집중할 수 있다(그림 8-10).

3   개별 장부를 시상면, 수직면, 수평면에서 회전시켜보라. 또 앉은 자세, 등을 바닥에 대고 누운 자세, 배를 바닥에 대고 누운 자세, 양손과 양무

륳을 대고 엎드린 자세, 선 자세, 또는 어깨로
선 자세 등 다양하게 바꾸면서 탐험해보라.

미묘한 움직임이 일어나 몸 전체를 구르고, 돌
리고, 기울게 할 수 있도록 내버려 두어라(그림 8-11).

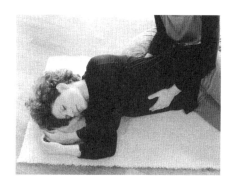

그림 8-10. 장부를 "홀딩"하면 긴장된 부위의 이
완을 촉진시키고 움직임을 구동시키는데 도움이
된다.

4 바닥에 등을 대고 누운 자세에서 옆으로 천천
히 구른 후 복부를 대고 엎드린 자세로 움직
여보라. 이렇게 움직일 때 장부 아랫면에서
무게가 이동하는 감각을 느껴보라. 그런 다
음 다른 자세로도 누워보고, 앉아보고, 스쿼
트 자세나 손과 무릎을 대고 엎드린 자세, 그
리고 선 자세 등으로 수평 위치를 변화시키면
서 장부 느낌을 탐험한다. 중력이 몸에 다르
게 가해질 때 장부에 어떠한 지지력과 가동성
이 생기는지, 또 장부는 이러한 변화에 어떻
게 구동되고 지지되는지 탐구해보라.

5 앞에서 탐험한 방식 중 어떤 것이라도 즉흥적
인 춤으로 이어질 수 있다. 자유롭게 움직임
을 풀어놓으면 무언가를 "감지"하려는 마음도
풀리며 에너지와 힘이 온전히 풀려나가는 느
낌을 받게 된다. 에너지가 몸을 자유롭게 움
직이며 공간 속으로 활짝 퍼져 나갈 수 있도

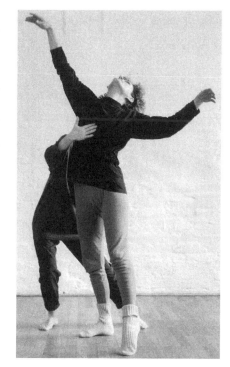

그림 8-11. 장부는 몸 전체 움직임을 지지한다.

록 내버려 두어라. 바닥에서 뛰어오르거나 가라앉는 동작, 몸을 돌리고 구르고 점프하고 달리고 균형잡는 모든 동작이 일어날 수 있다. 장부 자체의 모멘텀, 리듬, 지향성, 그리고 움직임의 속성을 그대로 따라가보라. 그러면 자신도 놀랄 정도의 동작이 펼쳐진다.

탐험이 끝나면 그림을 그리고 싶은 마음이 들지도 모른다. 이는 장부에서 비롯된 즉흥적인 움직임과 에너지 충만한 춤 때문이다. 그림을 그려보면 탐험했던 내용이 더욱 통합되며, 경험은 존재에 뿌리를 내리게 된다. 탐험했던 모든 장부에 대한 내적 인상을 그림으로 표현하고 싶을지도 모른다. 문자로 표현하는 것보다 에너지, 움직임, 색깔, 모양, 또는 장부에 대한 개인적인 인상을 느낌으로 파악하여 그림으로 그려보라. 그러면 장부가 전달하려는 무의식적이고 심리적인 차원의 메시지가 풍부하게 드러날 수도 있다.

내분비 시스템

내분비 시스템을 구성하는 선glands은 인체의 생리적 기능을 조율하고 느낌을 형성하는데 막대한 영향을 끼치며, 움직임을 지지하고 표현하는데에도 크게 관여한다. 선은 일반적으로 장부보다 작고 에너지 차원에서 서로 네트워크로 연결된다. 이들은 거의 머리에서 꼬리로 이어지는 척추의 앞쪽에 길게 늘어서 있다. 에너지 차원에서 이들은 특정 뼈, 관절과 연결되며 이와 관련된 척추를 지지한다. 장부와 마찬가지로 이들도 온전한 호흡을 통해 내부에서부터 지지력을 만들어내며 현존과 생존 감각을 확장시킨다. 각각의 선들은 특정 장부, 감각 그리고 인식 기능에 영향을 줄 뿐만 아니라 장부와 마찬가지로 마음과 느낌으로 그 독특함을 표현한다.

내분비선endocrine glands은 챠크라chakras와 관련되어 미묘한 에너지를 표출하는 인체 구조물 중 하나로 알려져 왔다.[14] 챠크라는 현묘하며 비가시적인 에너지체energy body와 가시적인 신체 사이를 이어주는 역할을 담당하는 기관으로 볼 수도 있다. 챠크라의 에너지는 장부의 에너지보다는 밀도가 약하지만, 접촉 기법과 내부 리스닝 기법을 통해, 또는 자세와 움직임의 관찰을 통해 섬세하게 파악할 수 있다. 조금만 연습하면 내분비선과 장부 사이의 차이를 어렵지 않게 인식할 수 있을 것이다.

보니 베인브릿지 코헨은 일반적으로 선으로 간주되는 구조물 외에도 몇 가지를 더 내분비선으로 분류한다. 내분비선은 호흡과 순환을 조율하고 혈중의 특정 미네랄을 통제한다. 하지만 몇 종류의 내분비선은 아직까지 그 기능이 잘 알려지지 않았다. 이러한 구조물을 선과 구별하여 "체bodies"라고 명명한다. 이 체들도 여기서는 내분비선으로 분류한다. 이유는 이들이 선에서 경험할 수 있는 고차원적인 진동과 특징을 표출하는 것을 감지할 수 있기 때문이다. 선과 체는 척추를 따라 배열되며 에너지 통합 시스템을 형성하고 움직임의 흐름을 조율한다. 이들은 명확함과 각성된 느낌을 선사한다.

내분비선을 구성하는 세포들은 혈액 중으로 호르몬을 분비한다. 호르몬은 장부, 조직, 또는 다른 선 세포에 영향을 주는 화학 물질로 이들의 기능을 자극하거나 억제한다. 뇌는 신체 변화를 감지하여 호르몬을 더 많이 또는 적게 분비할지 결정한다. 고도의 복잡성과 정밀하게 설정된 상호작용을 통해, 내분비와 신경 시스템은 신체를 세포 레벨에서 조율하고 통합한다. 내분비 시스템은 진화 관점에서 오래된 시스템이며 본래 화학적인 기능을 담당하고, 신경 시스템은 주로 전기적 기능을 담당하며 화학적인 과정과 함께 좀 더 특화된 기능을 담당한다. 이들 간의 소통과 반응을 통해 성장, 생식, 물질대사가 통제되며, 그 기능은 마음 상태에도 영향을 미친다.

선을 대상으로 하는 바디마인드센터링 작업은 장부에서 했던 것과 비슷하다. 먼저 활용 가능한 그림을 확보하여 공부하면서(어떤 "체"들은 해부학 책에 안 나올 수도 있다) 선의 위치를 확인하라. 이들은 매우 민감한 조직이다. 어떤 사람은 단지 의식을 선에 집중하는 것만으로도 해당 부위의 인지를 깨울 수 있으며, 그 에너지를 자극할 수도 있다. 손끝으로 선이 위치한 곳과 동일한 위치의 신체 표면을 가볍게 접촉해보는 게 선을 확인하는데 가장 효과적이다. 이를 통해 우리는 좀 더 정확하고 민감하게 선을 느낄 수 있다. 호흡, 히싱, 소리를 선으로 가져오는 방식도 접촉을 심화시킨다. 각각의 선들은 자신만의 진동, 톤, 리듬을 지니고 있다. 따라서 선들마다 어떤 소리와 리듬에 가장 명확하게 공명하는지 탐험해볼 수도 있다. 선에 대한 작업을 할 때 전체 시스템과 분리해 하나의 선만 과하게 자극해서는 안된다. 이들은 극도로 민감하며 강한 구조물이라서 과도하게 사용하거나 자극하면 인체 불균형을 야기할 수 있다. 사람마다 하나의 선에 투자할 수 있는 시간은 차이가 있으며, 내분비 시스템에 대한 민감성과 접촉하는 능력이 천차만별이다.

장부처럼 선에서도 움직임이 구동된다. 먼저 선의 내부에서 일어나는 미묘한 이동과 회전을 찾아 마음으로 이미지를 그리고 그 움직임을 구동한다. 이 과정에서 작은 움직임이 일어나면 선의 내부와 주변에 형성된 고정패턴이 풀려나며 전체 내분비 시스템과의 관계에서 재정렬이 일어난다. 이는 장부, 척추 그리고 이와 연관된 관절의 정렬과 가동성에도 영향을 미치며, 근육과 인대를 이완시켜 이어주고, 강화시켜서 새로운 움직임패턴이 형성될 수 있도록 해준다. 내분비 시스템은 몸-마음 기능에 총체적인 영향을 미치기 때문에 여기서 일어나는 아주 작은 정렬과 개방성의 변화만으로도 자세와 움직임, 느낌, 인식, 인지 상태에 막대한 영향을 준다.

선에서 구동되는 작은 움직임은 몸 전체의 움직임으로 이어진다. 이는 리패터닝 과정에서 중요한 단계이다. 선의 에너지가 깨어나 자유로워지면 그 다음엔 통합되고 활용되기 위해 몸 전체로 퍼져나가야 한다. 이러한 통합이 일어나지 않으면 선의 자극으로 무질서한 느낌이 촉발되기도 한다. 이 에너지를 가장 직접적으로 통합시키고 동시에 확고하고도 새로운 움직임패턴을 형성시키려면, 에너지가 순차적으로 척추를 지나 사지와 머리로 흘러가게 하는 연습을 해야 한다. 하나의 선에서만 구동되고 지지받는 움직임이 모든 선을 관통해 순차적으로 지나가고, 척추 전체를 지난 다음엔 손과 발로 흘러나가야 한다. 우리는 자연스러운 움직임 흐름을 따르기만 하면 된다. 이때 마음을 너무 한 부위 또는 약해졌거나 막혀서 문제가 있다고 느껴지는 부위에만 집중하지 않는 편이 낫다. 그보다는 에너지가 흘러나가 자신만의 자연스러운 통로를 형성할 수 있도록 내버려두어라.

만일 움직임이 특정 부위로 흘러가지 않고 거기서 딱딱한 느낌 또는 가동성이 없는 느낌이 발생하면, 해당 부위와 관련된 선에 바디마인드센터링 작업을 하면 된다. 그러면 전체 내분비 시스템에 점진적으로 자유로운 흐름이 형성된다. 머리와 꼬리뼈에 있는 선들을 열기 위해서는 특별한 집중이 요구된다. 이부위의 에너지는 내분비 시스템 내부에서 잡히지 않지만, 하늘과 땅 사이의 상호작용을 통해 자유롭게 공간으로 표출된다. 손과 발이 이러한 움직임 흐름의입구이자 출구라는 인지를 하면, 내부 에너지 흐름을 자유롭게 하고, 또 내부의움직임을 외부의 움직임으로 연결시키는데 도움이 된다. 이러한 방식으로 선의에너지는 땅과 이어지거나 내부에 보존된다.

발달 패턴과의 관계

선은 발달 움직임패턴과 특별한 관계를 맺고 있다고 앞에서 이미 언급했다. 각각의 선은 특정 움직임패턴 중 하나에 에너지 지지를 한다. 척추 전체를 따라 에너지가 흘러갈 수 있게 내분비 시스템 전체가 활성화되면 이상적이다. 선은 움직임패턴에 가벼움과 편안함을 주지만 동시에 맹렬함과 기민함을 선사하기도 한다. 이 속성이 공간 안에서의 움직임에 명료함과 흐름을 창조한다. 이렇게 명료한 움직임 안에서 에너지의 결정화crystallization가 이루어진다. 선과 비교해볼 때 장부는 좀 더 내적인 과정, 감정적 느낌, 감각, 그리고 움직임 형태에 있어 결정화 경향성이 덜하다.

새로운 움직임패턴이 형성되는 발달 초기 단계에서 아이는 좀 더 내적이고, 장부적인 과정과 관련된 감각을 경험한다. 무게, 중력, 접촉, 감각신경, 운동감각과 고유수용감각이 이 단계에서 발전한다. 장부의 "마음"은 자신에게 몰두하고 자기성찰을 하는 것과 관련이 있다. 또 무언가 새로운 것에 도전하는 과정에서 생기는 위기의식 또는 좌절의 감정도 장부에서 비롯된다. 하지만 움직임패턴을 최종적으로 마스터하거나 결정화시킨 후 새로운 기능 레벨로 도약하기 위해서는 내분비선이 활성화되어 지지해주어야 한다. 이러한 지지력을 바탕으로 아이는 자기인지self-awareness와 내부집중inner focus 단계에서, 외부 공간을 좀 더 명료하게 지각하는 단계로 이행하게 된다. 선은 외부 세계에 대한 호기심과 개방성을 선사한다.

스트레스가 가해지는 부위에선 움직임과 자세의 연결성이 깨지거나 붕괴되곤 하는데, 각각의 움직임패턴에서는, 하나의 특정 선 또는 한쌍의 선이 스트레스가 최대로 가해지는 부위의 척추를 지지해준다. 선에서 나오는 강력한 에너지는 중력에 반대되는 힘을 만들어낸다. 이 힘은 선이 놓여 있는 척추 앞쪽에 집중되는데, 여기에 인체가 받는 스트레스가 최대로 쌓인다. 하지만 에너지가 선을 통해 움직여 전체 내분비 시스템을 순차적으로 관통하면 지지력이 가장 효율적으로 발휘된다. 각각의 선이 관문이 되어 지나가는 에너지 흐름을 허용하거나 억제한다고 상상해보라. 에너지 흐름이 관통되어야 몸 전체의 움직임 패턴이 통합된다. 이는 신경근 시스템과 내분비 시스템의 협응에 의해 이루어진다. 또 발달 움직임패턴이 이 두 시스템에 의해 통합되어야 움직임에 힘, 명확성, 그리고 우아함이 부여된다. 선이 움직임을 자극하고 지지하면, 움직임 또한 선을 자극한다. 시스템들을 통합하며 인지되는 선 에너지와 관련된 내부 감각 또는 움직임의 외부 형태를, 우리는 움직임의 시작점으로 활용할 수 있다. 이 둘 중 어떤 접근을 취하든 움직임과 느낌은 바르게 정렬되는 방향으로 나아가야 한다.

내분비 시스템이 지닌 창조적인 "마음"

내분비 시스템은 직관, 느낌, 그리고 내적 균형 또는 혼돈과 관련된다. 이 시스템은 우리가 누구인지 그리고 어떻게 세상을 인식하고 자신을 표현하는지에 대한 심층의 정보와 연계된다. 개인, 사회, 창조성, 그리고 영적 차원과 관계된 문제가 서로 다른 선을 통해 표현된다.

움직임을 통해 선에 접근할 때는 특별한 운동이나 자유로운 춤을 통해 탐험할 수도 있다. 이러한 탐험은 내분비 시스템이 전체적으로 균형을 이루도록 해준다. 각각의 선이 지닌 에너지를 춤, 음악, 영화, 그림, 글쓰기, 또는 특정한 의식ritual을 통해 창조적으로 표현해보면 심층의 충동을 인지하고 통합하는 데 도움이 된다. 내분비선은 엄청난 창조적 에너지의 원천이기 때문에, 이 에너지에 접촉함으로써 자신의 숨겨진 층과 관련된 움직임이나 상상력에 접근할 수 있다. 각각의 선은 자신만의 독특한 "마음", 느낌, 움직임을 표현한다. 이들이 때로는 원형의 느낌으로, 때로는 보편적 느낌으로 다가오기도 하며, 서로 다른 개성으로 또는 문화적 속성으로 이어지기도 한다. 각각의 선들은 독특한 이미지와 형태를 전달하는 과정에서 그 속성을 표출한다. 심층에서 발현되는 개인적이면서 또한 보편적인 경향성은, 내분비 시스템이 우리의 내밀한 개인적 직관과 창조적 경험을 타인과 소통시키는 중요한 수단이라는 의미를 내포한다.

예술적 창작 과정에서 우리는 장부와 선 사이를 오갈 수 있다. 예를 들어 춤을 창작할 때, 초기 단계에서는 좀 더 내적인 인상이나 감정 또는 생각이 움직임에 반영될 수 있도록 하는데, 이를 보통 "장부적으로" 진화시키는 작업이라고 한다. 하지만 춤이 다 완성되어 관객 앞에서 공연될 때면, 우리는 느낌, 이미지, 생각이 특정한 춤의 형태로 결정화crystallization되어 표현된 것을 관람하게 된다. 공연할 때의 긴장 또한 내분비 시스템과 관련된 고차원적인 각성, 인지, 표현을 자극한다. 물론 개인마다 이러한 패턴이 다르기 때문에, 어떤 공연자는 장부 또는 다른 시스템을 통한 표현을 좀 더 주도적으로 할 수도 있다. 관객도 마찬가지로 자신과 공연자의 신체 패턴 차이에 따라 다른 신체 시스템이 자극을 받게 된다. 비록 의식적으로는 명확히 파악하기 어려울지라도, 관객의 몸은 공연자가 자신의 신체 시스템, 선, 또는 장부

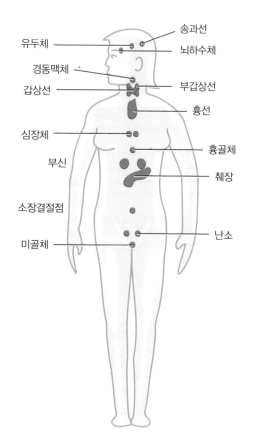

유두체
송과선
경동맥체
뇌하수체
갑상선
부갑상선
흉선
심장체
부신
흉골체
소장결절점
췌장
미골체
난소

내분비 시스템의 선glands과 체bodies

를 통해 결정화시킨 공연과 공명한다. 만일 음악가가 자신의 심장에서부터 연주를 하면, 말 그대로 우리의 심장도 움직이게(감동받게) 된다. 이때엔 운동감각과 감정적인 느낌을 모두 경험할 수 있다.

흥미롭게도 다양한 전통 문화에서 계승되는 춤과 음악을 살펴보면, 주로 하나의 선 또는 두 개의 특별한 선을 통해 이러한 예술이 표현된다는 사실을 알게 된다. 이는 그 문화가 지닌 "마음" 또는 지배적인 속성이 춤과 음악에 반영된 것일지도 모른다. 우연한 기회에 나는 티벳 불교의 라마승들이 추는 신성한 춤을 보고 매료된 적이 있다. 놀랍게도 그 춤을 추는 승려들의 모든 신체 센터들이 조화와 균형을 이룬 가운데, 몸-마음의 내적인 총체가 움직임으로 표출되고 있었다.

선의 구조, 위치, 기능

다음 설명은 보니 베인브릿지 코헨이 기록한 연구에서 가져왔다.[15]

미골체Coccygeal body는[16] 작고 불규칙적인 모양을 지닌 세포 덩어리로 꼬리뼈 끝에 놓여있다. 이곳으로 혈관과 신경이 풍부하게 지나간다. 여기는 생명력과 민감성이 높은 부위이다. 미골체의 기능은 과학적으로 알려져 있는 것이 없지만, 에너지 차원에서 활성화되면 골반기저부를 지지하고, 척추 끝부분과 고관절을 자유롭게 하며, 다리 움직임을 가볍고 민첩하게 해준다. 결국 미골체가 활성화되어 고관절이 자유로워지면 발가락 연결성이 생생하게 살아난다. 미골체는 발에서부터 동측밀기패턴이 일어날 때 다리와 척추의 연결성을 지지해준다. 또 우리 존재가 지구에 뿌리내릴 수 있도록 해주어 그라운딩된 느낌을 갖게 하고, 자기애와 자신의 생존을 지지하여 본능적 사랑의 기반을 형성한다. 내부와 외부 세계 사이가 분화되지 않았을 때의 "마음"은 태아의 삶과 밀접하게 연계되어 있으며, 이는 집단적 의식group ritual을 통해 경험할 수 있는 최면 상태와 닮았다. 이는 또 뿌리 차크라root chakra와 관련되며 머리에 있는 샘들과 연계되어 더욱 고차원적인 영적 통합을 위한 기반을 형성하는데 기여한다. 에너지 차원에서 보면 미골체는 머리에 있는 샘들을 그라운딩시킨다.

성선Gonads은 남자와 여자의 성과 관련되어 있다. 여성은 2개의 난소를 지니고 있으며 각각의 크기와 모양은 아몬드 정도이다. 난소ovaries는 골반강 중심에 놓여 있으며 몸 앞쪽과 뒤쪽을 잇는 선 중간쯤에서 배꼽과 치골 사이를 점하고 있고 좌우 중심선에서 약 2~3인치 정도 뻗어나온다. 난소는 여성호르몬을 분비하여 여자의 성적 특성을 발달시키고, 월경 주기를 조절하며, 임신, 출산, 수유를 관장한다. 난소는 난자를 생산하는 장부 기능도 한다.

남자들은 2개의 고환testes을 지니고 있다. 고환은 약 1~1.5인치 정도 길이에 가로 0.5인치 정도 크기를 지니고 골반강 밖으로 튀어나온 음낭 안에 놓여 있다. 고환에 대한 바디마인드센터링 작업을 통해 움직임을 지지하기 위해서 먼저 수정관vas deferens(고환과 음경을 이어주는 관)이 위치한 곳에서 골반강 깊숙한 부위 두 지점, 즉 여성의 난소가 위치한 곳과 같은 지점을 선택한다. 이 부위는 난자가 지나가는 지점과 가깝다. 고환은 남성호르몬을 분비하여 남자의 성적 특성과 생식 기능을 조절하며, 정자를 생산하고 보관하는 역할을 한다.

성선(성샘)은 생명 창조와 통합에 본능적 기반을 형성한다. 또 관능적, 성적, 육체적 사랑을 표현한다. 이들은 우리의 몸 안에서 안존감을 느끼게 하여 지구 위에 안착된 감정을 갖게 한다. 에너지 차원에서 보면 성샘은 발뒤꿈치, 발목, 앞다리, 그리고 천골과 연결되며, 이러한 부위가 성선과 정렬을 이루면 골반과 하체에 지지력과 그라운딩 느낌이 전해진다. 성선은 에너지를 손에서부터 골반을 통해 양쪽 발로 똑같이 내려보내기 때문에 동측밀기패턴을 지지한다. 성선은 또한 목에 있는 샘들을 그라운딩시키거나, 적어도 이들과 밀접한 관련을 맺고 있다. 성선과 목의 선들은 모두 창조성과 밀접한 관련이 있다. 성선은 지구, 성적 표현, 그리고 출산과 관련되고, 목의 선들은 언어, 목소리, 그리고 예술적 표현과 연관되어 있다. 성선은 천골 차크라sacral chakra와 관련된다.

소장small intestine은 선이 아니지만, 소화관을 따라 호르몬을 분비하는 세포들이 흩어져 있다.[17] 이들의 특수한 기능에 관한 증거는 아직까지 명확하게 밝혀지지 않았다. 소장은 내분비 시스템에 포함되어 발달 초기 단계 아이의 구강패턴Mouthing Pattern을 지지한다. 또 소화관에 있는 장부들, 요천추 관절, 그리고 요추의 만곡을 지지하기도 한다. 장의 중심, 배꼽 바로 아래에 있는 중심점은 하라hara(일본어로 복부의 에너지센터를 지칭한다)와 관련되어 있다. 이곳은 무게와 중력 중심이기도 하며 신체의 위치를 잡을 때 기준점이 되기도 한다. 이 소장과 관련된 "선"은 영양 공급, 자기지지self-support와 관련된 모든 측면에 관여한다.

부신Adrenals은 두 개이며 약 1~2인치 정도 크기로 좌우 신장 상부에 위치한다. 이들은 횡격막 아래 11번과 12번 늑골 위치에서 척추 양쪽에 위치한다. 부신 뒤쪽으로는 강력한 허리 근육과 등근육이 자리한다. 부신의 중앙부를 형성하는 조직인 부신수질adrenal medulla에서는 생명을 위협하는 상황에 대처하기 위해 "투쟁-도피fight or flight"와 관련된 호르몬인 아드레날린을 분비하고, 스트레스 가득한 상황이 제거되면 균형을 잡기 위해 노르에피네프린을 분비한다. 바깥쪽의 부신피질adrenal cortex에서는 미네랄과 혈당을 조절하는 스테로이드steroids라는 호르몬이 분비된다. 부신은 생명력, 생존본능, 그리고 신체를 통해 드러나는 본능에 따른 용기와 관련이 있다. 두려움(자기 방어 기능), 분노, 불안 등도 부신과 관련이 있다. 에너지가 계속 과하게 사용되거나 활동을 통해 적절히 풀리지 않으면, 부신에 스트레스와 피로가 쌓인다. 부신은 가슴 부위에 있는 선들에 의해 에너지 차원에서 지지를 받지만, 반대로 그 선들을 그라운딩시키거나 지지하기도 한다. 또 부신은 무릎, 대퇴골, 천장관절과 에너지 차원에서 연결된다. 이 에너지가 배꼽방사패턴을 통해 몸 전체로 퍼져나가는 느낌을 받을 수도 있다.

췌장Pancreas은 약 6인치 길이에 물고기 모양을 하고 있다. 그 머리는 요추 2번 높이에서 체간 중심에 위치하고, 몸체는 왼쪽 위쪽 그리고 뒤쪽을 향해 있으며, 꼬리는 흉곽벽 근처의 비장에 닿는다. 췌장은 장부이며 외분비선과 내분비선의 기능을 모두 지닌다. 내분비 세포는 주로 췌장 머리 근처에 위치하며, 이는 배꼽과 흉골 하부 끝지점을 잇는 중간 지점에 해당된다. 췌장이 있는 위치는 머리와 양발이 이루는 삼각형, 그리고 꼬리뼈와 양손이 이루는 삼각형이 교차하는 중심점이다. 췌장은 이 6개의 끝지점에 에너지 차원의 지지력을 부여하고 이들 사이에 생기는 공간장력spatial tension을 유지한다. 이와 같은 방식으로 발에서부터 생기는 동족밀기패턴을 지지하기도 한다. 이 패턴을 통해 아이는 처음으로 모든 지체를 온전히 신전시키며, 이때 몸 전체에 공간장력이 형성된다. 췌장은 인슐린insulin과 글루카곤glucagon을 분비하며, 이들은 혈당 수치를 낮추거나 높이는데 관여한다.

태양신경총 차크라solar plexus chakra와 관련된 장부와 선처럼, 췌장의 에너지도 사회적 본능의 기반을 이룬다. 췌장은 심장 아래쪽에 위치해 지지기반base of support을 형성하며, "집단의" 자기관심과 인지로부터 "집단을 위한" 관심과 사랑으로 이행을 돕는다. 이는 의식이 태양신경총에서 심장 차크라로 움직일 때 발생한다. 태양태경총과 관련된 장부와 선의 에너지는 개인적인 힘과 니즈뿐만 아니라 에고의 생존에 있어 다른 사람 그리고 다른 집단과의 관계를 맺는데에도 필요하다. 이를 통해 심장인지heart awareness가 깨어난다. 만일 태양신경총을 지나는 조직과 심장 또는 천골 센터 사이에 혼란이 발생하면, 성과 사랑이 경쟁, 갈등, 그리고 궁핍의 형태로 표현될 것이다. 췌장은 화, 두려움, 흥분, 그리고 원기충만과 관련된 강력한 감정을 표현하며, 에너지 차원에서 내분비 기능과 함께 태양신경총 부위의 장부들을 통제한다.

흉골체Thoraco body는[18] 횡격막 근처에 있으며, 약 3/4인치 크기로 검상돌기 뒤쪽에 위치한다. 흉골체가 열리면 흉추 횡격막과 폐를 통한 외호흡이 지지력을 받게 된다. 흉골체는 신체의 상부와 하부 센터 사이의 관문이다. 따라서 이 부위는 태양신경총과 심장 센터들 사이의 관계와 통합, 그리고 자기의식에서 집단의식으로 이행하는데 중요한 역할을 한다. 흉골체는 몸 전체에 호흡이 충만하게 되도록 돕고 전척추패턴Pre-Spinal pattern을 주관한다. 그러므로 흉골체는 물리적인 몸 전체의 정렬과 통합에 관여한다.

심장체Heart bodies는 흉골체와 마찬가지로 경험적으로 발견된 조직이다. 이들은 흉골 뒤쪽에 좌우에 하나씩 존재하며, 늑골 5번 또는 젖꼭지 높이에서 심장 표면 또는 안쪽에 위치한다. 최근 연구에 의하면 심장은 자체적으로 내분비 기능을 한다고 한다.[19] 심근은 순환계에 항상성을 유지시키는 호르몬을 분비하며 이외에도 다양한 기능을 한다. 두 개의 심장체는 각기 별개의 구조를 지니고 있고 심장에 붙어있거나 또는 안쪽에 위치하는 것처럼 느껴지지만, 그 기능에 대해서는 더 많은 연구가 이루어져야 한다. 에너지 차원에서 심장체는 손을 벌려 포옹하고 손과 눈을 통해 세상으로 뻗어나가는 마음의 표현과 관련이 있다. 또한 심장체는 전완과 손목을 지지하여 손에서부터 일어나는 동족밀기패턴을 통제한다. 심장체는 타인에 대한 애정, 그리고 집단의식과 관련된 감정을 표현하는 바탕을 제공하기도 한다. 심장과 마찬가지로, 심장체도 주고 받는 일, 무조건적인 사랑과 포용, 그리고 타인과의 합일과 관련된 조직이다. 심장체의 에너지가 표현되지 못하거나 고갈되면 태양신경총 센터로 회귀하여, 우울하거나 상처입은 느낌 또는 분노 등과 같은 강력한 감정이 표출된다.

흉선Thymus은 두 개의 엽two-lobed으로 이루어져 있는 내분비선이며 흉골병 바로 뒤쪽에 놓여 있다. 흉골병은 흉골 상부를 지칭하며 이는 심장보다 위쪽이다. 흉선은 대략 나비 모양을 하고 있으며 성인에게서 넓이와 폭이 각각 2인치 정도 되는데, 때로는 위축되어 작은 섬유조직으로 이루어진 조각 정도로 줄어들기도 한다. 아이 때는 매우 크지만 사춘기에 접어들면 줄어들며, 이때 흉선을 이루는 세포들이 신체의 다른 부위로 이전되어 림프 시스템의 면역 기능을 돕는다. 적절한 자극이 가해지지 않거나 그 활용이 감소하여도 크기가 줄어든다. 에너지 차원에서 흉선은 자세와 움직임을 지지하며, 생리적으로는 신체에 자연적인 방어 기능을 제공한다. 흉선은 T림프구를 생성하며, T림프구 성장을 자극하는 호르몬을 분비하는 등 질병을 예방하는데 중요한 역할을 한다. 림프 시스템의 일부로써 흉선은 에너지 차원에서 인체에 경계 감각이 형성될 수 있게 해준다. 경계와 보호가 상실되면 면역 시스템이 망가질 수 있다. 따라서 흉선을 자극하면 약해진 경계를 강화시키고 두려운 느낌을 용기있는 행동으로 변형시킬 수 있도록 도움을 줄 수도 있다. 흉선은 본능적인 용기를 관장하는 센터인 부신과 밀접한 관계를 맺는다. 흉선은 특히 어깨관절과 견갑대가 자유롭게 움직일 수 있도록 지지하며, 양쪽 어깨 사이에 위치한 가슴을 활짝 펴는 느낌을 갖게 하는 데에도 도움을 준다. 이러한 지지력이 활성화되면 인간은 앞쪽으로 그리고 하늘 방향으로 나아가게 되고, 열린 자세로 인해 용기 가득한 마음이 형성된다. 흉선은 손에서 비롯되는 동족뻗기&당기기패턴을 지지한다. 심장 차크라heart chakra 바로 위쪽에 위치해서 사랑에 기반한 용기, 그리고 본능이나 의무감을 넘어선 행위의 기반을 형성하는 일도 흉선에서 담당한다.

갑상선Thyroid은 목 전면의 중부와 하부를 둘러싸고 있는 큰 조직인데, 두 개의 엽으로 이루어져 있으며 약 2인치 정도 길이로 목 양쪽에 놓여있다. 갑상연골 바로 아래쪽, 기관지 전면을 가로지르는 얇은 밴드가 이들을 이어준다. 갑상선은 물질대사를 조절하고 정신적, 성적인 성장을 조율하는데 중요한 역할을 하는 호르몬을 분비한다. 또 노래할 때 목소리에 힘을 부여한다. 갑상선은 예술적이고 창조적인 표현과 관련된 목 차크라throat chakra와도 관련된다. 갑상선이 성적인 발달에 생리적 차원에서 영향을 주기 때문에 생식을 통한 탄생을 관장하는 성샘과도 특수한 관계를 맺는다. 에너지 차원에서 갑상선은 팔꿈치와 상완골을 지지한다. 따라서 갑상선과 팔꿈관절을 서로 만날 수 있게 움직이면 해당 부위를 열고 자유롭게 해주는데 큰 도움을 줄 수 있다. 우리는 이를 인도와 발리 사람들이 추는 아름다운 전통춤을 통해 확인할 수 있다. 이는 골반과 발뒤꿈치(성샘)를 강하게 움직이며 지면과 그라운딩된 채로 관절을 섬세하게 구동시키는 춤이다. 갑상선은 발에서부터 비롯되는 동족뻗기&당기기패턴을 지지하기도 한다.

부갑상선Parathyroids은 총 4개이며 작은 계란 모양을 하고 있다. 길이는 각각 1/3인치 정도며 갑상선 뒤쪽에 안착되어 있다. 부갑상선은 아래쪽에 두 개 위쪽에 두 개가 존재하는데, 이들은 혈중 칼슘 수치를 조절하는 기능을 한다. 갑상선과 마찬가지로 부갑상선도 창조적 표현을 지지하고, 노래를 할 때 멜로디를 부드럽고 정밀하게 조절할 수 있도록 해준다. 또 목소리를 낼 때 손을 섬세하게 움직이며 표현할 수 있도록 돕는 역할도 한다. 이는 아시아인들이 추는 춤에 잘 드러난다. 늑골의 움직임, 그리고 늑골과 견갑골 사이의 움직임도 부갑상선의 에너지 지지를 받는다. 그래서 늑골에서부터 견갑골이 자유롭게 움직이면 대측뻗기&당기기패턴Contrlateral Reach&Pull을 형성하는데 도움을 준다.

경동맥체Carotid bodies는 두 개의 작은 콩 모양을 하고 있으며, 하악각 바로 아래, 목 상부 양쪽에서 경동맥 분기점에 위치한다. 이들은 혈압과 혈액의 화학적 성분 변화를 감지하는 신경을 포함하고 있어서 호흡과 혈액 순환을 조절하는데 중요한 역할을 한다. 경동맥체는 눈에 띄는 내분비 기능을 하진 않지만 에너지 차원에서 위쪽과 아래쪽에 위치한 선들의 중요한 관문 역할을 한다. 경동맥체를 관통하는 에너지 흐름이 자유로우면 몸 전체에서 머리의 균형을 잡고 통합시키는데 도움을 준다. 이들은 목, 척추를 지지하며, 꼬리뼈에서 일어나는 척추밀기패턴을 돕는다. 또한 경동맥체는 소리 주변에 형성된 고요함을 지지함으로써 목소리에 힘을 부여한다. 또 "신성의 고결함divine nobility"과 "진실을 표현하는 용기"의 기반을 형성한다.

뇌하수체Pituitary는 한 개로 이루어져 있으며 크기는 작은 완두콩 정도로 작고 전엽과 후엽으로 구성된다. 이 조직은 제 3뇌실에서 뻗어나온 가지에 달려 있으며 대뇌피질 아래, 접형골의 움푹 패인 작은 공간에 안착되어 있다. 뇌하수체는 머리의 중심선에서 약간 앞쪽에 위치하는데, 이는 비강 상부 바로 뒤쪽이다. "마스터선master gland"으로도 알려졌는데, 이는 뇌하수체가 다른 모든 내분비 시스템에 지시를 내린다고 생각해왔기 때문이다. 하지만 내분비 시스템은 계층적이라기보다는 오히려 상호 소통하며, 선들 간에 항상 서로 견제와 균형을 유지하면서 몸 전체에 걸쳐 신경내분비neuroendocrine 시스템을 형성한다. 뇌하수체는 갑상선, 부신, 성선의 호르몬 분비에 영향을 주며 출산 유도, 수유, 세포 성장과 분화와 관련된 호르몬도 분비한다. 이를 통해 물질대사에 영향을 미치고, 신장에서 수분을 보존할 수 있게 하는 데에도 관여한다.

뇌하수체는 눈의 기능을 지지한다. 또 시각, 지성, 상상력, 개념적 사고와 관련된 모든 과정에도 관계되어 있다. 그러므로 뇌하수체를 과사용하면 머리가 중심선에서 앞으로 끌려나가게 된다. 이는 독서, 집필 등과 같이 시각과 지력을 집중적으로 사용할 때 발생하는 전형적인 자세이다. 머리가 전방으로 이동하는 자세에서는 뇌하수체가 척추 말단에 의해 닻이 내려진 느낌을 갖게 된다. 뇌하수체는 꼬리뼈에서부터 비롯되는 척추뻗기&당기기패턴을 지지하며, 이타적인 사랑과 열정의 기반을 형성하기도 한다.

유두체Mamillary bodies는 두 개의 작고 둥근 모양을 지니며 중뇌 안쪽 좌우에 위치한다. 이는 뇌하수체보다 약간 뒤쪽, 위쪽이며 인체의 중심선과 정렬을 이룬다. 유두체는 전통적으로 내분비선으로 간주되지 않았지만, 최근 연구에서는 내분비 기능을 할 수도 있다는 결과가 나왔다. 유두체는 대뇌변연계의 일부이다. 변연계는 뇌의 특정 영역으로 내분비선과 비슷한 방식으로 혈중에 화학물질을 분비한다. 통증/쾌락 반응이 유두체 기능과 관련이 있다. 유두체는 신경 시스템과 내분비 시스템 모두와 밀접한 관계가 있기 때문에 하나의 시스템에서 다른 시스템으로 진입하는 명료한 하나의 지점으로 간주될 수 있다. 따라서 이 유두체를 신경내분비 시스템의 "초석"으로 불러도 무방하다. 유두체는 입과 코를 관장하기 때문에 냄새를 맡고 빨기반사와 삼킴반사같은 원시적인 기능과도 관련이 있다. 유두체는 또 각성 상태와도 관련이 있다. 따라서 이들의 에너지는 머리에서 비롯되는 척추뻗기&당기기패턴을 우선적으로 구동하며, 우리를 좀 더 고차원적인 각성, 인식 상태로 일깨운다.

유두체는 통찰, 인식, 시공간 경계의 확장과 해체 감각에 기반을 제공한다. 유두체에서 인지를 센터링centering하면 머리와 몸통을 수직축을 따라 정렬시키는데 도움을 주고, 또 머리가 위쪽 공간으로 뻗어나가는 것을 허용한다. 이를 통해 몸을 돌리고, 구르고, 공간 안에서 나선형으로 불균형하게 움직일 때에도 균형을 잡게 된다. 이러한 센터링 작업은 공간성, 무시간성, 그리고 인지 감각의 개방에서 오는 즐거움을 선사한다. 명상과 같은 수련을 통해서 얻는 느낌도 이와 비슷하다.

송과선Pineal은 선들 중 맨 마지막 또는 처음 자리에 위치한다. 모양은 작은 계란 또는 콘 모양을 하고 뇌하수체와 유두체에서 사선으로 위쪽, 뒤쪽에 놓여 있는데, 이는 중뇌의 위쪽에 해당된다. 송과선에서는 멜라토닌이라는 호르몬이 분비된다. 멜라토닌은 주로 밤에 분비되며 빛에 의해 억제된다. 멜라토닌을 통해 송과선은 "중심조절자central regulator"로 간주되는데, 이는 면역, 내분비, 성, 온도조절, 그리고 다른 많은 신체 기능을 관장하는 것과 관련이 있다.[20] 송과선은 매일, 매달, 그리고 일년 단위로 반복되는 태양과 달의 변화와 관련된 휴식과 활동, 월경 주기, 수면 등에 있어 인체 기능을 조화시키는데 중요한 역할을 담당한다. 진동에 민감하기 때문에 귀의 기능을 관장하기도 하는데, 이로 인해 청각과 전정감각 또는 균형과 내이inner ear 메커니즘과도 연계된다. 송과선은 빨리 나이드는 것을 예방하기도 한다. 이탈리아와 러시아 연구가들에 따르면, "노화는 송과선 자체에서 시작되어 진행된다는 증거"가[21] 존재한다. 또 송관선은 다운증후군Down's syndrome과도 강한 연관성이 있는 것처럼 보인다.[22] 지금까지 흉선, 갑상선, 뇌하수체 등의 다른 선들과 송과선, 그리고 특히 면역 기능과의 관계에 있어, 이들 사이에 명확한 기능적 연결점이 있다는 사실이 밝혀졌다.[23]

송과선은 전통적으로 내면을 바라보는 신비한 "제 3의 눈"으로 간주되었다. 실제로 송과선에서는 눈의 망막에 있는 것과 비슷한 세포가 발견된다. 알랜 블리클리Alan Bleakley는, "송과선은 몸 안에서부터 무언가를 '본다'는 증거가 있다. ⋯ 꿈에서 또는 눈으로 세상을 볼 때와 마찬가지로, 송과선은 신체 현상을 내부 이미지로 변환한다"고[24] 기술한다. 송과선은 특정 치유기법 또는 영적훈련을 통해 계발되며, 통찰력과 정신력이 강한 사람에게서 잘 발달되어 있다고 보고된다. 이 선은 출산과 관련되어 있으며 죽을 때의 출구이기도 하다. 송과선은 머리에서 비롯되는 척추밀기패턴을 지지한다. 또한 영적인 훈련 과정에서 이중성 또는 분열을 초월하는 초석을 마련해주는 조직으로 간주되기도 한다. 따라서 송과선 센터링을 통해 오래된 역사와 영원성, 과거와 미래 등과 같은 시간의 깊이와 관련된 감각이 현존할 수 있도록 촉발시킬 수 있다.

송과선을 활성화시키면 머리의 움직임을 구동시키고 균형 잡힌 동작을 섬세하게 할 수 있도록 지지해준다. 이로 인해 머리가 몸 전체의 일부로써 동작하게 되며, 척추의 움직임이 풀려서 좀 더 유동적이고 역동적인, 그리고 통합적인 움직임이 일어난다. 모든 선들이 활성화되고 그 에너지가 균형을 이루면 내부 교정이 일어나 미묘한 정렬이 잡히게 된다. 그러면 척추와 신체 다른 구조들도 통합된 코어 주위에서 한층 명료한 정렬을 이루게 된다. 내분비 시스템에 대한 센터링 작업을 할 때면 모든 선과 체 사이의 통로를 활짝 열어 에너지가 자유롭게 표출될 수 있도록 해야 한다. 이는 전체 선들과의 관계를 무시하고 단일한 선만 떼어서 작업하는 것이 별로 도움이 되지 않는다는 의미이다. 움직임 접근법과 이미지를 사용하는 방식은 몸 전체로 에너지가 흘러갈 수 있도록 촉진시키며 변화가 통합될 수 있도록 돕는다. 내분비 시스템에 균형이 잡히면 사람 자체가 전체적으로 통합되고 조화된다. 그리고 존재의 깊이와 충만함이 생겨난다.

탐험

　　내분비 시스템에 의식을 사용하면 신체 정렬을 통합시키고, 신체에서 표현되는 마음과 느낌을 명확하게 하는데 도움이 된다. 각각의 선은 다른 신체 시스템에 강력한 영향을 주며, 골격, 근육, 장부에서 구동되는 움직임패턴을 견고하게 지지하기도 한다. 내분비 시스템을 통한 리패터닝에 의해 다른 신체 시스템엔 개방성, 유연성, 힘과 유동성이 최대치로 부여된다. 따라서 이 시스템이 활성화되어 움직임을 지지하면, 그 움직임엔 기민함, 명료함, 그리고 맥동이 느껴진다. 내분비 시스템은 느낌, 이미지, 상징, 기억, 그리고 꿈과 같은 정보를 내면 정신 세계에서 확보시켜 창조적이고 전위적인 작업의 원천을 풍부하게 제공하기도 한다. 따라서 내분비 시스템에 대한 인지를 심화시킬수록 우리는 직관력과 내적 지혜의 원천에 한층 더 다가갈 수 있다.

1　　장부에서처럼, 자신의 몸에서 개별 선의 위치를 확인하고, 가능하면 파트너나 친구의 도움을 받는다. 내분비 시스템에서도 시각화, 호흡, 히싱, 또는 소리 기법을 활용할 수 있다. 소리와 리듬에 따라 촉진되는 선이 어떻게 다른지 탐험하라. 부드럽게 시행하라. 선은 고도로 민감한 에너지 구조체이기때문에 강하게 해서는 안 된다. 선과의 관계에서 개인적으로 필요한 것이 무엇인지 리스닝하라.

2　　선에서부터 작은 움직임을 구동하여 서로 다른 방향에서 이동, 회전이 일어나게 해보라. 그런 다음 이렇게 구동된 움직임을 바탕으로 몸 전체가 좀 더 능동적으로 참여하는 큰 가동범위의 동작으로 나아간다. 이 과정에서 근육이나 혈액 등과 같은 다른 시스템을 동원해야 할 것이다. 왜냐면 이런 시스템들을 통해 선의 움직임이 표출되어 몸 전체 동작으로 이

어지기 때문이다.

3 자신에게 맞는 선을 선택한 후, 표1을 참조하여 발달패턴과 관련된 움직임을 탐구한다.

4 선으로부터 춤을 구동시키는 탐험은 흥미진진하다. 움직임의 질감, 느낌, 이미지, 의식 상태 등을 인지하면서 춤을 춰보라. 다른 종류의 음악에 맞춰 춰도 좋다. 움직임이 구동되어 나오는 선들을 구별해보라.

5 다음의 움직임 시퀀스는 발달패턴 일부를 포함하고 있다. 각각을 느리게 여러 번 집중적으로 연습해보면서, 의식적으로 움직임을 구동하고 지지하는 선 또는 선들의 시퀀스에 집중해보라. 그런 다음 전체 시퀀스를 유동적으로 멈추지 말고 이어보면서 선, 척추, 그리고 몸 전체로 흐르는 에너지를 느껴보라. 각각의 동작을 오직 한 번 또는 원한다면 하고 싶은 만큼 여러 번 해도 괜찮다. 편안하고 매우 가벼운 마음으로 흘러가는 대로 선에 집중하면서 움직여보라. 선들 또는 척추를 통해 지나가는 에너지의 흐름과 연결성을 찾아보라. 일단 여기서 제시하는 움직임 시퀀스에 익숙해지면 동작의 외형에 집착하지 말고 느낌이 흘러가는대로 내버려두어라.

이 시퀀스가 장부, 뼈, 또는 근육에서 구동되도록 연습하고 싶을지도 모른다. 움직임이 선에서 구동될 때와 어떤 변화와 차이가 있는지 확인해보라.

몸이 원하는 자연스러운 동작을 시퀀스에 첨가하거나, 다른 동작으로 대치해도 된다. 집중력을 동원해 시퀀스를 얼마간 지속한 후엔, 해당 시퀀스를 하나의 프레임워크로 삼아 즉흥적인 움직임이 일어날 수 있게 한 후 점차 자신만의 창조적인 움직임을 탐험해보라.

내분비 시스템을 활성화시키고
균형잡게 하는 움직임 시퀀스

1   등을 바닥에 대고 무릎을 굽힌 자세로 눕는다. 이때 양발바닥은 바닥에 닿는다. 그런 다음 미골체에서부터 회전 동작을 구동시킨다. 꼬리뼈를 위로 말아 작은 아치를 만들면서 치골을 향해 움직인 후 바닥으로 내려놓는 동작이다. 꼬리뼈가 위로 올라갈 때 발가락과 발볼로 지면을 가볍게 누른다. 이때 복부와 허벅지의 근육은 이완되어야 하며, 허리는 신장되면서 바닥을 누른다. 발로부터 전해지는 압력에 의해 꼬리뼈가 올라가는 동작이 지지받는다. 이 동작을 여러 번 반복하라(그림 8-12).

2   같은 방식으로 미골체에서 움직임을 구동한다. 이번엔 꼬리뼈를 더 높이 올려서 무릎 방향으로 뻗으면서 움직인다. 그러면 골반이 들려 바닥에서 뜨면서 "브릿지 자세"로 동작이 진행되고, 성선, 소장 센터, 부신을 차례대로 지나면서 척추에 아치가 생긴다. 호흡을 내쉬면서 동작을 진행한다. 꼬리뼈가 들리면 내쉬는 호흡에 에너지가 발가락으로, 성선을 지나며 골반이 들리면 발뒤꿈치로, 소장이 구동되면서 발바닥 아치까지 이르면 지지력이 점점 커진다. 또 부신에서 에너지가 방사되면 무릎이 신장

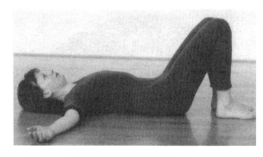

그림 8-12. 미골체로부터 움직임 구동하기

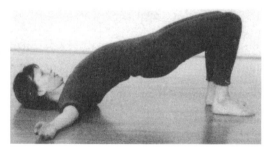

그림 8-13. 미골체, 성선, 소장과 부신

되며 멀어진다. 이제 다시 움직임 순서를 반대로 구동시켜 원래 자세로 되돌아온다. 그러면 척추가 차례대로 신장되면서 바닥으로 되돌아온다 (그림 8-13). 동작을 여러 번 반복한다.

3 (다음 두 운동은 시퀀스 끝에 해도 된다) "브릿지 자세"에서 췌장으로 호흡을 넣은 후 내쉬면서 에너지를 위쪽의 모든 선들을 지나 머리와 손으로 보낸다. 이때 발생하는 파동을 이용해 몸을 밀면서 정수리와 양손으로 균형을 유지한다(그림 8-14). 허리와 등이 충분히 건강하고 유연하다면, 다음 날숨 때 췌장에서부터 에너지를 양손과 양발로 보내 더 높은 아치를 만든다. 하지만 허리에 자극이 간다면 유연성이 높아질 때까지 이 동작은 제외한다. 췌장은 허리에 더 크고 높은 아치를 만들기 위한 "초석"이다. 이 자세에서 손과 발은 바닥을 밀면서 췌장을 지속적으로 지탱한다. 척추 양끝단이 부드럽게 늘어난다는 생각을 하면 머리와 꼬리뼈 양쪽으로 부드럽게 흔든다(그림 8-15). 그런 다음 천천히 허리를 지면으로 낮춘다. 머리가 닿은 후 서서히 골반과 꼬리뼈까지 바닥에 닿으며 각각의 선들을 지나서 흐름이 내려온다. 다음 운동을 하기 전에 얼마동안 쉰다.

4 필요하다면 양손을 써서 허리를 지지하면서, 다리를 머리 뒤로 넘겨 꼬리뼈가 위를 향하게 하고 발이 바닥에 닿게 한다. 이는 요가의 "쟁기 자

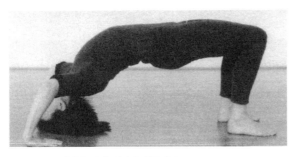

그림 8-14. 췌장을 지나 머리의 선들까지

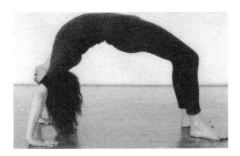

그림 8-15. 췌장을 지나 양손과 양발로

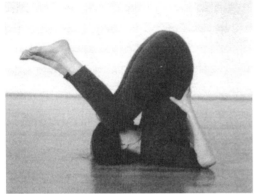

그림 8-16. 부신

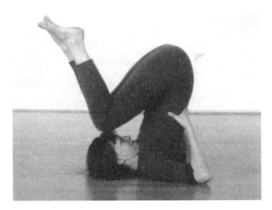

그림 8-17. 성선

세"이다. 이제 부신의 회전을 구동하여 척추의 중부를 똑바로 편다(그림 8-16). 다음으로 성선의 회전을 구동하면 어깨와 척추 위에서 골반이 정렬된다(그림 8-17). 이제 미골체에서 뻗어나간 에너지가 발가락으로 가서 다리를 완전히 펴면 어깨로 선 자세가 이루어진다(그림 8-18). 그런 다음 회전을 반대로 하여 발과 무릎이 머리 뒤쪽 바닥 방향으로 되돌아 오게 한다(그림 8-19). 이제 다시 췌장을 이완시켜 어깨서기를 반복한다. 부신, 성선을 지나 미골체까지 움직임이 구동되게 한다. 이러한 움직임을 몇 번 더 반복한 다음 척추 전체를 펴서 바닥에 등을 대고 누운 자세에서

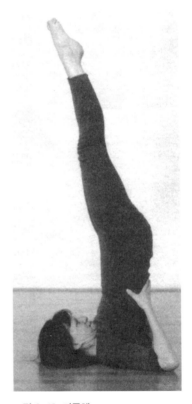

그림 8-18. 미골체

편히 쉰다.

5 미골체를 회전시켜 오른쪽으로 뻗어나가게 하면서 왼발가락을 동시에 뻗으면, 왼발이 오른쪽 다리를 넘어 반대편 바닥에 닿는다. 미골체에서부터 머리의 선들까지 위쪽으로 차례대로 하나씩 회전한다. 그러면 나선형으로 몸 앞쪽이 돌아간다. 상체, 어깨, 팔, 목, 그리고 머리는 이완된 상태를 유지하고 있어야 하며, 각각의 선들은 나선형으로 스트레칭되어 척추 움직임을 순차적으로 구동하고 지지한다(그림 8-20). 되돌아 오려면 송과선에서부터 회전을 구동시킨 다음 순차적으로 아래로 내려온다. 이번엔 회전이, 머리를 돌리고 왼손을 뒤쪽 바닥으로 뻗으면서 시작된다. 반대쪽도 시행하라. 좌우를 여러 번 반복한다.

6 몸을 굴려서 복부를 바닥에 대고 엎드린다. 이때 양팔은 머리 위쪽 바닥에 편안히 놓는다. 숨을 흉골체로 보내면 호흡에 의해 전체 흉곽이 확장되는 느낌이 든다. 그러면 머리와 팔을 위쪽으로 움직인다. 숨을 내쉬면서 양팔을 바닥과 나란하게 해 머리쪽으로 가져온 다음 뻗는다. 이제 숨

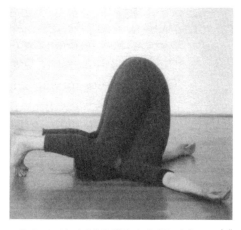

그림 8-19. 이 자세에서 췌장이 다리를 바닥으로 뻗게 한다.

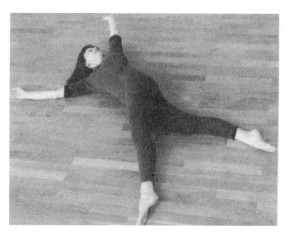

그림 8-20. 미골제에서 송과신까지. 송과신에서 미골제까지 모든 선들의 시퀀스

을 들이쉬면서 상부 흉곽, 머리, 그리고 팔을 바닥에서 조금 더 들어올린다. 이 동작을 할 때 몸에 불편함이 없어야 한다. 그래야 호흡의 충만함으로 편안하고 통합된 동작이 이루어지고, 양팔과 머리는 흉곽과 척추에 의해 지지된다. 그런 다음 들숨을 완료하면서 양팔을 양쪽으로 넓게 펼치며 바닥에서 좀 더 올라간다(그림 8-21). 들숨과 날숨이 전환되는 중간엔 잠깐 멈췄다가 다시 부드럽게 이완하며 바닥으로 되돌아간다. 숨을 내쉬면서 이 동작을 반복한다. 위로 올라갈 때 흉골체와 하부 흉곽이 그라운딩되어 지지기반 역할을 해주며 바닥과 접촉된 느낌을 받아야 한다. 그래야 허리 통증이 예방되며 엉덩이 근육이 긴장되지 않는다. 다리는 쭉 편 상태에서 동작을 하는 내내 지면에 안착되어 있어야 한다. 이 움직임은 수영할 때 평영과 닮았다.

7   송과선에서 구동된 움직임에 의해 정수리가 위로 올라가면서 시작된다. 송과선에서 심장체까지 각각의 선을 지나 순차적으로 움직임이 구동되면 머리는 위쪽으로 뻗어나간다. 이때 양쪽 전완은 바닥을 지지한다(그림 8-22). 팔과 어깨 근육은 가능한 최소로 동원되도록 한다. 움직임이 송과

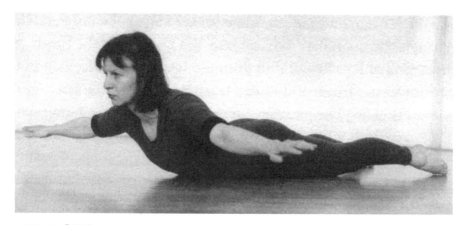

그림 8-21. 흉골체

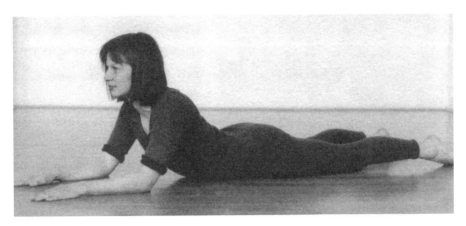

그림 8-22. 송과선에서 심장체까지

선에서 심장체까지 순차적으로 진행되어 내려올 때 척추는 양쪽 견갑골 사이에서 늘어나며, 흉곽, 견갑대, 팔꿈치, 전완, 그리고 손목 순으로 지지력이 내려온다. 이제 심장체에서 송과선까지 반대로 움직임을 구동하여 원래 자세로 되돌아온다.

8   스핑크스 자세에서부터 몸을 밀어서 척추밀기패턴을 준비하는 자세로 되돌아온다. 꼬리뼈에서부터 머리까지 척추를 통해 앞쪽, 등쪽으로 락킹 rocking을 구동한다(이에 대해서는 3장에서 소개했던 척추밀기패턴의 설명을 참조하라). 아래쪽에서 락킹하여 미는 힘이 정수리에 이르기까지 에너지가 미골체에서 송과선까지 모든 선들을 통해 흘러갈 수 있도록 한다(그림 8-23). 그런 다음 송과선에서 미골체까지 밀어서 되돌아온 후 뒤꿈치에 다시 안착한다(그림 8-24). 꼬리뼈에서부터 밀기패턴이 일어날 때, 경독맥체는 경추에 여분의 지지력을 부가하고, 송과선은 머리에서부터 일어나는 밀기패턴에서 전체 움직임 시퀀스를 그라운딩시키면서 지지한다.

9   지면을 따라 머리와 척추를 앞쪽으로 뻗고 유두체를 통해 위쪽으로 머리를 들면서 양손으로는 바닥을 지탱한다. 머리에서부터 비롯되는 척

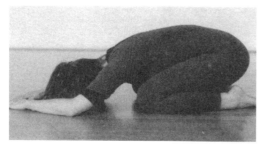

그림 8-23. 미골체에서 송과선까지 모든 선들이 순차적으로 구동

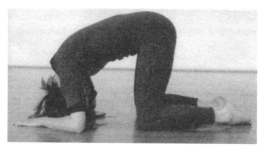

그림 8-24. 송과선에서 미골체까지 모든 선들이 순차적으로 구동

추뻗기&당기기패턴이다(그림 8-25). 그런 다음 미골체를 통해 몸을 뒤로 당긴다. 그러면 양손과 양무릎으로 엎드린 자세가 된다(그림 8-26). 뒤쪽으로 움직일 때는 뇌하수체가 머리를 지지한다. 처음 시작 자세로 되돌아와 같은 동작을 반복한다. 양손과 양무릎으로 지지하며 머리와 꼬리뼈를 통해 일어나는 밀기패턴으로 앞뒤로 움직일 때 에너지가 신체의 모든 선을 통해 순차적으로 흘러가는 것을 느껴본다. 그러면 척추가 딱딱한 덩어리로 움직이지 않고 신장된 상태에서 유동성을 지닌채 움직인다.

10 미골체를 통해 꼬리뼈를 위쪽 천정 방향으로 당긴다. 그러면 손과 발로 지탱하는 "삼각형 자세"가 된다. 먼저 발에서부터 머리 방향으로 밀면 몸은 앞쪽으로 신장되며 무게가 양손에 모인다. 그러면 발에서 머리까지 통합된 라인으로 지지받게 된다(그림 8-27). 그런 다음 머리에서 꼬리뼈로 밀면서 삼각형 자세를 만든다(그림 8-28). 췌장이 양손과 양발 사이에 공간장력spatial tension을 유지할 수 있게 해줘야 척추 중간 부위가 붕괴되지 않는다. 이 동작은 매우 강렬하다. 머리와 꼬리뼈, 양손과 양발 사이의 공간장력이 몸 전체에서 유지되기 때문이다. 췌장은 양손과 꼬리뼈, 그리고 양발과 머리가 만드는 두 개의 삼각형 중심에 놓여 있다.

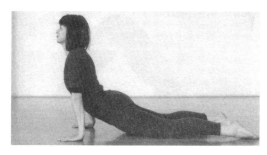

그림 8-25. 유두체

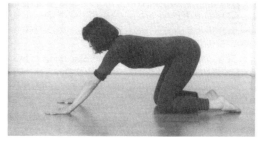

그림 8-26. 미골체가 구동하고, 뇌하수체가 지지한다.

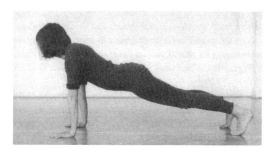

그림 8-27. 췌장

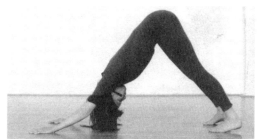

그림 8-28. 췌장

11　손으로 바닥을 짚으며 발쪽으로 가져온 다음 양손과 어깨를 이완한다. 그런 다음 척추를 펴면서 선다. 골반 아래에서 미골체가 회전을 구동하면서 동작을 시작한다. 이때 성선이 회전하여 골반을 수직 자세로 정렬시키는데 도움을 준다. 성선이 회전한 다음엔 소장 센터가 회전하여 정렬을 맞추고, 그 다음엔 순차적으로 위쪽으로 각각의 선들을 지나 척추가 바로 서게 한다. 해당 척추 부위와 관련된 선들을 지나면서 척추도 수직으로 정렬된다(그림 29~31). 목이 이완되면 마지막으로 머리가 위쪽으로 바르게 세워진다.

12　척추를 부드럽고 유동적인 상태로 유지하며 수평면 상에서 머리 꼭대기를 작게 회전한다. 이는 마치 머리로 공간에 원을 그리는 느낌이다. 이 동작은 유두체에서 구동되며, 발목과 발이 이 움직임에 축을 제공해

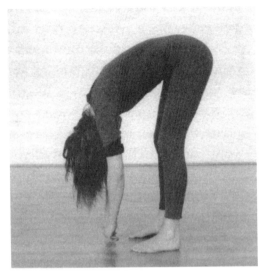

그림 8-29. 미골체에서 송과선까지

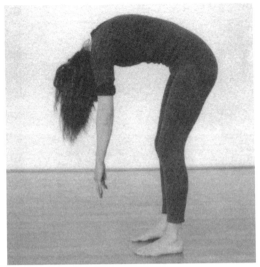

그림 8-30.

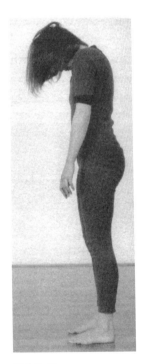

그림 8-31.

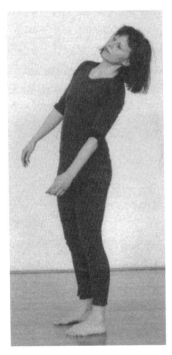

그림 8-32. 유두체

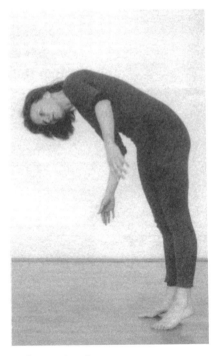

그림 8-33. 유두체

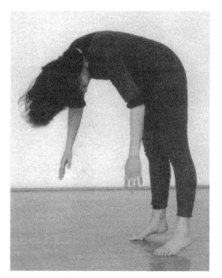

그림 8-34. 유두체

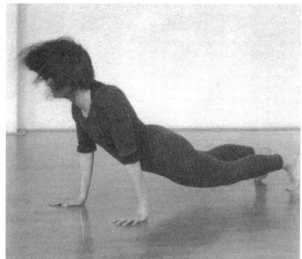

그림 8-35. 유두체

야 한다. 몸 전체가 자이로스코프gyroscope처럼 회전하는 느낌이 든다(그림 8-32). 균형을 유지할 수 있는 끝지점까지 점점 회전 가동범위를 넓힌다(그림 8-33). 머리가 앞쪽 아래쪽으로 돌아가면 앞으로 달려들듯이 몸을 숙인다(그림 8-34). 이때 유두체가 공간 안에서 지속적으로 머리 뻗기 동작을 구동한다. 이제 양손으로 떨어지는 몸무게를 잡으며, 낙하 모멘트를 이용해 양손으로 바닥에서 앞으로 "걸어간다." 머리는 몸 전체가 신장될 때까지 뻗어나간다(그림 8-35). 원한다면 11과 12 운동을 반복한다.

13 몸을 낮추어 얼굴을 바닥에 대고 엎드린다. 이때 양팔과 양발을 위아래로 뻗는다(그림 8-36). 배꼽으로 호흡이 들어와 부신에 들어간다고 상상하라. 그런 다음 호흡이 일으키는 움직임이 배꼽방사패턴에서처럼 몸 중심에서 양손과 양발, 그리고 머리와 꼬리뼈로 뻗어나가도록 내버려 둔다. 몸 전체에 호흡을 통한 미묘한 확장감이 느껴지면 모든 지체를 바닥에서

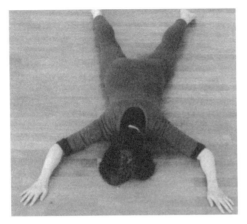

그림 8-36. 부신

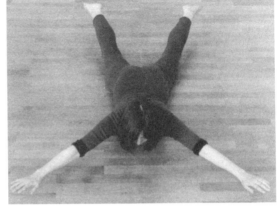

그림 8-37. 부신

활짝 편다. 그러면 6개의 지체가 최대로 신장되며, 머리, 꼬리뼈, 그리고 사지가 동시에 바닥에서 떠올라 "비행기 자세"가 된다(그림 8-37). 숨을 들이쉬면서 손발과 머리를 위로 들고, 내쉬면서 부드럽게 바닥에 내려놓는다. 이 운동을 할 때 허리 근육과 엉덩이, 어깨와 목에 과도한 긴장이 들어가지 않는지 체크한다. 척추에서는 배꼽에서 뻗어나가는 호흡과 에너지에 의해 신장되는 느낌이 들어야 한다. 모든 지체가 호흡의 확장에 의해 척추 위에 "올라탄" 느낌이 들게 한다.

14 5번 운동에서 배웠던 나선형 구르기 동작을 반복한다. 하지만 이번에는 등쪽에서 구르는 동작으로 구동한다. 미골체와 다리를 통해 회전하며 뻗는 동작이 뒤쪽에서 일어나면서 한쪽 다리가 반대편으로 넘어간다. 그런 다음 손, 눈, 머리의 선으로 몸의 앞쪽을 구동한다. 손을 뻗기 전에 심장체, 흉선, 갑상선을 손과 연결시킨다. 이러한 선들에서 작게 미끄러지는 움직임이 손으로 이어지면, 에너지가 이들로부터 팔을 지나 손끝까지 방사된다고 상상한다. 손이 지면을 따라 뻗어나가면, 몸을 돌려 손을 보고 동시에 뻗은 손이 몸 반대쪽으로 지나간다. 눈과 머리는 손을

따라 회전하여 몸의 앞쪽을 바닥으로 향하게 한다(그림 8-38). 앞에서와 마찬가지로 복부를 바닥에 댄 자세로 굴러가면서 송과선에서 미골체까지 모든 선들이 시퀀싱된다. 다시 등을 바닥에 댄 자세로 되돌아올 때는 미골체에서 송과선까지 시퀀싱이 일어난다(그림 8-39). 좌우를 반복하며 구른다.

15 등을 바닥에 댄 자세에서 구르기를 멈추고 순다. 원한다면 해당 시퀀스를 다시 할 수 있도록 준비 자세를 갖춘다(그림 8-40).

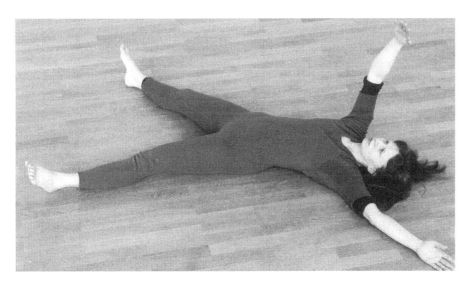

그림 8-38. 심장체, 흉선, 갑상선이 손과 연결된다.

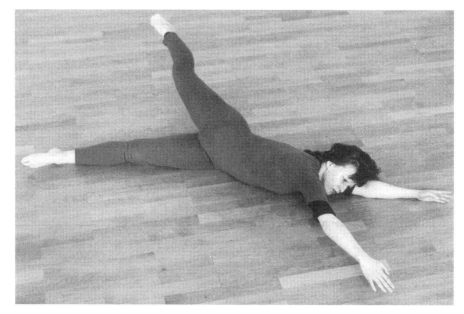

그림 8-39. 미골체에서 송과선까지 그리고 송과선에서 미골체까지 모든 선들이 시퀀싱된다.

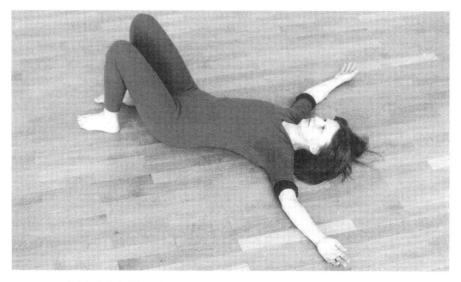

그림 8-40. 쉬거나 다시 시작할 준비를 한다.

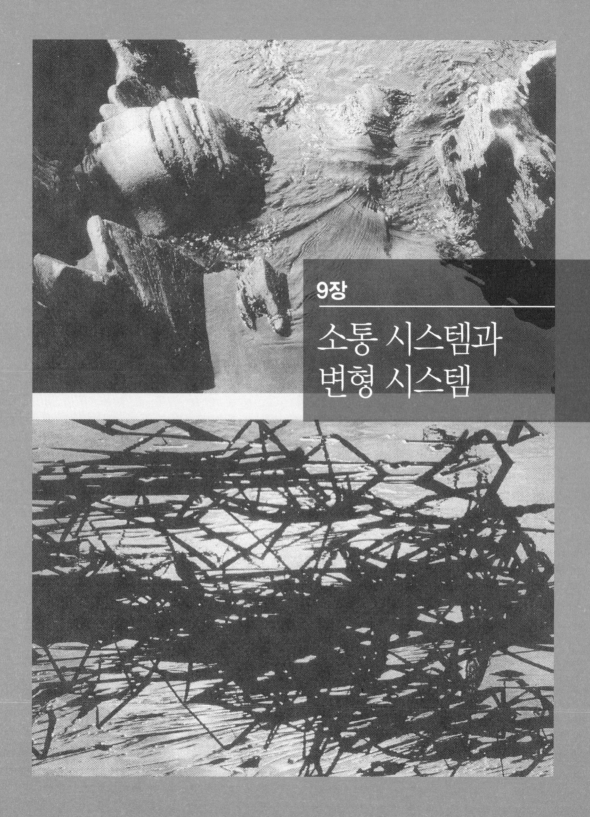

9장

소통 시스템과
변형 시스템

어떤 종류의 휴식과 활동을 하더라도 인간은 신경 시스템과 체액 시스템의 특정한 측면으로 동작을 구동하며, 이를 통해 자신을 표현한다. 이 두 시스템을 매개로 "몸-마음"이 하나의 총체적 개인으로 기능한다는 의미이다. 신경과 체액 시스템은 통제, 조율, 영양 공급 기능을 한다. 또 다른 시스템들과 함께 소통하면서 움직임을 표현하고, 그 속성을 변형시킨다. 따라서 인간 존재의 모든 측면이 이 두 시스템의 구조, 기능과 관계를 맺는다.

앞에서 우리는, 다른 신체 시스템에서 일어나는 움직임패턴을 구조화하고, 발달과정을 개화시키는 데 직간접적으로 관여하는 신경 시스템의 기능을 탐구해 왔다. 어디에서 변화가 일어나든 그게 세포레벨이든 아니면 뼈, 근육, 장부의 리패터닝이든, 신경과 뇌가 이를 매개한다. 신경 시스템에 새로운 움직임 감각이 접수되었다는 것은 이제 새로운 동작과 표현을 할 수 있는 경험이 쌓였다는 의미이다. 신경 시스템은 모든 감각을 받아 처리하고 과거의 경험에 의해 형성된 "기억"과 인식에 기반한 반응을 주관한다. 움직이고, 인식하고, 반응하며, 다른 행동을 조절하는 일은 계속해서 일어난다. 수백만 개의 신경 세포로 구성되어 고도로 복잡한 작업을 수행하는 신경 시스템 덕분에 인간은 정교한 형태로 의사소통을 하고, 신체 움직임을 구조화시키며, 인지력을 발휘할 수 있다.

체액을 통해 인체는 영양을 공급받아 생명을 영위한다. 체액은 몸 안에 존재하는 생명의 바다이며 강이다. 이들이 지속적으로 흐르며 영양을 공급하지 않으면 생명은 멈추게 된다. 스탠리 캘러맨Stanley Keleman은 다음과 같이 말한다. "살아가는 것은 움직이는 것이다. 다른 말로, 과정이다. 살아가며 죽어가는 과정은 생명의 움직임이 만들어내는 이야기다."[1]

체액 시스템은 소통, 영양, 분해, 재생, 방어 그리고 변화와 변형 과정, 매순간의 삶과 죽음에 관여한다. 이들은 삶의 질과 생존, 휴식과 활동 모두에 관계되어 있다. 체액은 개인이 어떤 구조를 지니고 있든, 전체성을 표현하는 과정을 체화시킨다.

신경 시스템

신경 시스템은 수십억 개의 미세한 신경 세포로 이루어져 있다. 신경세포는 하나의 세포체와 길이가 다른 하나 또는 여러 개의 가느다란 가지로 구성된다. 이중 가장 긴 것이 좌골신경인데, 요추에서부터 발가락까지 이어진다. 이들은 결합조직막 안에 다발로 묶여 신경섬유를 이루며, 잘라보면 육안으로 확인할 수도 있다. 신경세포에서 뻗어나온 가지는 화학적, 전기적 과정을 통해 신호를 전달한다. 이 "수상돌기"가 세포체에 신호를 전달하면, "축삭"은 세포체로부터 전달된 메시지를 내보낸다. "신경전달물질"이라 부르는 액체 화학 물질이 메시지를 하나의 세포체에서 다른 신경세포로 전달하는데, 이때 메시지는 하나의 신경세포 축삭말단에서 다른 신경세포의 수상돌기 사이에 있는 "시냅스"를 건넌다. 이러한 방식으로 메시지는 복잡한 신경 네트워크를 지나 몸 전체로 전달된다(그림 9-1).

뇌 안의 신경세포들 사이에서 가능한 시냅스 숫자만 세도 거의 무한대에 가깝다. 칼 세이건Carl Sagon은 인간 뇌에 존재하는 신경세포들 간에 가능한 시냅스 숫자만큼의 정신 상태와 기능적 구성이 생겨날 수 있으며, 이는 실제 우주 안의 모든 소립자 수를 합한 것보다 많다는 이야기를 한다.[2] 그의 말을 사실로 받아들이든 단지 상상력으로 간주하든, 신경 시스템 안의 선택 가능성이 어마어마할 뿐만 아니라, 인간의 행동과 경험의 다양성 또한 놀랍다는 것에 대한 강력한 인상을 받기에 충분하다.

중추신경 시스템 안에는 신경전도를 하는 뉴런만 있는 것이 아니라 "신경교세포glial cell"라 불리며 신경전도를 하지 않는 세포들이 훨씬 많다. 이들은 뉴런을 지지하고 보호하는 결합조직 역할을 하며 영양 공급 과정에 있어서 중요한 역할을 한다. 비록 이에 대한 명확한 증거는 없지만, 신경교세포가 신경계 리패터닝 과정을 돕고 손상을 입었거나 끊긴 뉴런들 간의 결합을 도울 가능성이 있다. 뉴런마다 약 9개의 신경교세포가 존재한다.

신경 시스템은 뇌, 척수, 척수신경, 뇌신경, 말초신경으로 구성되며, 여기에 미각, 후각, 청각, 촉각, 평형감각, 시각과 같은 특수 감각기관이 추가된다. 뇌는 두개골에 의해 보호되며, 뇌와 두개골 사이를 감싸는 막 안쪽엔 뇌척수액이 흐른다. 이 액체는 두개골이 받는 충격을 흡수하며 뇌와의 마찰을 줄이

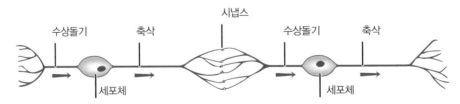

그림 9-1. 신경세포(뉴런)와 시냅스. 화살표 방향으로 신호가 전달된다.

고 뇌에 영양을 공급하는 역할도 한다. 척수는 하부 뇌에서 척추 중심에 있는 공간을 통해 아래로 뻗어나간다. 이 공간은 척추 전체로 이어진다. 척수는 척추로 보호되며, 바깥쪽은 막으로 둘러싸여 있다. 이 막과 척수 사이, 그리고 척수 중심에 있는 "중심관"으로 뇌척수액이 흐른다. 척수신경은 척수에서 나오며 각각의 척추 마디 사이의 좌우 공간을 지난다. 이들 신경다발은 막에 둘러싸여 있으며 나뭇가지처럼 방사형으로 몸 전체로 뻗어나간다. 척수는 요추 2번 높이에서 끝난다. 여기에서 나오는 말초신경은 더 이상 척수를 둘러싼 막에 의해 보호를 받지 못하며, 해당 추간공에 이르기까지 수직으로 내려온다. 이들 신경은 요추 2번에서 천골 5번까지 척추와 수평으로 내려와 "말총cauda equina" 즉, 말의 꼬리같은 형태를 이룬다. 부채살처럼 뻗어나가는 말총에 대한 인지 기법을 쓰면, 자주 그리고 심하게 뻣뻣해지는 이 부위의 가동성을 높일 수 있다(그림 9-2).

뇌에서 뻗어나오는 12쌍의 뇌신경은 주로 얼굴, 목, 목구멍의 근육, 그리고 머리에 있는 특수 감각과 관련이 있다. 이 중에 하나인 10번 뇌신경은 흉강과 복강 장부 기능에 영향을 미친다. 감각기관에는 자체적으로 특수 감각수용기가 존재하며, 이들은 두개골 안에서 보호를 받지만 외부 환경에서 오는 정보를 받기 위해 열려있다.

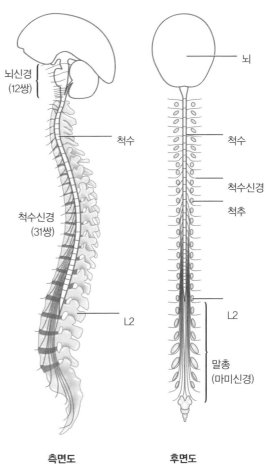

측면도　　　　후면도

그림 9-2. 중추신경 시스템의 구조

뇌

뇌는 그 자체로 고도로 복잡하고 정교한 조절 중추이며, 골격, 근육, 그리고 장부가 만들어내는 모든 수의적, 불수의적 움직임을 조율한다. 뇌는 감각 입력 정보를 의미있는 것으로 인식한 후 통합하여 적절하고 목적에 맞는 반응으로 출력한다. 뇌에서 일어나는 많은 일들은 주로 신체 기능과 움직임을 통제하는 것, 그리고 인간의 의식과 관련이 있다. 분석하고 상상하며, 개념을 만들고 창조적인 사고나 행위를 하는 일련의 차별화된 인간 의식과 관련된 일들은 진화 과정 후기에 일어나며, 이는 고도로 발달된 대뇌피질 능력과 관련이 있다.

뇌는 후뇌hindbrain, 중뇌midbrain, 전뇌forebrain 세 부분으로 나눌 수 있다(그림 9-3). 이러한 분류는 뇌와 인간의 진화와 관련이 있다. 후뇌는 가장 오래되고 원시적인 부위이며, 중뇌와 후뇌는 가장 나중에 진화한 정교한 부위이다. 물고기, 양서류, 그리고 파충류와 관련된 "마음"은 여전히 인간 의식에 영향을 준다. 사실 이러한 "마음"이야말로 인간 경험과 행위의 기반을 이룬다.[3] 후뇌는 연수(척수 최상단과 이어져 있다), 교뇌, 그리고 소뇌로 나뉘며, 소뇌는 연수와 교뇌 뒤쪽, 그리고 대뇌의 아래쪽에 위치하여 두 개의 커다란 반구를 이룬다.

연수의 핵은 생존에 필수적인 다양한 생리적 과정을 통제한다. 그렇기 때문에 연수는 발달 과정에서 중요한 역할을 수행한다. 여기에는 호흡, 소화, 순환 기능이 포함된다. 연수가 손상되거나 기능장애에 빠지면 이러한 기능들에 심각한 문제가 발생한다. 연수는 또한 구강패턴, 전척추패턴, 머리와 꼬리뼈에서 비롯되는 척추밀기패턴, 그리고 머리 돌리기의 구동에 관여한다(4장과 5장에 있는 표 1과 2를 참조하라).

교뇌 또한 호흡 기능과 관련이 있으며, 두 개의 소뇌 반구, 대뇌피질, 그리고 신체의 근육 시스템 사이를 지나는 신경섬유의 연결 센터이기도 하다. 교

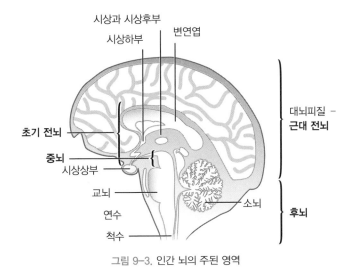

그림 9-3. 인간 뇌의 주된 영역

뇌는 소뇌와 함께 동측밀기패턴을 통제한다. 또 중뇌, 연수와 함께 인체의 수직축vertical axis을 형성하는데 도움을 준다.

소뇌는 움직임을 통제하는 중추로, 뇌의 다른 부위, 특히 대뇌피질에서 구동된 움직임 신호를 조정하는 역할을 한다. 평형, 자세반사, 근육톤의 정제, 그리고 힘, 시간, 공간과 관련된 협응 기능이 소뇌와 관련된다. 교뇌의 앞쪽 부위와 함께 소뇌는 동측밀기패턴, 수직축에서의 균형 또는 이탈 등을 통제한다.

중뇌는 후뇌와 전뇌 사이에 놓인 작은 부위이다. 시각, 청각, 방어적 신장반응, 그리고 신체 정위반응이 중뇌 기능과 관련된다. 중뇌는 척추뻗기&당기기패턴, 동족밀기패턴을 통제한다. 중뇌 앞쪽엔 뇌와 척수 사이 정보를 전달하는 대뇌각cerebral peduncles이 존재한다. 뒤쪽은 시각반사와 청각반사에 관여하는 상구superior colliculi와 하구inferior colliculi로 이루어져 있다.

연수, 교뇌, 중뇌와 함께 고대 전뇌ancient forebrain는 뇌간을 형성한다. 이 뇌간은 척수가 확장되어 복잡하게 진화된 영역이다. 일반적으로 뇌간은 "호흡, 소화, 심혈관 기능, 눈의 움직임, 평형, 항중력 지지, 그리고 다양하고 특수하며 전형적인 신체 동작"을 통제하는데 관여하며, "중심축과 코어구조core structure 에 대한 감각"을 형성하는데에도 관여한다. [4]

전뇌는 시상, 시상상부, 시상후부, 시상하부("고대 전뇌"), 그리고 두 개의 대뇌 반구("근대 전뇌")로 이루어져 있다. 뇌의 다양한 부위를 이어주는 신경전도 로nerve tracts도 전뇌에 포함된다. 시상상부에는 송과선이 포함되며, 시상후부 는 대뇌피질의 시각, 청각, 전정 영역 사이의 전달 중추이다. 시상은 감각기관 에서 대뇌피질(의식)로 전달되는 모든 감각정보(후각을 포함)의 중계소 역할을 한 다. 통증, 온도, 접촉 감각도 이곳에서 처리된다. 시상하부는 자율신경 시스템 과 함께 인체 내부 환경에 항상성을 유지시키는 통제센터이다. 시상하부는 신 경과 내분비 시스템을 이어주며 뇌하수체의 호르몬 분비에도 영향을 준다. 유 두체도 이곳에 위치한다. 이런 이유로 시상하부는 몸과 마음을 통합시키는 경 험을 제공하는 중추로 여긴다. 분노, 공격성과 같이 강력한 감정도 여기서 담당 한다. 시상과 시상하부는 동족뻗기&당기기패턴과 관계된다.

시상, 시상하부, 시상상부, 그리고 변연엽은 변연 시스템을 형성하는데, 이곳은 뇌의 감정 중추로, "후각, 신체/장부 감각과 관련이 있다. 무의식적인 감 각과 움직임에 대한 충동, 기쁨과 꺼려함, 상과 벌, 그리고 접근과 회피 등이 변 연 시스템과 관계된다. 여기서는 신체가 필요로 하는 것과 마음 상태를 감각 정 보와 조율하는 역할을 한다."[5]

근대 전뇌 또는 대뇌는 뇌에서 가장 큰 영역을 차지하고 있으며 인간 뇌 에서 가장 발달된 영역이기도 하다. 여기서는 의식적 지각, 의미에 대한 인지 기능을 하는데, 이는 감각기관을 통해 받아들인 감각정보를 평가하고 통합하 는 과정을 통해 이루어진다. 대뇌는 학습, 기억, 창조적이고 분석적인 사고, 지 성, 상상력, 언어, 의식적인 배움, 수의적인 운동통제, 그외 복잡한 기술들과 관 련된 중추이다. 뇌의 하부에 있는 좀 더 원시적인 영역에서 감각−운동 과정을 통합하고 앞에서 이야기한 자율적인 기능과 움직임패턴을 조절해주어야 이러한 대뇌 기능이 자연스럽게 이루어진다. 대뇌피질은 감각정보를 처리하고 근골격 시스템 전체를 수의적으로 통제하며 언어 기능, 청각, 시각, 그리고 후각 처리 등을 담당하기 때문에 뇌에서 넓은 영역을 차지한다. 두 개의 반구로 이루어진 대뇌피질은 대측뻗기&당기기패턴과 관계된다. 이 패턴은 가장 고차원적이고 복잡한 움직임 형태이다.

뇌를 장부 조직처럼 다루기

앞 장에서 기술했던 일련의 원칙을 활용해, 장부에서 했던 것처럼 뇌에서도 바디마인드센터링 작업을 할 수 있다. 서로 다른 장부와 마찬가지로 뇌의 각기 다른 영역들에서도 움직임을 구동하고, 서로 반대되는 회전을 만들며, 뇌 안에서의 연결성을 높여 균형잡힌 관계를 형성할 수 있다. 뇌 조직에 의식을 집중하면 거기에 있는 세포들의 인지가 깨어나서, 움직이는 것과 막혀서 정지한 것에 대한 감각이 민감하게 살아난다. 이를 통해 움직임을 구동하고 자유롭게 흐르게 만들 수 있다. 뇌에서 이런 작업을 하면 몸 전체 움직임의 질을 높이고 자유로움을 확장시키는 등 깊은 영향을 줄 수 있다. 뿐만 아니라 생리 과정과 인식 과정 그리고 뇌의 특정 영역과 관련된 움직임패턴에도 영향을 준다. 뇌와 신경 시스템을 통한 리패터닝은 전체적으로 뇌 조직에 직접적인 접촉을 통해 접근하거나 또는 움직임, 인지, 자극받은 부위와 관련된 뇌의 활동을 통해서도 접근할 수 있다. 이에 대해서는 아이의 움직임 발달과 발달 움직임 요법을 다루는 장에서 이미 기술하였다

뇌와 신경 시스템에 직접적으로 접촉하여 리패터닝하는 것이 다른 신체

시스템에 대한 작업을 하는 것보다 처음엔 더 어려워 보일 수 있다. 이는 우리의 의식적 사고가 밀접하게 관계되어 있는 조직, 즉 감지와 구조화를 실제로 담당하는 조직을 감지하고 구조화하려는 것이기 때문이다. 하지만 일단 세포 레벨에서 신경조직을 접촉하게 되면, 장부나 신경 시스템에 적용했던 원리와 기법들을 통해 신경 시스템을 인지하고 리패터닝할 수 있다.

최근 몇 년간 뇌의 좌우 반구는 서로 다르지만 보완적인 기능을 한다는 이론이 대중화되었다.[6] 우뇌는 몸의 좌측과 연계되며, 수용성, "여성성", 주기성, 느낌, 그리고 예술적인 "마음"과 관련이 있고, 좌뇌는 몸의 오른쪽과 연계되며, 이성, 분석, "남성성", 선형, 시간이나 목적 지향적인 것과 관련이 있다는 이론이 그것이다. 비록 요즘에는 이 이론의 타당성에 의문을 던지는 사람들도 있지만, 이 두 종류의 표현 방식 사이에서 인간 뇌가 기능하기 때문에 바디마인드센터링 작업에 있어서는 유용한 모델이다. 바디마인드센터링은 이 두 종류의 인간 경험과 표현 측면을 통합하는데 관심이 있다. 인지, 감각, 움직임을 통해 뇌의 좌반구와 우반구 간의 관계를 탐구하는 것 자체가 직접적으로 통합 과정에 영향을 줄 수 있기 때문이다.

신경 시스템과 관련된 용어

신경 시스템은 구조적인 측면에서 뇌와 척수로 이루어진 중추신경 시스템(CNS, Central Nervouse System)과 CNS와 신체 부위들 사이를 이어주는 신경섬유인 말초신경 시스템(PNS, Peripheral Nervous System)으로 이루어진다. 말초신경은 감각신경(입력), 운동신경(출력), 또는 이 둘 모두를 포함하는 신경다발로 구성된다.

PNS와 CNS 모두엔 운동 뉴론과 감각 뉴론이 존재한다. PNS의 신경섬유

다발을 "신경nerves"이라 부르며 세포체들이 모인 것을 "절ganglia"이라 한다. 비슷한 형태로 CNS에는 "신경로tracts"와 "핵nuclei"이 존재한다. 또 뇌와 척수에는 "연합뉴론association neurons" 또는 "개재뉴론internuncial neurons"이 존재하여, 이러한 "매개" 신경은 CNS 안에서 감각신경과 운동신경 사이의 신호 전달을 담당한다.

PNS는 구조와 기능에 따라 체성신경 시스템(SNS, Somatic Nervous System)과 자율신경 시스템(ANS, Autonomic Nervous System) 두 가지로 나뉜다.

SNS는 근골격 시스템의 수의적인 움직임을 주관하며, 관절이나 근육에 있는 고유수용감각 수용기와 피부와 특별 감각기관에 있는 외재감각 수용기에서 오는 감각 정보를 CNS로 전달한다. 비록 "수의적"이라는 단어를 쓰지만, SNS의 작용은 의식적일 수도 무의식적일 수도 있다. 실상 감각-운동 처리 과정은 대부분 의식의 역치 아래에서 이루어진다.

ANS는 다시 교감신경 시스템(흉요추 신경)과 부교감신경 시스템(두개천골 신경)으로 나뉜다. ANS는 보통 대부분의 과정이 의식적이며 수의적인 통제와 관련이 없다. ANS는 인체의 내부, 외부 환경의 요구에 따라 장부와 감각기관, 선과 혈관을 조절하는 기능을 한다. 횡격막이나 목의 근육은 SNS와 ANS 양자에서 신경 분지를 받는데, 이 영역들은 의식과 무의식적 활동 모두와 관련이 있다.

체성신경 시스템

SNS 안의 감각신경은 인체의 내부와 외부 환경에서 온 정보를 뇌(단순한 반사 동작에서는 척수)로 전달한다. SNS는 새롭게 받아들인 감각과 다른 정보, 그리고 이전에 받아들였던 동일하거나 연관된 정보를 구별하여 "검사"하는 복잡한 과정을 통해, 뇌에 의미있는 인상을 남기거나 인체에 적절한 반응을 구동시킨다. 다시 말하면, SNS의 처리 과정 중 어떤 것은 의식적으로 이루어지지만 대부분의 감각 통합은 무의식적으로 일어난다. 반응을 일으키는 신호는 뇌의 관련 영역에서 조율된 후 운동신경을 타고 내려가 활성화시켜야 할 신체 각 부위로 전달된다. 이 과정을 통해 생긴 움직임으로 인해 인간은 더 많은 감각을 얻고, 새로운 경험을 획득하며, 새로운 인식과 운동 반응을 보이거나, 이미 발생한 동작을 좀 더 섬세하게 조율하고 다듬는다. 이러한 행동, 인식, 반응 간의 교차 사이클은 몸 안에서 끊임없이 발생한다.

감각정보에는 움직임과 관련된 요소도 존재한다. 인간은 의식을 능동적으로 특정 자극 부위로 이동시키거나 또는 받아들여 처리해야 할 특정 자극을 선별하는 과정에서, 의식적 또는 무의식적으로 해당 감각정보를 의미 있고 인식 가능한 형태로 처리한다. 보니 베인브릿지 코헨은 이러한 인식 과정을, "능동적 결정active decision은 보통 무의식적으로 이루어지며 이전의 경험에 기반한다"고[7] 말했다.

움직임 또한 인식 과정을 포함한다. 인간은 끊임없이 움직임을 통해 피드백을 하고, 이를 통해 다시 그 움직임을 조율하거나 통제한다. 움직임 피드백은 근방추muscle spindle나 건에 있는 골지기관golgi organ, 다른 감각수용기나 뇌의 특정 영역을 통해 이루어진다. 앞에서 설명했지만, 움직임 발달에 있어 SNS의 전정신경vestibular nerves은 움직임을 감지하기 위해 가장 먼저 수초화되는 신경이다. 또 운동신경이 감각신경보다 먼저 수초화된다. 이 말은 "움직여야 할 필요가 생긴 이후에 움직임에 대한 피드백을 할 수 있다"는[8] 의미이다. 이렇게 생긴 피드백으로 인해 더 많은 움직임, 그리고 더 다듬어지거나 조율된 움직임이 생겨나고, 이를 통해 우리가 누구인지, 어디에 있는지에 대한 정보가 형성된다. 이 정보는 인간 존재에 있어 중요한 역할을 한다. 레나트 닐슨Lennart Nilsson은, "의식은 자신을 독립된 존재로 인식하려 하는데, 그러기 위해서는 끊임없는 감각입력이 필요하다"고 말한다.[9]

SNS에서는 관절, 근육, 건, 인대, 그리고 눈, 귀, 코, 입, 피부 등에 있는 특수 감각기관을 통해 감각정보를 받아들이며, 이 정보를 통해 인식이 형성된다. 결국 인식이란 우리가 받아들인 감각정보에 의미를 부여하는 작업이다. 인간은 자신의 내부, 외부 환경에 대한 개인적인 반응과 선택을 통해 인식을 형성하고, 주의 집중과 바람, 그리고 의도를 인식에 맞추어가며 행동한다.

자율신경 시스템

자율신경 시스템ANS은 신체를 무의식적으로 통제한다. 끊임없이 변화하는 유기체의 내부, 외부 환경 요소에 맞춰 생리학적 균형을 유지하는 것도 ANS의 기능이다. ANS는 교감신경과 부교감신경으로 나뉜다. ANS의 이 두 측면이 서로 길항한다고 알려져 있지만, 이들은 오히려 서로 보완하고, 지지하며, 기능적 균형을 이룬다. SNS처럼 교감신경과 부교감신경 시스템 모두 감각뉴론과 운동뉴론을 지니고 있으며, 이를 통해 인체와 주변 환경에서 감각정보를 받아들인 후 반응한다(ANS에서는 화학적이며 호르몬적인 "전달자"가 중요한 역할을 한다). 많은 해부학자들이 ANS를 단지 운동 시스템으로만 간주해 왔다. 하지만 보니 베인브릿지 코헨은 이렇게 기술한다. "체성신경 시스템과 마찬가지로 자율신경 시스템에도 운동뉴론과 감각뉴론이 모두 존재한다. 전통적으로 많은 이들이 ANS의 운동적인 측면에만 많은 관심을 가져왔고, 감각신경로와 기능에 대해서는 별다른 기록이 남아있지 않다. 이는 감각신경로가 육안으로 보이지 않기 때문이다.

바디마인드센터링 스쿨의 연구과 탐구는 대부분 ANS의 자율신경피드백에 기반하고 있다."[10] ANS는 감각정보를 외부수용기뿐만 아니라 인체 내부의 장부, 선, 체액 시스템의 관에 존재하는 내부수용기interoceptors를 통해서 받아들인다.

교감신경 시스템은 외부 환경에서 오는 위협과 흥분 자극에 대해 "투쟁, 도피, 놀람, 경직" 반응을 한다. 이 시스템이 자극받으면 심박수와 호흡이 증가하고, 심장, 폐, 골격근, 뇌, 외부감각기관, 신체 말단으로의 혈류도 증가(이로 인해 에너지 증가)한다. 반면 소화, 비뇨생식 시스템과 관련된 내장기로의 혈류는 감소한다. 또 감각기관이 각성되고 근육이 행동을 준비하며, 집중력이 외부로 향한다. ANS가 건강한 균형을 이루지 못하거나 자신이 감당할 수 없을 정도의 자극이 발생해 효과적으로 반응하기 힘든 상황에서는, 동작이 멈추거나 위협을 마주한 상태에서 몸이 경직되기도 한다.

부교감신경 시스템은 교감신경 시스템을 보완한다. 소화와 관련된 장부에 혈액을 공급하고, 심박동과 호흡을 느리게 하며, 근육 반응을 줄인다. 또 외부로 향한 감각의 각성도를 낮추고 신체 말단의 활동을 감소시킨다. 이 시스템은 소화 과정, 회복과 재생 또는 휴식과 관련이 있으며, 집중력을 내부로 향하게 하여 외부에 대한 인지를 줄인다.

교감신경은 흉추와 요추의 척수에서 분지하고, 부교감신경은 뇌와 천골 영역에서 나온다(그림 9-4). 이들 신경들이 나오는 신경로를 감지하고 거기서부터 움직임을 구동시키면 집중력이 커지고 각성 상태가 되며 관련된 기능이 활성화된다. 자율신경 시스템 덕분에 인체는 스스로를 지지해주고 균형잡게 해주는 기능이 무엇인지 결정할 수 있다.

교감신경 시스템과 관련된 "마음"은 활동이나 목적 달성과 관련된 외부 집중이다. 이를 통해 우리는 환경과 대면하게 된다. 이는 행동하려는 의지와 관련있다. 시각, 청각, 후각 등과 같은 감각을 통해 외부 환경을 인식하는 수준을

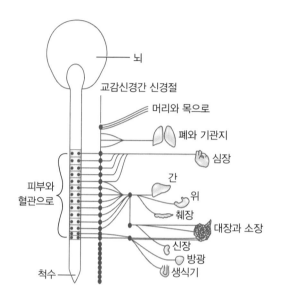

전면 - 교감신경 분지

- 뇌
- 교감신경간 신경절
- 머리와 목으로
- 폐와 기관지
- 심장
- 간
- 위
- 췌장
- 대장과 소장
- 피부와 혈관으로
- 신장
- 방광
- 생식기
- 척수

교감신경 분지는 "투쟁, 도피" 반응을 준비한다.

- 동공 팽창
- 심장 박동수와 호흡수 증가
- 골격근으로 가는 혈류 증가
- 혈압 증가
- 땀 분비 활성화, 위기 상황에 대한 적절한 대응
- 위와 방광 조임근 수축, 이 장부들의 종주근 이완

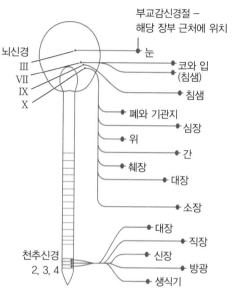

전면 - 부교감신경 분지

- 부교감신경절 - 해당 장부 근처에 위치
- 뇌신경
- III
- VII
- IX
- X
- 눈
- 코와 입 (침샘)
- 침샘
- 폐와 기관지
- 심장
- 위
- 간
- 췌장
- 대장
- 소장
- 천추신경 2, 3, 4
- 대장
- 직장
- 신장
- 방광
- 생식기

부교감신경 분지는 소화, 이완 과정을 다룬다.

- 소화와 관련된 선과 장부에서 분비를 촉진하고 활동을 높여 소화, 흡수 기능 자극
- 소화관 조임근 이완, 이 장부들의 종주근 수축
- 방광에서 뇨 배출
- 혈액을 골격근에서 소화와 관련된 장부로 이동
- 심장 박동수와 호흡수 감소
- 혈압 감소
- 동공 수축

그림 9-4. 자율신경 시스템. 교감신경과 부교감신경 분지에 영향을 받는 장부를 보여준다. 이 두 분지는 서로 보완하면서 특정 기능은 자극하고 또 다른 기능은 억제한다. 대부분의 장부는 이 둘로부터 신경 지배를 받는다.

증가시키는 것이 이 시스템의 역할이다. 근육의 움직임을 활발하게 하고, 감각을 깨우고, 빠르게 움직여 반응하는 것(특히 손과 발), 그리고 목적을 달성하기 위해 집중하는 일이 교감신경 시스템에서 하는 표현expression이나. 스포츠와 운동은 교감신경 시스템의 표현력을 온전하게 드러내게 하는 최고의 도구이다. 체

성신경 시스템과 교감신경 시스템의 협응으로 근육의 움직임이 온전해진다.

부교감신경 시스템은 지지하고 내부에 집중하는 "마음"과 관련이 있다. 또 자기성찰, 소화, 수용, 그리고 과정지향적인 태도도 부교감신경 시스템에서 표현된다. 이는 욕망, 특히 존재에 대한 욕구, 그리고 장부 기능과 관련된 감정 등과 연계된다. 탄생 후 3개월 된 아이는 주로 이 부교감신경의 기능과 마음 상태에 의존한다. 이 시기가 지나면 아이는 좀 더 외부 세계에 대한 집중력을 오랫동안 유지하며 주변에 있는 장난감이나 물체가 주는 자극에 보다 즉각적으로 반응한다. 교감신경 시스템은 명상, 이완요법, 호흡기법, 그리고 감각인지기법 등을 활용하여 자극할 수 있다.

표 4. 신경 시스템

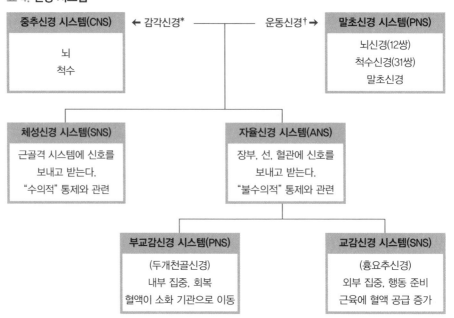

* 감각신경은 PNS의 감각수용기로부터 CNS로 신호를 보낸다.
† 운동신경은 CNS로부터 PNS를 통해 장부, 근육, 선으로 신호를 보낸다.

자율신경 시스템의 균형과 불균형

사람들을 보면 ANS의 이 두 측면이 독특하게 균형을 이루는 모습을 확인할 수 있다. 대부분의 사람들은 둘 중의 한 측면을 더 많이 표현하지만, 보통은 양자를 다 표현하며, 각각의 측면은 다른 측면을 보완한다. 그러므로 표현되지 않은 측면은 표현된 측면의 기능을 밑에서 지지해주어야 한다. 이런 일이 가능하려면 표현의 상대적인 의미를 고민해보아야 한다. 일단 자신이 주로 표현하는 ANS 측면보다는 반대 측면을 계발하는데 더 시간을 들여야 이들 사이의 균형을 회복할 수 있다. 다시 말해, 외부에 대한 집중도가 높고 목적지향적인 사람은 이완운동이나 명상 등을 통해 내부 세계에 대한 감각, 느낌, 상상력, 그리고 인지를 높이는데 시간을 투자해야 한다. 만일 이렇게 하기 어렵다면 우선 자신이 편하게 느끼는 외부 지향적인 활동을 통해 접근할 수도 있다. 의식을 밖으로 돌리는 활동에 편안함을 느끼게 되면 점차 내부로 의식을 돌려본다. 외향적인 사람이 수용적이고 내적이며 과정지향적인 마음을 지니게 되면 손과 발의 감각과 움직임이 깨어나서 더욱 외적인 활동에 대한 집중력을 높일 수 있다.

다른 신체 시스템 그리고 움직임패턴과 마찬가지로, 인간은 자신의 내적 성향을 바꾸기보다는 자신이 편안히 여기는 것을 자연스럽게 표현하고 싶은 욕구가 있다. 이는 이미 익숙한 것을 통해 위험 부담을 줄이고 새로운 도전에 따른 피로도를 줄이려 하기 때문이다. 만일 특정 작업 환경이 자신의 본성과 대치된다면, 좀 더 자연스럽게 느껴지는 다른 활동을 통해 쉬면서 회복할 필요가 있다. 예를 들어, "부교감" 타입의 인간이 생산성 지향적이거나 또는 힘이 많이 드는 작업 환경에서 일하고 있다면, 시간을 내어 내면에 집중하고 조용히 휴식을 취해야 자신의 진정한 본성을 회복할 수 있다. 반면, "교감" 타입 속성이 지배적인 인간이 자신의 본성과 대치되게 집에서 가족을 돌보며 조용히 지내고 있다면 목적지향적이고 성취감을 주는 외적인 활동에 집중해야 균형잡힌 삶을 영위할 수 있다. 대다수의 사람들이 이 두 측면 중 한 측면이 우세하지만, 그렇다고 어느 한 측면이 지나치게 강한 것은 또 아니다. 따라서 자신에게 필요한 측면이 무엇인지, 시간을 투자해 회복해야 할 측면이 어떤 것인지는 바로 알 수 있다.

보니 베인브릿지 코헨은 자율신경 시스템의 두 측면 간의 상호작용에 대해 이렇게 말한다. "내부와 외부 환경에 따라 균형점을 변화시킬 수 있으려면, 마주보며 서로를 통제하는 두 시스템 사이가 조화로워야 한다. 각각의 측면은 견제하는 방식과 기능에 있어 광범위하게 서로를 지지하고 조율한다. 서로를 지지하는 측면이 휴식하거나 회복되려면 그 주된 역할이 변화할 필요가 있다. 이 두 측면 모두가 개인에게 웰빙 감각을 선사한다."[11]

ANS의 두 측면 사이에 균형이 깨지는 것은 집중의 방향이 역전되기 때문이다. 우리가 외부 환경과 접촉할 때 사용하는 에너지와 그 "마음"의 집중 방향이 내향적이라면, 소화 또는 이완과 같은 신체 내부 기능 또한 과도하게 활성화되거나 목적지향적인 형태로 변해간다. 그러면 시간을 두고 편안한 상태에서 음식물을 소화시키지 못하게 되어, 마치 내부를 공격하면서 소화 과정을 건너뛰는 것과 같다. 또 느리게 몸을 이완하지 않고 결과에만 경도되면, 이완기법을 통해 얻을 수 있는 제대로된 경험을 얻지 못한다. 이는 지나치게 조급히 이루려는 마음 때문이다. "교감" 타입의 에너지가 과도한 사람이라면 호흡을 할 때 생기는 신체 감각에 의식을 차분하게 집중하면 좋은 결과를 얻을 수 있다. 교감 타입의 성향을 지닌 사람에겐 위궤양과 같은 내장 질환이 발생할 수 있는데, 위궤양은 보통 위벽이 과도하게 분비된 위산에 의해 공격받아 "먹힌" 경우라 할 수 있다.

외부 환경에 대처할 때 집중 방향이 내향적인 것도 문제다. 이러한 마음 자세는 애매모호하고 비효율적인 결과를 가져오며, 세상과의 접촉을 부족하게 만들 뿐만 아니라 실제 일어나는 행위도 제대로 인지하지 못하게 만든다. 이 경우 ANS의 양측면 모두에 의식을 집중할 필요가 있다. 특히 손과 발의 움직임을 깨우고 감각 자극을 높이면 좀 더 각성된 상태에서 외부 환경을 마주할 수 있다. 그러면 오히려 내부에 집중할 수 있는 힘이 높아져 더욱 창조적으로 내면 세계와의 연결성을 일깨울 수 있다. 의식을 활용한 작업, 예를 들어, 느낌을 일깨우고 꿈과 이미지를 활용하는 작업을 통해 우리는 통찰력과 이해력을 높이고 자신의 내적 자아와의 관계성을 증진시킬 수 있다. ANS의 두 측면이 서로 역전된 경우도 종종 관찰할 수 있다. 이는 육체적, 정신적 질환을 심하게 앓는 사람들에게서 나타난다. 이들은 ANS의 한쪽 측면에 경도되어 오직 그 한 측면만 드러내기 때문에 변화하는 환경에 적절히 대처하지 못한다.

수용성과 표현성

신경 시스템은 전체적으로 수용성과 표현성을 지니는데, 감각신경과 운동신경이 이를 매개한다. 감각신경은 체성신경 시스템과 자율신경 시스템을 통해 척수로 들어온다. 이때 척수의 "후근" 또는 뒤뿌리를 통해 들어온다. 운동신경은 척수 앞쪽에 있는 "전근" 또는 앞뿌리 양쪽을 통해 밖으로 나간다. 이는 신경 시스템에서 일어나는 자연스러운 입력(감각)과 출력(운동)의 흐름이다(그림 9-5). 하지만 이미 존재하는 운동신경 경로를 따라 척수의 앞쪽으로 들어오는 감각신경도 있다는 사실이 밝혀졌는데, 이러한 감각신경의 기능은 명확하지 않다.[12]

보니 베인브릿지 코헨은 이러한 정보를 신경 시스템 쇼크를 당한 이에 대한 자신의 연구에 접목시켰다. 그녀는 감각신경과 운동신경의 자연스러운 흐름

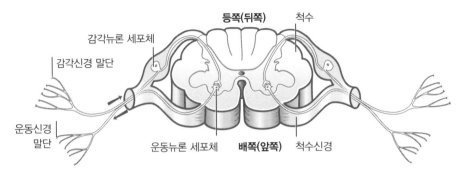

등쪽(뒤쪽)   척수

감각뉴론 세포체

감각신경 말단

운동신경
말단

운동뉴론 세포체   배쪽(앞쪽)   척수신경

그림 9-5. 척수 단면. 감각신경과 운동신경의 경로를 보여준다.

이 역전될 수 있다고 주장했다. 누군가 쇼크 상태에 빠지면 받아들이고 내보내는 정보, 즉 수용하고 표현하는 정보를 제대로 처리하지 못하게 된다. 그 상황에선 정보를 다루거나 변화에 적응하기가 어려워져 정상적인 감각처리 과정이 부정된다. 신경 시스템은 이를 거꾸로 처리하여, 척수 앞쪽, 즉 정상적인 상태에서는 운동신경이 빠져나가는 길을 타고 감각정보가 들어오게 되어, 신경 처리 시간이 느려진다. 척수 앞쪽에서 처리되는 정보의 흐름이 느려지면, 운동 반응은 오히려 척수 뒤쪽의 감각신경 경로를 통해 구동된다. 이렇게 역전된 반응은 극도로 위협적인 상황에 직면한 사람의 신체에서 일어나는 생존 메커니즘이다. 이때 생긴 패턴은 그 사람이 의식적으로 상황을 받아들이고 정상적인 신경 처리를 할 수 있을 때까지 지속된다. 때로는 이렇게 형성된 패턴이 평생 척수 안에 각인될 수도 있다.

트라우마를 겪는 이가 하는 첫 번째 반응이 바로 무감각numbness과 불신 disbelief이다. 정보는 부정되고 시간은 멈춘다. 극단적 정보 동결이 일어나 자살 또는 식물인간과 같은 상태로 이어질 수도 있다. 쇼크에 무의식적으로 반응하여 자신의 일부가 온전히 경험되지 않은 채로 평생을 보낼 수도 있다. 트라우마가 극단으로 치달은 경우엔 척수 바로 뒤쪽에 있는 감각신경 세포체에 그 정보가 같히게 된다. 정보 역전이 일어나면, 신호가 감각신경으로 나가고 운동신경으로 들어오기도 한다. 쇼크가 발생하면 척수 뒤쪽으로 들어오는 감각신경 경로로 신호가 나갈 수도 있다는 뜻이다. 이 경우 여러 가지 반응이 생기지만, 인지와 행위 사이의 지체와 단절이 생기는 것이 대표적인 예이다. 이때는 비현실적인 것을 경험할 수도 있다. 분만전후perinatal 트라우마로 인해 인간은 의식이 바뀐 상태를 자주 경험할 수도 있다는 사실을 스타니슬라프 그로프Stanislav Grof 와 같은 선구자들이 집중적으로 연구해 왔다.[13]

쇼크를 받아서 문제가 생긴 경우 실제 그 쇼크를 경험한 지점을 되새기는 것이 중요하다. 이는 자신이 받아들이기 어려웠거나 외면했던 순간의 감정 또는 행동을 스스로 마주해야 한다는 뜻이다. 트라우마의 경험에 습관적으로 반응했던 방식을 다시 역전시킬de-reverse 수 있도록, 그래서 CNS 안에서 정보가 처리될 수 있도록, 충분한 시간을 주어야 한다. 그래야 뇌와 척수의 고위층과 저위층에서 적절한 처리 과정을 거칠 수 있고, 의식이 깨어나면서 몸의 에너지가 변하게 된다. 이를 위해서는 편안하게 느껴지는 치유 환경 또는 가까운 지인이나 연인과 함께 하는 치유 작업이 필요하다. 그래야 원래 트라우마로 생긴 감정을 다시 떠올렸을 때에도 적절한 결과를 유도할 수 있다. 외부에서 가해지는 반응이 다르면 환자의 경험 패턴 또한 점차 다르게 변모한다. 일단 척수에 무의식적으로 간힌 경험을 의식적으로 풀어내면, 충분한 에너지가 해방되어 척수 앞쪽의 운동신경 경로로 신호가 다시 흐르게 되며, 원래의 정상적인 운동 반응이 일어난다. 그 결과 부정적인 감정은 풀려나가고, 몸에서는 바른 움직임이 구동되며, 호흡과 자세에도 좋은 변화가 일어난다. 이렇게 생기는 변화는 기대했던 것보다 더 커보이며, 호흡패턴과 인지 변화를 촉진시키기도 한다.

신경 시스템에 가채진 쇼크를 치유하는 것은 명상이나 요가 또는 태극권 같은 기공 등으로도 가능하다. 이러한 기법들을 통해 억압되었거나 습관적으로 반응하도록 만든 내적인 압박을 풀어낼 수 있다. 부정적 경험을 껴안으면서 원래의 자연스러운 인지 상태를 회복시키는 기법들은 장기적인 측면에서 보면 앞에서 이야기했던 "다시 역전시키는" 과정과 유사하다.

신경 신호 전달이 역전되는reversal 현상은 척수의 특정 부위에서만 일어난다. 그 부위는 외부 자극에 의해 쉽게 침범당하며 또 강력한 감정과 연계된다. 장부를 통해 전달되는 정보처럼 척수를 통해 전달되는 정보 또한 에너지 차원에서 고착이 발생할 수 있다. 이 경우 감각 정보가 척수 뒤쪽을 통해 자연스럽게 흘러 들어가고, 운동 정보는 척수 앞쪽으로 나온다는 상상을 적극적으로 하면 역전된 신호를 다시 역전시킬 수 있다. 의식을 활용해 새로운 패턴을 창조하면 역전된 패턴 속으로 잠겨드는 현상을 예방할 수 있다는 뜻이다. 이러한 정보는 바디워커bodyworker나 치유사들에게 특히 중요하다. 왜냐면 치유사 자신에게 있는 "역전된 패턴"이야말로 환자로부터 전해지는 감정 에너지에 가장 취약한 영역이기 때문이다. 치료사가 에너지바디energy body에 상처를 지닌 채로 환자를 대하면, 해소되지 못한 자기 자신의 감정 에너지가 환자에게로 끌려가게 된다.

정보 수용에 있어 균형을 잃거나 표현을 효과적으로 할 수 없게 되는 경우가 또 있다. 탄생 직후엔 환경이 가하는 자극에 쉽게 노출되어 역전 현상이 쉽게 일어난다. 이렇게 어린 시절에 형성된 패턴은 의식적으로 인지할 수 있을 때까지 평생을 두고 지속된다. 하지만 의식을 활용할 수 있게 되면 패턴을 변화시킬 수 있는 주도권을 쥐게 된다.

발달 과정에 있는 아이는 자극에 적절한 반응을 하기 어렵다. 의미있는 인식 체계를 형성하고 적절한 운동 반응을 창출할 수 있는 잠재력이 아이의 신경 시스템에선 아직 온전히 발달되지 않았기 때문이다. 이에 대해서는 움직임 발달을 다룬 장에서 이미 논의했었다.

아이도 충분한 자극을 받을 수는 있지만 의도와 욕망대로 목적을 달성하지 못할 때가 많다. 또 인지하고 기대하고 열망하는데도 끊임없이 좌절하게 되어 운동 표현력이 억제되기도 한다. 이런 패턴이 반복된 아이는 "보기만 하고 만지면 안 돼"는 것에 대해 학습하며, 자신과 세상 사이에 일종의 간극이 있다는 사실을 깨닫는다. 아이도 매우 감수성이 예민하고 인지가 높아질 수 있지만, 한계 상황에서는 자신의 지성을 효과적으로 표현하지는 못한다. 이러한 상황이 과도하게 오래 지속되면 감각 처리 과정이 제한된다. 아이는 환경을 감지하고 인식하고, 거기에 맞춰 행동하기까지 시간이 필요하다. 그리고 니즈와 욕구를 충족시킬 수 있는 경험이 주어져야 한다. 이런 방식으로 경험이 완료될 때에만 온전한 학습이 이루어지고, 자연스럽고 효과적인 패턴이 신경 시스템 내에 장착된다.[14]

신경 시스템을 통한 리패터닝

신경 시스템 안엔 이미 예전 경험을 통해 형성된 패턴이 자리하고 있으며, 이를 통해 우리의 현재 행동이 일어나고 미래의 반응도 결정된다. 하지만 이미 형성된 패턴에 무의식적으로만 반응하면 자기인지와 의사결정 능력엔 한계가 생길 수밖에 없다. 이미 결정된 방식에 따라 단순하게 행동하고 반응하게 되기 때문이다. 여기에 진정한 선택이란 존재하지 않는다. 세포 레벨에서는 미리 결정되어 예측 가능한 형태의 패턴이 없다. 세포 단위에서는 무한한 가능성을 지닌 세포지성과 개방성만이 존재하기 때문이다. 세포 레벨에서 신경 시스템 자체에 접근하면 인체의 모든 세포들이 지지를 해주며 변화 가능성이 확장된다. 바로 여기서 건강 또는 질병에 대한 선택이 이루어진다.

신경 시스템에 대한 바디마인드센터링 작업을 할 때 종종 간접적인 접근법을 쓰곤 한다. 신체에 있는 다른 조직이나 구조에 의식을 집중하거나 움직임 패턴을 깨우는 방식이 그것이다. 신경 시스템 자체에 의식을 집중할 때는 시스템을 구성하는 요소, 거기서 일어나는 움직임패턴, 그리고 움직임을 구동하고 지지하는 신경의 기능에 초점을 맞추면 된다. 집중 대상엔 뇌, 척수, 특수 감각기관, 척수신경, 뇌신경, 말초신경이 포함된다. 이들에 대한 인지가 깨어나면 해당 부위의 존재, 생명력, 움직임 또는 거기에 존재하는 고정패턴을 감지할 수 있다. 다른 조직에게 했던 것처럼 신경조직을 직접적으로 인지하면 그 기능과 조건에도 능동적인 영향을 가할 수 있다. 그러면 움직임과 에너지가 뇌, 척수, 그리고 신경 경로를 따라 명확하게 흘러간다. 또 그 흐름의 방향을 다시 설정할 수도 있다. 손을 통해서 우리는 움직임이 일어나는 적절한 경로를 감지할 수 있다. 또 개방성과 운동성, 그리고 조직이 죽은 것같은 느낌이나 고정되어 움직임이 고착된 정도도 감지할 수 있다. 가볍게 뇌를 세포 수준에서 접촉하면 뇌세포 사이에서 일어나는 미묘한 움직임을 포착할 수 있는데, 이는 마음의 움직임이 뇌세포의 움직임을 만들기 때문이다. 신경 경로를 통해 마음이 몸 전체로 퍼져나가는 것도 신경 시스템에 대한 바디마인드센터링 접촉 요법을 통해 감지할 수 있다.

신경 시스템에 접촉을 시도할 때는 매우 부드럽고 민감하게 해야 한다. 접촉이라는 행위 자체가 신경 시스템의 감지 기능이다. 따라서 무의식적인 패턴을 의식적으로 만들기 위해서는 내면을 듣고 관찰해야 하는 섬세함이 요구된다. 이와 똑같은 방식으로 우리는 의도, 리패터닝, 행동을 인식하고 재정렬하는 과정을 능동적으로 조율해나갈 수 있다. 신경 시스템 내에서 일어나는 변화는 강압적으로 이루어져서는 안 된다. 신경조직에 접촉하고, 그 "마음"을 감지하고, 거기서 일어나는 움직임의 흐름과 패턴을 변화시키기 위해서는 열린 자세로 기다려야 하며, 새로운 신경로가 형성될 수 있도록 여유를 주어야 한다. 이러한 개방성이 여유 공간을 만들고, 그 공간 안으로 마음이 흘러들어가 새로운 패턴이 표현된다.[15]

여기엔 애써서 하는 노력이 개입될 여지가 없다. 엄청난 감수성과 주의 깊은 기다림이 필요할 뿐이다. 이때 생긴 공간 안으로 움직이면 된다. 상처, 트라우마, 사용 저하 등으로 인해 조직에서 고정패턴이 발견되면 그 주변에 새로운 경로가 있는지 살펴보라. 새로운 움직임 채널이 깨어날 수 있도록 하라. 이러한 방식들을 조합하여 고정된 조직 주변의 다른 건강한 세포를 자극하여 새로운 움직임패턴을 형성하라. 고정패턴이 형성된 조직에서 인지가 깨어날 때까지 의식을 집중하며 머무를 필요도 있다. 주의 깊게 기다리다 보면 조직이 이완되며 움직임이 자유롭게 흘러간다. "앞에 있던 장벽이 갑자기 무너지면 새로운 정보가 홍수처럼 밀려옵니다. 장벽은 일종의 선물입니다. 이를 극복하면, 그 장벽이 없었을 때 놓쳤을지도 모르는 것들을 생생하게 경험할 수 있습니다. 장벽과 장벽없음, 그리고 장벽을 자유롭게 통과하는 경험을 하는 것은 매우 중요한 일입니다"라고 보니 베인브릿지 코헨이 말했다.[16]

신경 시스템에 대한 작업을 다른 사람과 함께 할 때(직접적으로 하든, 또는 다른 시스템을 통해 간접적으로 하든), 태극권이나 아이키도aikida같은 무예의 원리를 따른다. 이러한 무예에서는 자신의 의도와 움직임을 상대방의 의도와 움직임에 맞춘다. 그렇게 하면 힘은 들지 않으면서 동시에 부딪힘이나 장애를 줄일 수 있다. 마음을 에너지 흐름에 맞출 수 있고, 또 미세한 열림 또는 공간을 감지하여 그 안으로 마음을 집어넣어 미묘하게 움직임의 길을 인도할 수도 있다. 그러면 아주 미세한 변화에도 에너지가 극도로 자유롭게 풀려나간다. 왜냐면 마음 자체가 근본적으로 끊임없이 변하기 때문이다.

이렇게 민감하고 정확하며 정제된 형태로 공간 속으로 마음을 넣을 수 있게 해주는 것이 바로 인지awareness이다. 변화하고자 하는 의지, 움직이거나 움직여지려고 하는 마음은 영혼과 영혼의 만남을 가능케 한다.

신경 시스템이 지닌 "마음"

신경 시스템이 지닌 "마음"은 인체 어디에나 존재한다. 인체의 내부와 외부 환경이 신경 시스템을 통해 끊임없이 상호작용하고 있기 때문이다. 우리가 내부와 외부에 의식을 집중하는 것은 수용적인 방식일 수도 있고 표현적인 방식일 수도 있다. 이 두 가지 모두를 환경과 개인적 필요에 따라 자유롭게 조합하는 능력을 획득하는 것이 가장 이상적이다.

신경 시스템이 지닌 중요한 특성은 바로 민감성sensitivity이다. 이 시스템에 의식을 집중거나 이를 통해 행동할 때, 우리는 이러한 민감성을 움직임과 인지력 자체에서 느끼게 된다. 내부 또는 외부를 리스닝하거나 바라볼 때 가벼우면서도 민감한 느낌이 전해지는데, 이러한 감지 과정과 내부 관찰을 통해 우리는 "통찰in-sight"을 얻는다. 자신을 내부에서부터 새롭게 바라보고 이해할 수 있다는 뜻이다. 다른 모든 가치 있는 것들과 마찬가지로 감지sensing라는 행위도 균형을 이루어야 한다. 다른 기능들과의 연계를 고려하지 않으면 건조하고, 느낌이 상실되며, 생명력과의 단절이나 주변 현실과도 유리된 형태의 감지가 일어난다. 신경 시스템은 본래 감정적이지 않으며 단순히 정보를 전달하는 역할만 한다. 이는 감지 과정 자체에 감정을 풍부하게 개입시켜도 된다는 뜻이다. 하지만 지나치면 안 된다. 감정이 감지 과정에 지나치게 개입되면 억압되거나 거부하는 느낌이 발생할 수 있다.

신경 시스템은 체액 시스템과 균형을 이루어야 한다. 이 둘은 느낌, 흐름, 그리고 작동하는 방식에 유사성이 있다. 몸—마음 복합체가 유동성을 상실하면, 신경 시스템은 오직 무언가를 감지하는 데에만 집중된다. 그러면 신경에 막대한 스트레스가 가해지고 체액 시스템과 연계된 것들에 혼돈이 야기된다. 만일 체액과 신경 시스템 사이 불균형이 극단으로 치달아 관계성이 어긋나면 둘 사이의 연결성이 단절된다. 이에 대해서는 체액 시스템을 다룰 때 좀 더 깊게 탐험하도록 하겠다.

탐험

신경 시스템을 "체화"하는 것, 다시 말해, 인지를 신경조직으로 가져와 물리적 기반으로 감지하면 뇌와 신경에 에너지를 부여할 수 있다. 또 이들의 긴장을 이완시키고 기능을 강화시킬 수도 있다. 신경 시스템을 세포와 장부 수준에서 현존하는 실체로 인지한다는 것은 이 시스템 내부에 잠재된 무의식적 패턴을 의식의 수면 위로 올린다는 뜻이다. 일단 특정 패턴이 의식의 수면 위로 부상하면 선택의 폭이 확장된다. 습관적으로 반응하던 패턴 대신 새롭고 좀 더 창조적인 움직임패턴이 구동되기 때문이다.

신경조직도 다른 신체 조직들처럼 지나치게 긴장되거나 또는 무기력해질 수 있다. 하지만 의식을 이 조직에 집중함으로써 그 기능을 긍정적으로 변모시킬 수 있다. 인지가 가해지는 순간 신경 시스템은 자세와 움직임에 장력 지지를 해준다. 신경의 긴장이 빠지면 근육도 이완되기 때문이다. 근긴장이란 것은 사실 신경 자체의 긴장일 때가 많다.

1 등을 바닥에 대고 누운 자세에서 시작한다. 천천히 그리고 부드럽게 머리를 좌우로 움직인다. 두개골 안에 담긴 하나의 장부로써 뇌를 감지해 보라. 뇌의 무게와 가동성을 확인한다. 머리를 좌우로 느리게 움직일 때 뇌의 무게를 느껴보라. 뇌라는 그릇에 물, 모래, 또는 콩 같은 것이 담겼다고 상상해도 된다. 그런 다음 무게를 지닌 뇌의 움직임을 몸 전체와 연결하라. 머리를 좌우로 움직일 때 몸 전체가 좌우로 돌아갈 수 있도록 내버려 두어라.

앉거나 선 자세에서도 시행해보라. 머리를 느슨하게 풀어놓고 회전시킨다. 이때에도 뇌를 하나의 장부로 간주하고 의식을 뇌에 집중하면서, 뇌라는 장부가 머리의 무게와 움직임을 어떻게 지지하는지 느껴본다. 이제 척추 중심을 타고 꼬리뼈까지 내려가는 척수와 뇌를 연결시킨다. 머리의 회전이 증가할수록 척추도 그 움직임에 따라 만곡이 증가할 수 있도록 허용하라. 뇌와 척수가 하나로 연결되어 이러한 움직임을 내부에서 지지할 수 있게 내버려 두어라. 뇌와 척수가 장부로써 다른 움직임을 어떻게 지지하고 구동하는지 탐험해볼 수도 있다.

2 파트너와 함께 한다면, 우선 파트너의 도움을 받아 척추 마디와 마디 사이에 있는 공간을 좌우에서 확인한다. 이곳에서부터 척수신경이 빠져나온다. 길고 민감한 실이 가지처럼 척추 사이 공간에서 나와 몸 전체로 퍼진다고 상상한다. 이 척수신경을 "관통해" 의식을 움직인다. 척수신경이 소나무에서 뻗어나온 가지처럼 또는 텐트 주변의 벌림줄처럼 바깥쪽, 아래쪽으로 뻗어나와 몸 구석구석으로 흘러가는 것을 의식으로 따라가라. 그런 다음 고요함 가운데 뇌, 척수, 그리고 척수신경이 척추와 머리가 바로 설 수 있도록 장력 지지를 하는 것을 느껴보라.

3   에너지가 척수 뒤쪽 신경으로 흘러들어오고, 척수 앞쪽 신경으로 흘러나
    간다고 적극적으로 상상해보라. 그런 다음 모든 감각, 시각, 청각, 후각
    이 척수 뒤쪽의 감각신경을 타고 들어오는 것을 느껴보라. 민감하고 수
    용적인 자세로 시도한다. 이러한 작업에 의해 자기 자신과 주변 공간에
    대한 인식이 어떻게 변하는지 확인하라. 이제 척추 앞쪽의 운동신경을
    타고 움직임이 구동되는 것을 느끼면서 움직여보라. 전체 척추를 감지하
    는 중에 의식을 특정 영역에 집중할 수도 있다.

    파트너와 함께 한다면 서로 손바닥을 마주한 다음 밀어보거나 상대가 미
는 느낌에 맞춰 밀려나본다. 처음엔 부드럽게 시작하면서 척수 뒤쪽을 통해 들어
오는 움직임과 관련된 감각을 느끼면서 척수 앞쪽에서 구동되는 움직임을 감지
한다. 척수의 다른 영역으로 의식 집중 지점을 변화시키면서 계속 탐구해본다.

4   다음 탐험은 그룹으로 했을 때 가장 효과적이다. 물론 혼자라도 상상력
    을 동원해 그러한 환경을 만들면서 작업을 할 수 있다. 우선 의식을 자신
    의 신체 내부에 집중하여 즉흥적으로 움직여보라. 1) 몸에서 일어나는 감
    각과 움직임을 수용하는 자세를 갖고 즉흥적으로 일어나는 춤이 절로 인
    도되어 나올 수 있도록 내버려두어라. 2) 몸 안에서부터 움직임이 능동적
    으로 구동되는 것을 느껴보라.

    이제 의식을 바깥으로 돌려 외부 환경에 집중한다. 1) 눈에 보이는 것, 귀
에 들리는 소리, 그리고 주변에서 일어나는 움직임에 맞춰 즉흥적으로 움직여
보라. 수용적인 자세로 외부의 자극이 자신의 움직임에 정보를 덧칠하도록 내
버려두어라. 2) 이 방식으로 움직이면서 자신의 움직임이 주변에 어떤 영향을

미치는지, 어떤 변화를 주는지 느껴보고, 여러분 자신이 어떻게 이러한 상호변화의 능동적인 원천이 되는지 감지해보라.

　　내부 집중과 외부 집중을 통해 탐험을 하면서 수용적인 자세로 적극적으로 움직임을 표현해보라. 그러면 자신이 수용성과 능동성으로 움직임을 구동하는 방식에 어떤 태도를 지닌 사람인지 알게 된다. 또 자신의 ANS를 이루는 두 측면, 즉 교감 측면과 부교감 측면 사이의 관계가 어떤지도 이해하게 된다. 자신에게 익숙하게 느껴지는 측면과 편안하지 않게 느껴지는 측면을 통해 번갈아가면서 움직임 탐험을 해보라. 그러면 시스템의 균형을 얻을 수 있을 것이다.

체액 시스템

　　앞에서 모든 물질들이 자체적으로 나선형패턴을 따른다는 것을 확인했다(4장을 보라). 중력과 부력에 따라 물은 구형을 지니려는 성향이 있다는 사실도 우리는 이미 알고 있다. 물은 유기적 구조물의 패턴들을 포용하며 창조한다. 물을 지닌 생명체는 생멸 사이클을 통해 온전한 구체로 체화될 수 있는 계기를 찾으며, 끊임없이 변화하고 파괴되고 재생되는 재창조 과정을 거쳐 오래된 형태를 새로운 생명으로 진화시키는 춤을 춘다. 인체에서 변형 과정, 건강과 질병, 노화와 죽음, 그리고 재탄생을 매개하는 물질이 바로 체액이다. 테오도르 슈벤크Theodor Schwenk는 그의 책『민감한 혼돈Sensitive Chaos』에서 다음과 같은 말을 한다.

　　구형은 온전성과 전체성을 상징한다. 물은 항상 나뉜 것을 결합시켜 구형으로 바꾸면서 유기적 전체성을 확보하려 한다. 물을 빼고 순환 시스템의 시작과 끝을 논하는 것은 불가능하다. 모든 것들이 물을 통해 내적으로 연결되고 상호 연계되기 때문이다. 물은 순환 시스템에서 필수불가결한 요소이다. 하지만 생명의 순환이 방해를 받으면, 이러한 온전성은 깨지고 무기물을 지배하는 인과법칙이 연쇄반응처럼 선형으로 구동된다.[17]

인체에서도 자연스러운 체액 순환이 방해를 받으면 기능장애나 질병이 발생한다. 딘 후안Deane Juhan은 이런 글을 썼다.

> 영양, 산소, 호르몬, 항체와 다른 면역체들, 그리고 물은 생존과 행동을 위해 반드시 세포 전체에 공급되어야 하며, 모든 종류의 독성 노폐물들은 배출되어만 한다. 다양한 체액들의 순환이 방해를 받는데도 약해지거나 파괴되지 않는 조직은 없다.[18]

인간은 홀로 살아갈 수 없는 존재라는 사실을 기억해야만 한다. 물, 공기, 식물, 동물, 인간이 형성하는 전체 순환 시스템은 깨어지지 않고 상호의존적으로 운행된다. 체액과 공기 순환을 통해 인간은 자기 자신 그리고 바깥 환경과 소통한다. 그런데 이 순환이 방해를 받거나 왜곡되면 자신, 지구, 대기, 그리고 다른 사람과 주변의 모든 생명체와의 관계에서 불균형이 창출된다. 생명 시스템의 전체성(인간에게서는 건강)이 유지되려면 내부와 외부에 관심을 두어 이 양자 사이의 관계를 올바르게 설정하여야 한다. 체액은 인체 내부와 외부 환경이 서로 소통하고 이를 통해 변형을 이루는 시스템이다.

인체에 존재하는 모든 구조물들엔 물이 흐르거나, 물이 포함되어 있거나, 또는 그 주변에 물이 흐른다. 이런 신체 구조물을 육지에 비유한다면, 체액은 인체의 모든 세포들이 담겨 있는 거대한 대양이다. 동맥, 정맥, 림프, 뇌척수액의 흐름은 강이나 조류에 해당되며, 체액이 모여 호수와 저수지처럼 된 곳도 존재한다. 연못, 폭포, 또는 비처럼 체액이 솟구치거나 흘러내리는 곳도 있으며, 흐름이 막혀 정체된 곳도 있다.

전체 체액 시스템은 여러 개의 하부 시스템들을 지닌다. 하부 시스템들은 서로 체액 구성, 화학적 성질, 농도, 기능, 흐르는 경로, 움직임의 리듬 등에서 명확히 구분된다. 하지만, 이들은 원래 하나의 시스템, 한 종류의 액체이기 때문에 하나의 하부 시스템에서 다른 하부 시스템으로 변형transformation될 수 있다. 혈액이 간질액이나 림프액으로 변했다가 다시 혈액으로 변하는 것이 그 예이다. 이러한 변형은 막membranes을 통해 일어난다. 모세혈관(가장 미세한 혈관)의 벽과 세포막 등이 이러한 체액 시스템 사이에 놓인 경계이다. 경계가 되는 막에서 선택이 이루어진다. 하나의 체액에서 다른 체액으로, 하나의 "마음"에서 다른 "마음"으로의 변화를 선택하는 곳이 바로 막이다. 우리가 변화하려는 결단을 쉽게 못 내리는 것은 마음이 막에 갇혔기 때문이다. 장부에서 일어나는 변형과 비교해 볼 때, 막은 쉽게 딱딱해지거나 투과불능한 장벽으로 변할 수 있다. 환경이 요구하는 변화와 맞닥뜨린 문제에 제대로 대처하려면 마음에 유연성이 필요한데, 이렇게 변형된 막에 의해 체액의 리듬, 그리고 표현의 정도가 제한되어 유연성이 감소된다.

독서에 몰입하고 있는데 활달한 아이들 몇 명이 왁자지껄하게 떠들며 집중을 방해한다고 가정해보자. 보통은 아이들이 지닌 에너지와 리듬에 반응해 "마음"을 빠르게 변화시킬 수 있어야 하지만, 그러지 못하는 사람은 자신의 체액 시스템에 막대한 스트레스가 쌓인다. 집중, 에너지, 리듬이 환경 변화에 대처할 만한 수준이 안 되기 때문이다. 조율되지 않은 신체 시스템과 "마음"으로 환경이 가하는 "마음"과 에너지에 대응하면, 인체엔 피로와 욕구불만, 그리고 내적 긴장이 쌓이게 된다.

체액은 휴식과 활동 사이의 균형, 다른 이를 보살피는 일, 놀이와 유머, 경계와 한계를 설정해 자신을 방어하기, 능동적이고 수용적으로 소통하기, 리듬과 움직임, 그리고 명상을 통한 고요함 등과 관련이 있다. 이러한 상태들 사이에서 자유롭게 흐를 수 있는 능력은 우리의 내부와 주변에서 일어나는 변화에 맞춰 흐르고자 하는 자신의 의지에 따라 좌우된다. 생명의 역동성을 온전히 체득하기 위해서는, 맞닥뜨린 것이 무엇이든 에너지의 심장부로 몰입해 들어가 녹아들면서 그 리듬에 맞춰 움직이거나 침묵해야 한다. 바로 이 지점, 몰입해 들어간 중심점이야말로 자신을 내려놓고 온전히 다른 존재, 다른 움직임으로 스스로를 변화시킬 수 있는 가능성이 내포된 곳이다. 음과 양의 변화 사이클에서 보듯, 한 측면이 가득 차면 다른 측면으로 자연스러운 변화가 일어난다.

인간은 매우 "액체"에 가까운 본성을 지니고 있기 때문에, 체액 시스템을 통해 자신을 표현하고 환경에 즉각적으로 적응하는 게 어려운 일이 아니다. 하지만 반대로 휴식과 활동 사이의 흐름에 자연스럽게 그리고 즉각적으로 대처하는 것을 어려워하거나 낯설어하는 사람도 많다. 전체 체액 시스템 안에 하부 시스템들이 많이 있지만, 개인에 따라 보다 쉽게 다가갈 수 있는 하부 시스템이 존재한다. 체액 시스템에 직접적으로 바디마인드센터링 작업을 할 때 그 목적은, 각각의 하부 시스템이 의식의 표현 영역으로 올라올 수 있도록, 그래서 모든 체액 시스템을 활용할 수 있도록 하는 것이다. 이때 가장 중요한 작업은 하나의 하부 체액 시스템에서 다른 시스템으로의 이행transition이 쉽게 일어나도록 하는 것이다. 왜냐면 많은 사람들이 이러한 이행에 있어 장애를 지니고 있기 때문이다. 체액 하부 시스템들 사이의 이행 장애를 통해 발생하는 변화 불능성이 의미하는 것은, 우리가 지나치게 특정 체액 시스템이 발하는 자기정체성에 경도되어 전체 체액 시스템을 통한 여동저 자기 표현을 하지 못한 상태로 살아간다는 것이다. 이렇게 "그늘진", 그래서 감춰진 부분을 표현 영역으로 되돌리게 되면 새롭고 역동적인 움직임이 표출되고, 오래되고 습관화된 영역이 재생되거나 활력을 되찾아 편안한 휴식을 맛볼 수 있다. 이 과정에서 "그늘진" 시스템을 오히려 표현의 수단이자 자신이 이미 주도적으로 "표현하는" 시스템을 온전히 보조하는 용도로 활용할 수도 있다.

체액은 원래 감정적이다. 따라서 체액을 통해 자신을 표현할 때엔 감정과 행동 사이에 생생한 연결성이 존재한다. 체액 시스템을 통해 움직일 때의 느낌은 신경 시스템을 통해 움직일 때의 느낌과는 정반대이다. 만일 우리가 유동성을 지닌채로 밀집된 공간을 지나가면, 속도, 민첩성, 반응의 자발성을 확보할 수 있다. 감지하면서 동시에 움직이면 좀 더 자기성찰적이고 의식적으로 나아갈 수 있다. 비록 즉흥성은 줄어들지만 좀 더 주의 깊은 움직임이 가능해지기 때문이다. 이 과정에서 자신의 신체 내부에서 일어나는 움직임을 매우 감각적으로 느낄 수 있다. 하지만 시스템들 간에 너무 빠르게, 그리고 너무 가까이 다가가려 하면 많은 충돌이 일어날 수도 있다.[19] 체액 시스템은 내적인 모든 느낌의 표현과 다른 시스템들과의 관계에 있어 유동성을 지닌다. 유동성이 적용되는 표현 예술, 치유 기법, 그리고 모든 종류의 수공예에서는 "감지"와 "느낌" 사이의 정교한 균형이 요구되는데, 이는 느낌, 리듬, 그리고 역동성을 온마음으로 표현하며 기술적으로 통제하고 기법을 마스터해야 하기 때문이다. 이를 통해 진실된 마음이 명징한 예술로 표현된다. 바디워크 기법에 있어서도 터치의 질감, 그리고 치유 "방식"을 결정하는 요소가 체액 시스템의 유동성에 달려 있다.

흐름이 막히거나 비틀린 곳엔 언제나 마음의 고정패턴이 존재하며, 질병이 발생할 가능성도 상존한다. 하지만 체액 시스템에 접촉하고, 체액을 통해 움직임을 구동하면 억제되고 막혔던 흐름이 자연스럽게 풀려나가게 된다. 막힌 시스템에 흐름이 발생할 때면 강력한 감정적 저항이 발생하기도 한다. 변화의 순간은 곧 이전의 장벽을 더 이상 유지하지 못하고 자연스러운 교류와 흐름을 온전히 그리고 자유롭게 허용해야 하는 지점이기 때문이다. 변화는 단지 선택의 문제이다. 일생을 지녀온 습관에 저항하는 것이 어려운 것은 당연하다. 하지만 선택은 내려놓는 것일 뿐이다. 일단 변화를 선택하면 장벽은 더 이상 존재하지 않는다. 이제 체액 시스템을 가로막는 장벽은 변형을 창출하는 기관으로 그 기능을 되찾게 된다.

변화에 수반되는 기쁘거나 괴로운 감정의 이완은 장벽 자체 때문이 아니라 갇혔던 에너지가 풀리기 때문에 발생한다. 이러한 변화는 늘 정화 효과를 지닌다. 막힌 강이 뚫리고 정체되었던 물이 원래의 자연스러운 길을 따라 흐르며 정화시키는 것과 같다. 체액이 어딘가에 "갇혀" 감정이 억압되거나 표현 불능 상태에 빠진 사람을 볼 수 있다. 체액이 감정 에너지를 이끄는 것은, 물이 전기 에너지를 전도시키는 것과 비슷하다. 강물이 막히듯 갇힌 감정은 "정체"된다. 자연스러운 흐름에 대한 인지가 다시 깨어나 체액이 리패터닝될 때까지 이러한 정체는 계속된다. 마음의 흐름과 변화를 막는 것은 마음이다. 그러니 마음이 마음을 이완시킨다. 우리는 단지 자연스러운 흐름을 따르기만 하면 된다. 마음을 다하여 자연스러운 길과 리듬을 따르면 체액 또한 이에 반응한다.

먼저 체액 시스템을 해부학, 생리학적으로 공부하며 흐름의 방향과 리듬, 그리고 기능과 움직임의 질감을 이해한다. 그런 다음 시각화와 감지 기법을 활용해 체액 시스템에 접촉한다. 해당 시스템의 존재, 느낌, 움직임, 무게, 리듬 등을 확인하라. 능동적인 상상, 터치와 움직임 요법, 그리고 호흡 집중을 결합시키면 이를 더욱 촉진시킬 수 있다.

움직이면서 동시에 느끼는 방식으로 좀 더 능동적으로 특정 체액에 접근할 수도 있다. 우선 느끼고자 하는 체액의 질감, 리듬, 그리고 역동성을 느끼며 거기서 움직임을 구동시킨다. 음악에 맞춰 춤을 추면서 이러한 접근법을 시도하면 더욱 풍부한 움직임을 자극할 수 있다. 사실 움직임 자체가 체액 흐름을 촉진시킨다. 다른 형태의 움직임, 다른 종류의 음악을 통해 우리는 자신이 "선호하는 시스템"이 무엇인지, 어떤 시스템에 접근하기가 어려운지 파악할 수 있다. "감지"와 "느낌"을 활용한 접근법 모두를 활용하는 것이 가장 이상적이다. "감지"를 통해 우리는 자신의 패턴과 선택에 대한 통찰을 얻을 수 있고, 좀 더 의식적으로 그리고 좀 더 특수한 방식으로 변화를 만들어나갈 수 있다. 그러면 체액이 자연스럽게 흘러 즉흥적인 움직임 또는 고요함, 리듬, 그리고 춤으로 이어질 때의 "느낌"을 얻을 수 있다. 이러한 "느낌"은 체액의 통합과 몸의 웰빙에 있어 중요한 요소이다.

이제 서로 다른 체액 시스템을 살펴보도록 하자. 정맥과 동맥의 흐름, 림프액, 뇌척수액, 관절액, 세포액, 간질액(또는 세포외액), 결합조직, 지방 등이 체액 시스템을 구성한다.

혈액 순환

혈액은 생명 에너지를 전달하는 액체 조직fluid tissue으로, 산소, 양분, 그리고 인체의 활동을 조율하는 호르몬과 화학물질을 모든 세포에 공급하고 소통시키는 역할을 한다. 세포가 더이상 필요로 하지 않는 노폐물과 독성물질을 내보내며 몸을 정화하여 건강한 내부 환경을 유지해주는 것도 혈액의 역할이다. 따라서 혈액이 자유롭게 흐르지 못하면 인체는 온전한 에너지를 공급받지 못할 뿐만 아니라 해로운 노폐물을 제대로 배출시키기도 여려워진다. 또 혈액의 흐름이 막혀 감정적 문제가 발생하면 자기 자신을 돌보는 것도 쉽지 않게 되며, 독성 물질이 누적되어 답답한 느낌마저 들 수 있다. 장부나 선 같은 다른 신체 조직에 고착된 감정이 외부로 표현될 수 있는 것도 혈액의 흐름 덕분이다.

순환 시스템에서 혈액의 순환은 방향에 따라 두 종류로 구분된다. 하나는 심장에서 신체 조직으로 흘러나가는 흐름이고, 다른 하나는 심장으로 되돌아오는 흐름이다. 심장은 이러한 흐름을 통해 다른 조직들에 영양을 공급하고, 치유하며, 소통하는 인체의 중심 장부이다(그림 9-6).

심장은 지치지 않고 평생 박동하는 강인한 근육으로 이루어져 있다. 심박은 수축과 이완, 활동과 휴식을 반영한다. 심장의 쉼없는 박동은 생명체의 움직임에 근본적인 리듬을 제공하는데, 이 리듬에 의해 확장과 수축, 움직임과 멈춤 사이의 흐름이 유지되고, 탄생과 죽음의 위대한 생명 사이클이 지속된다.

동맥 흐름

심장에서 나가는 혈액의 움직임을 동맥 흐름 arterial flow이라 부른다. 심장이 박동하면 혈액은 대동맥, 동맥, 세동맥, 그리고 가느다란 모세혈관 네트워크를 거쳐 몸 전체로 공급된다. 심장이 수축하며 생긴 파동은 근육으로 이루어진 길다란 동맥 혈관 벽을 타고 미묘한 형태의 리듬을 몸 전체로 전달한다. 그러므로 혈관 자체도 특정 부위의 혈류를 억제하거나 증가시킬 수 있다. 모세혈관에 이른 동맥엔 산소와 양분이 포함되어 있고, 이들은 아주 얇은 미세혈관 벽을 통과해 주변의 간질액과 만난다. 어떤 물질들은 세포벽을 통해 세포 안으로 들어가며, 이산화탄소와 다른 노폐물은 세포막을 통해 간질액으로 나온 후 다시 모세혈관으로 들어간다. 이 혈액은 세

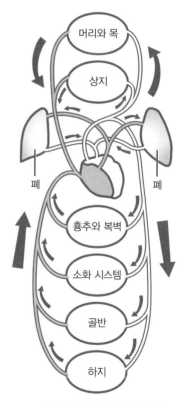

그림 9-6. 몸 전체의 혈액 순환

정맥, 정맥, 대정맥과 같은 정맥 흐름을 타고 심장으로 되돌아간다.

산소가 소모된 혈액은 심장에서 나와 폐로 들어가고, 거기에서 날숨을 통해 이산화탄소를 내보내면서 신선한 공기를 받는다. 이 과정에서 산소를 머금은 혈액은 심장으로 돌아와 혈액 순환을 재개한다. 신선한 산소를 가득 채운 혈액은 관상동맥으로도 들어가 심장조직에 직접적으로 혈액을 공급하고, 영양 공급을 먼저 받은 심장이 계속해서 신체 다른 부위로 혈액을 펌핑할 수 있게 해 준다. 소화 장부를 지나갈 때는 혈액 중으로 양분이 흘러들어오고, 신장을 지나갈 때는 노폐물이 정화되며, 이렇게 정화된 노폐물은 오줌으로 배출된다.

인체가 움직일 때, 휴식과 활동 사이클이 만들어내는 생생한 리듬이 동맥 흐름을 통해 표출되고, 심장 박동과 어우러져 근육들의 수축과 이완이 일어난다. 심장은 각성, 외부와의 능동적인 접촉과 관련되며, 그 움직임의 방향은 심장센터에서부터 바깥으로 향한다. 이 흐름은 사지와 머리, 그리고 감각기관을 통해 외부 세계로 나아간다. 동맥 흐름은 생명력, 외부 집중, 무의식적인 움직임, 그리고 상호작용과 관련된 마음을 표현한다. 그 움직임은 다소 진중한 느낌이지만, 혈액에 담긴 물질들이 실제로 감지되면 묵직하고 가득 찬 느낌이 든다. 동맥 흐름이 사지에 이르면 장난스러운 느낌으로 변하며, 주변 환경과 즉흥적인 상호작용을 하는 것처럼 느껴진다. 동맥 흐름은 감정적으로는 따뜻함, 보살핌, 타인과의 소통 등과 관련이 있다.

정맥 흐름

심장 센터로 되돌아오는 정맥 흐름venous flow은 동맥 흐름과는 다른 속성과 리듬을 지닌다. 리드미컬하게 박동하는 힘이 심장으로 되돌아오는 정맥엔 강력한 구동력을 전하지 못하기 때문이다. 그래서 정맥은 심장 대신 주변의 골격근이나 장부를 "이차 펌프secondary pump"로 활용해 심장으로 반환된다(이러한 펌프에 대해서는 림프 시스템을 이야기할 때 좀 더 다루도록 하겠다). 정맥 혈관 자체도 동맥보다는 근육이 적기 때문에 외부 압력에 의존해야 심장으로 혈액을 되돌릴 수 있다. 정맥에는 판막valves이 있어 리드미컬하게 열리고 닫히면서 중력에 반응해 혈액이 반환되는 것을 막아준다. 이 모든 움직임은 길고도 느린 리듬을 만들어낸다. 지속적으로 되돌아가며 올라가는 흐름은 상승과 하강의 모멘텀을 형성하고, 느릿한 흐름과 결합하여 마치 파도가 해안가를 찰싹거리며 끊임없이 돌아왔다 나가는 움직임을 창출한다.

정맥 흐름은 포용, 보살핌, 자기 돌봄, 그리고 심장 센터로의 회귀를 통한 채움의 감정을 표현한다. 또 내부 집중, 충만함, 묵직함 등과 같은 속성도 지닌다.

모세혈관 이소링스

동맥, 세포, 정맥 사이의 지속적인 교환이 일어나는 장소가 바로 모세혈관 이소링스capillary isorings이다(Iso는 동등하다는 뜻이고, rings는 고리를 이룬다는 뜻이다. 이소링스는 동맥이면서 동시에 정맥인 모세혈관 네트워크를 표현하기 위해 저자가 조어한 개념이다. 모세혈관 이소링스는 모세혈관 네트워크로 바꾸어 써도 무방하다. – 옮긴이). 이곳에선 휴식의 순간, 움직임과 변형이 발생하기 전의 멈춤을 경험할 수 있다. 이행transition을 담당하는 모세혈관 이소링스가 지닌 "마음"은 평화로움이면서 동시에 깨어있음이다(그림 9-7).

림프 시스템

림프 흐름은 움직임의 방향에 있어 정맥 흐름과 밀접한 관련이 있지만 그 속성은 매우 다르다. 이 시스템은 흉선, 비장, 그리고 다른 조직 등과 함께 면역 과 방어를 담당한다. 림프절은 림프관의 특정한 부위에 위치하며 피부 아래 또 는 몸의 심층에서 매우 섬세한 네트워크를 형성하고 있다. 또 림프 색깔은 은빛 을 띠며 말초에서 중심, 오직 한 방향으로만 흐른다. 림프의 흐름은 정맥 흐름 과 평행을 이룬다(그림 9-8).

림프관은 개방형으로 되어 있어, 간질액이 있는 공간으로 거미줄처럼 뻗 어나간다. 이는 혈액 순환과 차이가 있다. 간질액은 림프관 끝부분에서 특정한 메커니즘을 통해 림프관으로 끌려들어가고, 림프관을 통해 몸의 중심으로 이동

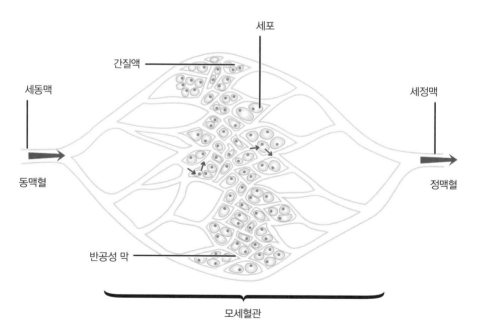

그림 9-7. 간질액을 통하여 모세혈관과 세포 사이에 산소, 양분, 노폐물이 교환된다.

한다. 림프액은 간질액에 비해 훨씬 단백질, 지방, 그리고 박테리아 밀도가 높다. 림프는 깨끗하면서 은색을 지닌채 지속적으로, 하지만 혈액보다는 느리게 흐른다. 림프절에는 백혈구가 많은 비율을 차지하고 있는데, 이로 인해 해로운 물질이나 박테리아가 분해되고 정화되어 감염과 질병을 예방한다.

　　림프액은 정맥 흐름과 만난다. 작은 림프관은 더 큰 채널로 이어지고, 이 채널은 상부 흉곽에 위치한 심장의 대정맥으로 이어진다. 림프 채널 중 가장 큰 것은 흉관이다. 흉관은 요추 2번에 위치한 림프 저장소인 림프관팽대 부위에서 척추 앞면을 타고 길게 위쪽으로 올라가는 관이다. 이렇게 척추 앞면을 타고 올라가는 림프의 흐름은 척추의 움직임을 지지하며, 전체 림프 네트워크와 함께 사지와 머리, 즉 지체를 몸의 중심에 통합시킨다. 림프 시스템 전체가

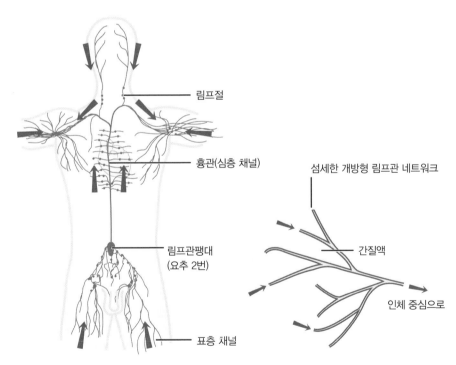

그림 9-8. 심층과 표층을 통해 몸 전체를 흐르는 림프.

통합하면 신체적, 심리적 방어와 관련된 "개인적 경계"를 형성하는 초석을 제공한다.

인체 움직임에 있어 이러한 개인적 경계가 형성된 감각을 느껴보려면, 림프액이 손끝과 발끝, 그리고 얼굴과 눈과 같은 신체 끝단에서부터 인체 중심으로 흘러간다고 상상해본다. 요추 2번 위치에 있는 림프관팽대, 척추 앞쪽을 지나는 흉관, 그리고 심장이 바로 이 중심이라고 생각하면 된다. 손과 발을 견고하지만 유연성 있게 쥐었다 폈다 반복하라. 그러면서 근육이 압축되는 힘에 의해 림프가 지속적으로 안쪽으로 흘러간다고 상상하라. 이렇게 밀가루를 반죽하는, 또는 오토바이를 운전하는 것 같은 동작으로 손과 발을 움직이면서 눈을 바깥쪽으로 향하여 집중하면 개인공간personal space 또는 운동공간kinesphere의 한계를 확장시킬 수 있다. 이를 통해 신체 말단과 중심부 사이에도 공간이 형성된다. 림프가 짜져서 림프관을 통해 신체 중심부로 이동할 때는 몸에 장력지지력과 연결성을 제공하기도 한다. 인체 중심부로 지속적으로 그리고 느리게 움직이는 림프와 바깥쪽으로의 움직임을 보조하는 관과 조직에 의해 인체의 경계가 유지된다(그림 9-9).

림프가 이렇게 능동적으로 인체의 움직임을 지지하면, 명확한 방향성과 명료한 존재감이 형성된다. 이렇게 생긴 명료함은 몸의 말단을 통해 표현되며 공간을 지지하거나, 공간에 의해 지지받는 느낌을 형성한다. 이는 아이 때 발달하는 밀기패턴과 밀접한 관련이 있다. 개인공간, 경계, 그리고 자기정체성이 이 과정에서 최초로 형성되기 시작한다. 무예에서도 림프 시스템을 통한 표현을 고도로 발전시킨다. 무예의 관심사도 자기방어self-defense이기 때문이다.

림프 시스템이 지닌 "마음"은 명확함, 방향성, 기민함, 그리고 개인적인 힘에 대한 추구이다. "세상을 지배하다have a grip on the world"라는 표현에서처럼, 말 그대로 손에 검을 쥐고 휘둘러 무언가를 자르거나 방어하는 동작은 지배력을 드러내는 전형적인 상징이다. 무기를 들고 게임을 하거나 신체를 연장시키는 도구, 즉 방망이나 막대기 그리고 기구를 들고 휘두르는 것은 림프를 자극하여 이 시스템이 지닌, 무언가를 지배하는 "마음"을 견고하게 하는 데 도움이 된다. 하지만 림프에 스트레스가 과하게 가해지고 다른 체액 시스템과의 관계성을 잃으면, 특히 체액 시스템이 전해주는 따스함을 잃으면 딱딱함, 차가움, 인내심 부족, 그리고 유머 감각 상실 상태로 치닫게 된다. 아무리 가치 있고 좋은 일이라도 극단적이 되면 불균형 상태에 빠진다. 혈액은 따스함과 달콤함을 지닌다. 하지만 따스함

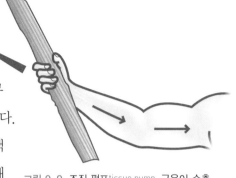

그림 9–9. 조직 펌프tissue pump. 근육이 수축하면 간질액이 개방형 림프관 안으로 들어간다. 이러한 근육 활동은 림프가 인체 중심으로 흘러들어가는 것을 돕는다. 꾸준히 지속적으로 흐르는 림프에 의해 개인공간의 한계가 형성되거나, 경계가 창조되고 또 유지된다.

과 달콤함으로 지나치게 감정이입을 하여 소통하는 태도가 림프 시스템이 전하는 명확한 마음과 만나면, 감정적 혼돈, 비효율성, 또는 변덕스러움과 지나친 감상벽이 발생할 수도 있다. 움직임의 질감과 형태가 림프 시스템에 영향을 주는 것처럼, 먹는 음식도 이 시스템에 직접적인 영향을 주어 인간의 행동과 상호작용을 결정한다.

근육 활동, 특히 지체에서 구동되는 움직임은 건강한 림프 흐름을 유지하는데 중요한 역할을 한다. 림프관 끝부분은 극도로 가늘어서 주변 조직에서 펌핑작용을 해주지 않으면 림프액을 림프 채널들로 유도하기가 쉽지 않다. 세포와 조직의 미묘한 움직임, 호흡, 소화, 등과 관련된 장부들이 만드는 리듬, 이 모든 것들이 근육 활동에 영향을 주며 림프 시스템을 지지한다. 우리는 이를 "조직 펌프" 또는 "이차 펌프secondary pump"라고 명명한다. 일차 펌프primary pump인 심장의 움직임과 관련되어, 이차 펌프 즉 조직 펌프이 활동이 없다면 림프의 흐름은 지나치게 느릿해진다. 이는 다시 심장의 부담으로 돌아간다. 왜냐

면 심장은 몸 전체 활동의 지지를 받아야 하는 장부이기 때문이다. 아파서 침대에 누워있는 환자라도 손과 발을 단순히 움직이는 운동은 할 수 있다. 이런 관점에서 마사지 또한 림프 순환에 큰 도움이 된다.

움직임의 외적인 흐름만 강조해 이완시키는 기법들도 있다. 여기서는 주로 신경 시스템의 감지 모드를 활용해 몸 전체의 긴장을 이완시키려 하는데, 에너지 또는 움직임이 사지로 흐르는지 감지하고 상상하는 형태의 기법이 주를 이룬다. 하지만 이렇게 한쪽만 강조하면 신경 시스템과 체액 시스템 사이에 불균형이 생겨 림프 시스템이 약화되거나 붕괴되고, 이로 인해 내부로 향하는 흐름이 제대로 안 일어날 수도 있다. 신경 시스템을 주로 사용하는 기법들은 오히려 신체의 경계선을 강화하고 방어 기능만 증진시켜 극심한 피로를 야기하게 된다. 균형을 다시 회복하려면 좀 더 역동적이고 유동적인, 그리고 근육을 활용한 움직임을 통해 림프 흐름과 동맥 흐름 간의 긴장과 집중을 조율하여야 한다. 그래서 전체 균형을 이루는데 필요한 움직임을 구동하고 지지력을 촉진하여야 한다.

뇌척수액

뇌척수액CSF, cerebrospinal fluid의 순환에 대해서는 이미 신경 시스템 장에서 언급하였다. CSF는 맑고 색깔은 없으며 뇌, 척수, 그리고 척수신경을 둘러싼 막 내부와 주변을 흐르며, 섬세한 신경 시스템을 돌보고, 보호하며, 마찰력을 줄여준다. 뇌와 척수는 사실 CSF 안에 떠 있다고 봐도 무방하다. CSF는 뇌실이라 부르는 4개의 뇌 안쪽 공간에서 분비되어 저장되는데, 이 공간에서 천천히 뇌와 척수 주변의 통로로 빠져나온다(머리를 움직이면서 균형을 잡을 때 뇌실을 인지하면 머리가 가벼워지는 느낌을 받는다)(그림 9-10).

두개골과 경추 1번 뼈가 만나는 곳에서 자유로운 움직임이 확보되면 CSF의 흐름이 좋아질 뿐만 아니라 혈액, 림프, 그리고 신경의 흐름도 개선된다. CSF 중 일부는 척수중심에 있는 좁은 관으로 흘러들어 간다. 척수중심관이 열려서 CSF의 흐름이 자유로워야 하는데, 예를 들어, 나이가 들어 그 흐름에 제한이 생기면, 척수중심관 하부 끝단이 닫힐 수 있다. 그러면 몸 전체의 움직임에서 유동성과 활력, 그리고 유연성을 상실하게 된다. 이렇게 "건조한" 상태가 되면 머리와 다른 신체 부위와의 연결성이 깨진다. CSF의 흐름이 차단되면 감각 인지력 또한 악영향을 받을 수 있다. 보니 베인브릿지 코헨의 노인 연구에 따르면, 척수중심관을 지나는 CSF의 흐름을 개선시키면 노화나 노쇠와 관련된 문제를 감소시킬 수 있다고 한다.

척수 내부와 외부에서 흐르는 적은 양의 CSF가 간질액으로 재흡수될 수

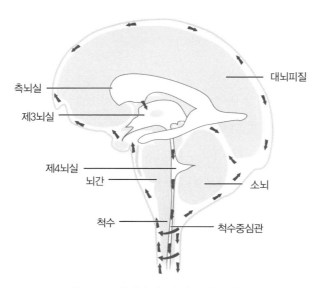

그림 9-10. 중추신경 시스템 안의 뇌척수액 흐름

도 있다. 실험에 의하면, CSF가 신경을 타고 흘러 몸 전체에 재흡수된다고 한다. 아직까지 명확한 과학적 증거가 없긴 하지만, 모든 체액은 하나의 시스템에서 다른 시스템으로 간질액을 거쳐 변형된다. 따라서 CSF에서도 이런 현상이 발생할 수 있다. CSF 또는 CSF와 유사한 액체가 결합조직 섬유 내에 존재한다는 보고도 있다. [20] 정골의학자이며 침술사인 프리츠 스미스Fritz Smith는 다음과 같이 말한다.

> 뇌척수액은 척수와 뇌에 쿠션 역할을 제공하며, 척수에서 나온 신경을 따라 먼 곳까지 흘러간다. 전자현미경으로 보면 몸의 결합조직엔 구멍이 존재한다는 연구가 있다. 비록 서양 생물학에서는 일반적으로 받아들여지지 않는 이론이지만, 많은 이들이 뇌척수액의 일부가 중추신경 시스템을 떠나 몸 전체에 있는 결합조직 구멍을 통해 흘러갔다가 다시 림프 시스템을 통해 주된 체액 순환으로 되돌아온다고 믿는다. 이러한 관점에서 본다면 뇌척수액에서 일어나는 진동이 결합조직 네트워크를 통해 몸 전체로 전달된다고 할 수도 있다. [21]

명상이나 움직임 요법을 통해서도 CSF의 흐름을 뇌실에서 척수중심관을 통해, 그리고 척수신경을 통해 몸의 말단으로 흘려보낼 수 있다. 이러한 흐름을 상상하고 감지하면 전체 시스템에 건강한 순환을 만들 수 있을 뿐만 아니라, 몸의 중추와 말초 사이에 항상적인 균형을 유지하는데 도움을 줄 수도 있다. 상당량의 CSF가 뇌와 척수 주변에서 지속적으로 순환되지만, CSF는 본래 단일한 방향으로, 즉 중심에서 주변으로만 흐른다. 이 CSF는, 그렇기 때문에, 중심으로 향하는 림프와 대략적으로 반대로 움직인다.

CSF의 흐름은 매우 느리고 감지하기 어렵다. 그 속성은 무시간성, 시공간의 정지과 관련된다. 의식을 뇌실과 척수중심관에 두면 명상 상태의 고요함과 편안함을 맛볼 수 있다. CSF의 움직임에 담긴 고요한 속성이 척수신경을 통해 밖으로 뻗어나가면 밝고 감각적인 느낌, 고요한 공간의 인지, 그리고 무한을 향한 움직임을 경험할 수 있다. 이렇게 CSF를 통해 인간은 "무경계적 자아의 중심핵central core of unbounded self"과 접촉한다. [22]

두개골과 천골의 미묘한 움직임이 뇌실과 척수중심관을 흐르는 CSF의 움직임과 동시에 일어난다. 이 움직임에 의해 먼저 뇌실과 뇌실을 연결한 관들 사이의 공간이 미세하게 열리고 CSF가 그 안으로 들어오게 된다. 그런 다음 그 공간이 약간 닫히면서 CSF가 뇌 아래쪽과 척수중심관으로 흘러간다. 이러한 흐름 과정에서 일어나는 움직임을 감지하긴 어렵지만, 몸 전체의 조직이 열리고 닫히는 미묘한 움직임과 상응하는 것처럼 보인다. 인체 조직과 CSF가 특정한 리듬을 갖고 동시에 움직이는 메커니즘에 대해서는 아직 명확히 밝혀진 바가 없다. 뼈가 움직여 CSF를 펌핑하는지, 아니면 CSF가 뼈의 움직임을 구동하는지도 잘 모르며, 관련된 이론들만이 다양하게 존재한다. 이렇게 인체 깊은 곳에서 미묘하지만 지속적으로 일어나는 리듬의 근원이 무엇인지는 아직까지도 풀리지 않는 몸—마음 과정의 하나이다.

"두개천골craniosacral" 리듬의 미묘한 균형, 그리고 CSF의 흐름은 전신의 건강과 활력에 필수불가결한 요소이다. 또한 이 리듬은 두개골정골요법이나 두개천골요법을 하는 사람들의 주된 관심사이기도 하다. [23] 시각화 기법과 감지 기법을 통해 우리는 뇌실과 척수중심관의 존재, 그리고 이를 통해 지나가는 CSF의 순환에 대해 인지할 수 있다. 이러한 기법들을 통해 우리는 명상 상태의 고요함과 편안함을 얻을 수 있고 몸을 치유할 수도 있다. 신체 균형이 심하게 깨지고 CSF 순환에 장애가 많은 사람은 좀 더 전문적인 치료가 필요하다. 왜냐면 CSF 순환과 관련된 시스템은 극도로 민감하여 인체의 심층에서 일어나는 변화와 웰빙에 강력한 영향을 줄 수 있기 때문이다. 하지만 태극권과 같은 기공을 주기적으로 하거나 좌식 또는 움직임 명상을 하는 것도 CSF 순환을 건강하게 유지하는데 탁월한 효과가 있다.

CSF의 움직임에 좀 더 집중적으로 의식을 둘 수도 있다. 먼저 숨을 들이 쉴 때 뇌실과 척수중심관 주변 조직이 바깥으로 눌리며 내부 공간이 열리고, 그 안으로 CSF가 흘러들어 온다고 상상한다. 그런 다음 내쉴 때 주변 조직이 압박 받아 약간 확장하고, 내부 공간이 좁아지면서 CSF가 아래쪽으로 흘러간 후 척 수신경을 타고 나간다고 상상한다(그림 9-11). 이러한 명상을 5~10분 정도 한다. 그런 다음 느리고 부드럽게 움직임 탐험을 시작한다. 내쉬는 숨에 CSF가 느리 게 주변 조직으로 스며들면서 바깥쪽으로 움직임을 구동하는 것을 느낀다. 이 때 구동되는 움직임엔 밝음, 공간의 고요함, 감수성, 그리고 무시간적인 흐름이 담긴다. 이게 바로 CSF에 의해 표현되는 "마음"이며 인지이다.

림프 시스템과 함께 CSF도 공간장력을 제공한다. 이 두 시스템은 서로 매우 다르지만 보완적이다. 그렇기 대문에 함께 탐험할 수 있다.

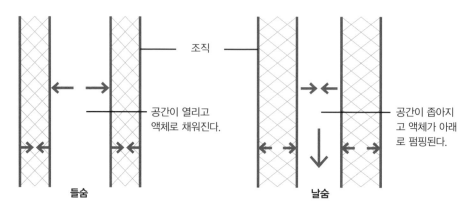

그림 9-11. 척수중심관을 지나가는 CSF 흐름의 개념도. 주변 조직이 CSF를 펌핑하고, CSF도 주변 조직을 펌핑하다.

간질액

간질액 또는 세포외액은 내부의 바다에 비유할 수 있다. 인체의 모든 세포와 조직이 이 바다 위에 떠서 부유하거나 헤엄친다. 바다에서 원시 생명체가 탄생하듯, 진화 과정을 통해 생명체는 그 안에 자신의 원래 외부 환경과 비슷한 작은 바다를 포함시켰다. 따라서 실제 바닷물과 간질액은 그 구성 성분이 비슷하다. 간질액은 특정한 흐름 방향이 없다. 채널도 관도 없이 파도, 해류, 조류의 깊은 흐름처럼 지속적으로 움직이며 신체의 조직과 세포를 내적으로 연결한다. 이를 통해 인체에 계속 변화하는 가운데 하나로 통합되는 전체성을 형성시킨다. 간질액은 세포막, 혈관, 림프와 CSF 채널을 통해 끊임없이 하나의 시스템에서 다른 시스템으로 변형된다. 간질액은 신체의 모든 부위를 연결해 소통시키고 영양을 공급한다(그림 9-12).

만일 동맥 흐름을 따라 모세혈관 너머로 더욱 의식을 확장해가면 간질액

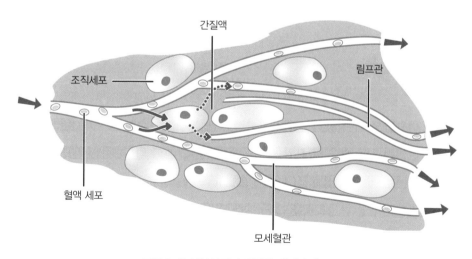

그림 9-12. 내부의 바다. 간질액, 혈관과 세포.

이 가득한 공간을 인지하게 된다. 간질액은 사지에 묵직하고 힘있는 움직임과 공간감을 형성한다. 간질액이 가득 찬 느낌은 근육의 움직임에 생명력과 힘을 부여하며 동시에, 흐르고, 요동하며, 육감적인 느낌도 선사한다. 근육이 움직이면 간질액의 흐름도 자극받는다. 이는 근육이 만드는 펌핑 작용에 의해 간질액의 정체가 예방되기 때문이다. 앞에서 설명을 했지만, 근육 활동은 간질액이 림프와 동맥을 통해 심장으로 반환되어 정화되고 활성화되게 만든다. 에너지 흐름이 멈춘 곳에서 간질액의 순환도 멈춘다. 간질액이 정체되어 생긴 "연못"에는 독성 노폐물과 표현되지 않은 감정 에너지가 쌓일 수 있다. 정체 현상이 인체 어디에 생기든 해당 부위의 세포 기능에 문제가 생기게 된다.

근육에서 강력하게 구동되는 움직임에 의해 간질액이 어떻게 반응하는지 의식을 집중해보라. 그런 다음 간질액에 집중된 의식을 근육 활동 중심부에 이동시키면서 근육 주변 체액에 어떤 자극을 주는지 느껴보라. 움직임 리패터닝과 관련된 장에서 설명했듯, 간질액의 움직임은 제한되거나 국소화되지 않고, 예측 불가능한 형태로 이리저리 흘러 몸 전체로 파도치듯 지나간다. 생각을 고요하게 침잠시키고 고정관념을 내려놓은 후 움직임이 일어나는 대로 내버려 두어라. 그러면 내부에서 움직이고자 하는 방식대로 즉흥적인 움직임이 휘젓듯 일어나기 시작한다. 이 미묘한 파동을 따라가면서 비일상적이고 예측 불가능한 패턴으로 일어나는 움직임에 몸을 맡겨라. 이때의 움직임은 매우 아름답고 감각적이며 만족감과 치유의 경험을 제공한다.

간질액 시스템이 지닌 "마음"은 공간성과 관련이 있다. 하지만 명백한 무게감, 충만감, 생명력, 그리고 활력도 이 시스템이 지닌 속성이다. 여기엔 가능성, 제한 없이 오고가는 느낌도 포함된다.

세포액

세포액cellular fluid은 모든 세포 내부에서 세포막으로 둘러싸여 있으며 구형을 지닌다. 보니 베인브릿지 코헨은 이를 "현존의 중심the center of presence이며, 오지도 않고 가지도 않는 체액"으로 묘사한다.[24] 세포막이라는 환경에 둘러싸인 내부에서는 핵심적인 생명 활동이 일어난다. 영양을 공급하고, 양육하며, 생명의 액체 기반을 형성한다. 따라서 이 세포액을 미시세계의 바다라고 할 수 있다.

세포액에는 특정한 흐름의 방향성이 존재하지 않는다. 하지만 세포막을 통해 세포 바깥쪽에 있는 간질액과 끊임없이 소통한다. 이렇게 세포 내부와 외부가 화학적 구성물에 의해 자극을 받는 현상을 삼투현상osmosis이라 한다. 하지만 삼투현상에 상관없이 세포액은 세포호흡의 리듬에 따라 겨우 약간의 증가와 감소가 일어날 뿐, 전체적으로 일정한 체액량을 유지한다.

세포 자체에 접촉할 때처럼, 세포액에 접촉하여도 존재에 힘이 충만한 느낌, 단순성, 그리고 전능한 느낌을 경험하게 된다. 세포액이 지닌 "마음"은 활력, 힘, 공간성과 관련이 있다. 이 공간성은 간질액에서도 경험하지만 세포액은 좀 더 경계가 잡힌 느낌이 든다. 세포 안에서는 존재의 심층과 우리를 둘러 싼 공간의 정화를 직접적으로 접촉함으로써 생기는 현존 감각을 동시에 경험하게 된다. 이 공간은 신체 지혜와 관련된 장소이며, 이곳은 오고 갈 필요가 없는 영역이다. 이러한 경험을 기반으로 세상에서 살아가는 일은 자신의 내면의 고향, 존재의 기반 위에서 진정으로 현존하는 것과 같다.

세포액을 느끼려면 먼저 동맥 흐름이 신체 말단으로 흘러나갈 때 이를 의식으로 따라 나간다. 간질액을 지나 인지글 너욱 밀타 확장한 다음 그 액체가 세포 안으로 확산되어 들어간다고 상상한다. 이때 각각의 세포가 확장하여 최대로 커진다고 상상하라. 여기서 잠시 멈추어 온전히 충만해진 상태를 유지한다. 그런 다음 간질액을 통해 정맥 또는 림프를 지나 심장으로 되돌아 오는 사이클을 따른다. 각각의 인지 단계는 들숨이나 날숨으로 조율될 수 있다. 에너지가 손가락과 발가락 끝까지 도달한 느낌이 들 때까지 여러 번 이 사이클을 반복한다(마음이 가는 곳에, 에너지도 흐른다는 사실을 기억하라). 손과 발에 따스함이 느껴지거나 얼얼한 느낌 또는 세포액이 "가득찬" 느낌이 들기 시작한다. 그러면 모든 세포들이 세포액으로 가득차고 에너지가 자유롭게 움직인다.

관절액

골격 시스템(7장을 참조하라)의 활막 관절낭 안엔 점성 액체인 관절액 synovial fluid이 존재해 관절면을 매끄럽게 하고 보호한다. 또 뼈를 통해 전달되는 몸무게를 지탱하거나 움직일 때 발생하는 충격을 흡수하는 역할도 한다. 세포액처럼 관절액도 활막을 통해 간질액과 서로 교통하며, 혈액이나 림프로 변형되어 순환되고, 정화되며, 보충된다. 관절액은 인체의 모든 관절에서 볼 수 있는데, 이를 작은 "연못"이 수없이 존재해 체액을 공급하는 역할을 한다고 간주할 수도 있다. 단일 관절에서 관절액의 움직임을 느끼거나 촉진시킬 수 있으며, 또 의식을 하나의 관절에서 다른 관절로 이동시키면서 차례대로 촉진할 수도 있다.

관절액의 움직임엔 특정한 형태나 방향 또는 리듬이 없다. 긴장이 쌓여 신체 움직임이 줄어들거나 더디면 관절 안의 이 점성 액체도 그러한 속성을 반영한다. 하지만 느슨하고 불규칙적으로 이리저리 빠르게 움직이면 관절액의 흐름을 촉진할 수 있고, 뼈의 경직과 근육의 긴장을 이완시킬 수도 있다. 관절액의 흐름이 정체되었을 때, 관절 안쪽과 주변에서 액체가 이리저리 "빠르게 움직인다"고 상상하며 의식 집중을 하면 긴장과 경직이 줄어드는 느낌이 든다. 이러한 접근법은 관절액이 주변의 간질액과 근육 조직으로 확산되어 들어갈 수 있도록 자극하기도 하며, 이를 통해 관절액은 끊임없이 재생되며 근육엔 "윤활력"이 생긴다. 또 근긴장은 이완되어 좀 더 유동적인 움직임이 일어난다. 관절액의 움직임이 유동적이면, "마음"이 애쓰거나 경직된 상태에서 밝고, 근심 걱정 없으며, 마치 웃는 것 같은 상태로 변한다. 웃음은 그 자체로 관절액과 간질액 모두의 움직임을 촉진하며, 긴장을 이완하고, 정체된 에너지를 푸는 훌륭한 치료법이다(심지어 요즘 병원들 중에서는 "웃음치료laughter therapy"를 제공하는 곳도 있다).

결합조직

결합조직은, 비록 일반적인 형태의 체액으로 받아들여지진 않지만, 움직임을 부드럽게 통합시키는 기능을 하며, 다른 어떤 시스템보다 몸 전체 움직임에 있어 중요한 역할을 한다. 결합조직은 반점성semiviscous 액체, 세포체, 그리고 섬유의 비율에 따라 다양한 종류가 존재하며, 장력과 탄성 균형 또한 종류에 따라 다르다. 어떤 해부학자는 혈액에서 막을 지나 뼈까지 모두 "결합조직" 연속체로 분류하는데, 이들은 모두 동일한 배엽 세포에서 분화된 조직이다. 여기서는 인대, 건, 뼈를 덮고 있는 골막 그리고 모든 세포, 근육, 장부와 관을 둘러싸고 연결하는 막을 일반적으로 결합조직으로 간주한다.[25] 결합조직을 이루는 기저물질ground substance은 다소 액체 또는 젤리에 가까우며, 특정 위치와 기능, 온도, 움직임, 긴장과 이완 상태, 그리고 신체의 일반적인 톤 등에 따라 그 구성이 달라진다. 이 젤리같은 체액은 간질액과도 다르다. 결합조직과 간질액 모두 세포와 조직을 둘러싸고 있지만, 결합조직은 간질액과 모세혈관, 세포, 림프관 사이를 매개하는 조직이며 기능과 구성 성분에 있어 간질액과는 명확히 구별된다. 결합조직을 구성하는 기저물질, 세포, 그리고 섬유는 모든 세포와 조직을 덮고 연결하는 지속적인 막 네트워크를 이루며, 이들을 잇고 직조하여 하나의 통합된 전체를 이룬다.

결합조직의 기능은 바디워크와 움직임 리패터닝에 있어 중요한 요소이다. 결합조직이 영향을 주지 않는 신체 조직은 없고, 또 결합조직은 둘러싸고 있는 모든 세포와 조직에 의해 좋거나 나쁜 영향을 받는다. 따라서 하나의 장부가 붕괴하거나 비틀려 제자리를 이탈하면, 근육이 만성적으로 단축되면, 또 관절의 정렬이 깨지게 되면, 이를 지지하는 결합조직 또한 단축되고, 당겨지거나 서로 "유착"된다. 이 과정에서 움직임은 제한되며 자세가 고정되어 딱딱한 패턴이 형성된다. 세포 기능 또한 이 결합조직에 의해 영향을 받는다.

바디워크의 주된 효과 중 하나가 바로 결합조직의 속성에 변화를 주는 것이다. 이 결합조직의 탄성과 긴장이 변하면 다른 신체 조직과 세포에 대한 지지력이 높아진다. 접촉기법을 통해 결합조직을 압박하고 늘려주며 온기를 전달하면 유착된 부위가 풀리고 경결된 부위가 녹아내리는데, 이는 만성 긴장패턴을 지닌 사람에게 특히 도움이 된다. 미묘하게 의식을 활용해 움직임을 리패터닝하는 접근법으로 특정 조직의 움직임을 자유롭게 해주어도 유착되고 비틀린 결합조직이 이완되며 그 정상적인 톤이 개선된다. 신경 시스템뿐만 아니라 인체의 어떤 시스템을 다루더라도 결합조직을 변화시키는 효과를 가져온다.

결합조직에 직접적으로 바디마인드센터링 작업을 할 수도 있다. 장부, 뼈, 근육, 혈관, 또는 세포 사이의 공간에서 움직임을 구동하면, 우리는 결합조직 막을 통해 움직이게 된다. 이러한 움직임은 감각적이고, 내적이며, 흐름과 탄성을 지니고 있으며, 마치 고양이가 우아하게 스트레칭하는 것과 비슷하다.

결합조직을 통한 움직임은 계속 흐르고 또 흐르며, 튀어올랐다가 다시 또 흐른다. 결합조직에 대한 바디마인드센터링 작업은 움직임과 고요함을 전체적으로 통합하는데 중요한 역할을 한다.

지방

지방도 엄밀히 말하면 체액이 아니지만, 마치 결합조직의 다른 형태인 것처럼 체액의 성질을 어느 정도 지니고 있으며, 체액처럼 기능할 수 있다. 지방으로 이루어진 층을 지방조직adipose tissue이라 하며, 피부의 진피 아래나 중간층에서 발견할 수 있다. 지방조직은 추위를 막고, 다양한 장부의 충격을 완화시키며 보호한다. 지방은 막 내부, 골수, 그리고 심지어 눈 뒤쪽에도 존재한다. 신경섬유를 보호하는 수초도 지방으로 되어 있다. 에너지를 저장한 후 필요할 때 호르몬과 신경 시스템의 자극에 따라 내보내는 것도 지방이다. 지방의 합성, 분해, 저장, 그리고 이동은 주로 호르몬의 영향을 받는다. 이는 칼로리를 태우는 심혈관 운동을 권하는 현대 스포츠에서 간과하는 사실이다. 아주 마른 사람조차도 지방을 지니고 있으며, 또 지방을 필요로 한다. 왜냐면 지방은 건강에 반드시 필요한 요소이기 때문이다.

막처럼 지방도 가동성이 있으며 어느 정도 유동성을 지닌다. 또한 딱딱해지거나 고정되기도 한다. 셀룰라이트는, 이렇게 이동되지 않고 고정된 지방의 한 예이다. 막처럼 지방도 접촉요법이 전달하는 온기나 움직임을 통한 접근법에 잘 반응한다. 지방이 딱딱해지거나 가동성이 떨어지면 문제가 발생하거나 건강에 안 좋은 영향이 간다. 다른 모든 신체 조직과 마찬가지로 지방도 끊임없이 재생되거나 대치되는 과정을 거치는데, 이 과정은 약 2~3주 정도 걸린다. 인체 조직 중 오직 지방만이 반액체semi-liquid 상태에서 세포로부터 방류되거나 이동되어 에너지원으로 활용될 수 있다. 세포에서 방류되거나 에너지원으로 사용되는 양보다 많은 지방이 생기면 인체에 쌓이는데, 흥미롭게도 이 경우 세포 수는 증가하지 않고 이미 존재하는 세포의 크기만 커진다. DDT와 같은 살충제뿐만 아니라 다른 환경독성물질도 지방조직을 "선택"하여 들어간다. 지방은 의식을 건강하게 유지하거나 식습관 변화에 있어 긍정적인 역할을 한다. 하지만 기억해야할 것은 문제의 원인이 지방에 독성물질이 잠재할 수 있다는 정보보다 독성 환경이 증가하고 있다는 사실이다.

지방이 잠정적인 에너지원으로 저장되지만, 이 지방을 거부하거나 받아들여 활용하는 것은 인간이다. 현대 서양 문화를 향유하고 살아가는 사람들에게 가장 억압받고, 가치가 저평가되며, 인체의 적군으로 받아들여지는 조직이 바로 지방이다. 인체에 존재하는 세포 집단이 이런 방식으로 억압받아 "추방"되는 일은, 마치 소수민족들이 자신의 목소리를 맘껏 드러내지 못하고 숨죽여 살거나 추방되는 현상과 닮았다. 이 두 경우 모두 전체의 균형에 좋은 영향을 주진 못한다. 지방을 배제하고 움직이거나, 지방을 고정시키거나, 지방과의 관계가 소원해지면, 이 조직엔 산소가 덜 공급되고, 그 결과 육체와 정신에도 영양 공급이 줄어든다. 또 자극에 반응하는 속도도 떨어지며 이러한 악순환 사이클이 계속된다. 지방과 인간 사이의 소원한 관계는 사실 최근의 일이다. 르네상스 시대 예술품과 20세기 초반의 댄서들 사진을 보면, 미에 대한 기준을 전혀 다르게 설정하게 된다. 오늘날 다른 문화권의 사람들이 지방 시스템을 받아들이는 방식에서 교훈을 얻을 수도 있는데, 예를 들어, 아프리카 문화권의 사람들은 일반적으로 지방을 힘의 상징으로, 관능성과 풍만함으로 간주한다. 태평양 섬 문화에서도 지방 시스템을 서양인들보다 더 경쾌하고, 신나고, 거침없는 표현과 관련해서 바라본다.

지방조직에 대한 바디마인드센터링 작업을 할 때, 먼저 많은 이들이 거부하는 이 시스템을 받아들이고 기꺼이 탐험하겠다는 의지를 세울 필요가 있다. 그 다음엔 지방조직이 지닌 잠재력이 발휘되거나 표현될 수 있도록 마음의 유동성을 갖춘다. 유동적인 접촉과 유동적인 마음을 통해 고정되고, 무겁고, 딱딱해져 우울해지거나 부정적으로 된 것들에 지방이 지닌 에너지를 공급할 수 있다. 마음이 지방조직을 통해 흘러가게 하면 생명력이 공급되어 좋은 움직임과 변화가 일어난다.

지방도 무게가 있지만, 이 조직을 무겁거나 딱딱하게 느낄 필요는 없다. 움직임이 일어날 때 지방의 무게감은 피부가 물결치듯 가득 채워지거나, 지구와 생생하게 연결된 액체로써 표현되거나 경험된다. 아프리카인들이 연주하는 깊은 울림이 있는 북 소리, 그리고 그들의 목소리, 또는 현존감을 내포한 노래 소리에 맞춰 몸을 흔들며 이리저리 움직이면서 진동시키면, 지방이 움직이기 시작하며 부양감이나 감각적인 힘을 경험하게 된다. 혈액, CSF 등과 같은 "실제" 체액과 지방을 결합하여 바디마인드센터링 작업을 하면 다른 속성을 일깨울 수도 있다. 지방도 경계를 짓고 공간을 한정짓는 느낌과 관련이 있다. 바디워크 기법을 활용할 때 우리는 피부, 지방을 지나 더 깊은 조직층으로 인지를 이동시키며 탐험한다. 이 과정에서 지방이 경계를 창조하고, 감정을 가두거나 억압하는 역할을 할 수 있음을 알게 된다. 지방은 또 좀 더 깊은 접촉을 위한 관문 역할도 한다.

체액 균형

각각의 체액이 그 독특한 기능과 움직임, 그리고 인지를 제대로 표현할 수 있으면, 전체 체액 시스템은 인체의 역동적 표현 수단이자, 다른 모든 신체 시스템과 움직임에 지지 기반을 형성할 수 있으며, 활동, 휴식, 이동 사이에 편안함과 유동성이 부여된다. 체액의 이동 과정에서 막대한 에너지가 막히거나 소모되면 변화의 과정은 피곤한 노동이 될 수밖에 없다. 하지만 균형 잡힌 체액 시스템에 의해 유동적인 이동이 발생하면, 인간은 좀 더 즉흥적이고, 좀 더 쉽게 회복되며, 좀 더 자신의 존재 안에서 그 다양성을 향유할 수 있게 된다.

하나의 체액 시스템이 제대로 작동하지 않거나 망가지면 전체 유기체의 자연스러운 균형도 깨지며 그 기능도 비효율적으로 변한다. 예를 들어, 림프 대신 동맥 흐름을 인체 방어나 경계를 설정하는데 사용하면 혈류가 정체되거나 불안정해지고, 경계부엔 과도한 감정 에너지가 형성된다. 혈류 정체는 딱딱함, 즉 동맥 자체의 물리적 경화hardness를 유발할 수도 있다. 또 정맥 흐름에서 활동적이고 리드미컬하며 외부 지향적인 동맥 흐름의 속성을 찾으려 해도 목적에 어긋난 결과를 가져온다. 이로 인해 늘 뒤쳐지거나 느린 느낌, 피곤하거나 방향을 상실한 느낌, 외부 세상과 단절된 느낌 등이 발생할 수 있다. 왜냐면 정맥 흐름은 느리고 파도와 같은 느낌, 또는 심장으로 되돌아가 양육하려는 내부 지향적 속성을 지니고 있기 때문이다.

인체의 액체 배출물

인간은 외부 환경의 거시적인 순환을 통해 체액을 공급받고, 배출물 형태로 밖으로 내보내어 재순환시킨다. 인체의 액체 배출물에는 오줌, 땀, 월경혈, 정액, 콧물, 눈물 등이 있고, 이들은 체액이 내부에서 외부로 순환할 때 생기는 변형물이다. 인체에서 나오는 분비물과 노폐물은 끊임없이 재활용된다.

또 어떤 분비물은 인체 정화의 결과물이자 생명 재생 과정에서 나오는 선물이기도 하다. 액체 배출물은 종종 감정적 정화나 이완과도 관련이 있다. 왜냐면 체액은 감정을 담고 있고, 그 감정을 표현하기 때문에, 몸 안팎으로 드나드는 액체의 흐름은 우리가 세상 또는 생명과 맺는 감정적 관계를 반영하기도 한다. 따라서 감정과 태도가 체액에 담기거나 연결되어 액체 배출물로 배출되는 과정에서 에너지를 주고 받거나 나눌 수도 있다.

웃는 것과 마찬가지로, 장시간 심하게 울부짖는 것도 체액의 속성에 급격한 변화를 가져온다. 오열하는 행위는 인체의 심층부에 정체된 간질액을 움직여 그 안에 오랫동안 갇혀있던 감정을 풀어낸다. 그 결과 감정 정화에 긍정적인 효과를 가져온다. 하지만 지나치면 세포를 파괴하는 결과를 낳기도 한다. 마치 막았던 댐이 터지듯, 심층의 체액에 대변동이 일어나면 섬세한 세포막이 약해져 세포를 쇠락시킨다. 체액 대변동은 극도의 슬픔과 트라우마를 경험할 때 나타나며, 이로 인해 신체가 쇠약해지고 심리적 보호막이 약해질 수도 있다(1장을 보라). 감정 변화가 극심한 경우엔 "세포호흡"을 통해 몸을 깊게 이완하고 충분한 영양을 섭취한 후 휴식을 취하는 것이 좋다. 또 세포접촉 또는 세포포용 기법을 시도하면 약화된 세포막을 회복시키고 통합시키는데 도움이 된다.

탐구

앞에서 이야기했지만, 체액도 그 존재를 시각화하고, 감지하고, 움직임을 느끼는 접근법을 통해 탐험이 가능하다. 이러한 접근법을 조합하면 체액 흐름을 자연스럽게 하고, 억제된 체액을 자유롭게 만들 수 있다. 체액의 유동성이 살아나면 신경 시스템이 인체를 구조화하고 통제하는 활동에 균형이 잡히며, 나아가 신경 시스템 자체가 휴식을 통해 회복될 수 있다. 비슷하게, 체액 시스템들 사이도 상호 균형을 맞추어 보완해준다. 각각의 체액 시스템이 표현과 지지 수단으로써 그 역동성과 리듬을 회복하면 자기 존재의 전체성을 좀 더 깊게 표현할 수 있다. 체액 시스템들 간의 이행과 변형이 어렵지 않게, 그리고 빠르게 일어나면 변화하는 상황에 즉각적으로, 그리고 적절하게 반응할 수 있는 능력도 높아진다. 또 휴식과 활동 사이, 인체의 중심으로 향하는 움직임과 외부 환경으로 내보내는 표현 사이에도 균형이 확보된다.

1   체액 흐름에 대해 보다 상세하고 정확한 이해를 하면, 좀 더 명료한 연결성을 확보할 수 있다. 그래서 먼저 시간을 내서 서로 다른 체액 시스템에 대한 해부학과 기능에 대해 공부하라. 이에 대해서는 앞에서 개략적인 설명을 하였다. 그런 다음 시각화와 감지 기법을 활용해 해당 체액의 리듬, 흐름의 방향을 자신의 몸에서 느껴보라. 이때 마음이 몸 안에서 자연스러운 경로를 따라 여행하도록 내버려두어라.

2   터치기법을 통해서도 체액에 접근할 수 있다. 먼저 파트너와 함께 세포 접촉cellular contact을 하며, 의식을 다른 체액으로 움직이면서 탐험하라. 파트너와 동시에 원하는 체액 시스템에 집중함으로써 자신의 몸과 파트너 몸에서 "공명"이 일어나게 할 수 있다. 당신이 바디워크를 한다면, 어떤 체액이 터치기법에 가장 잘 반응하는지 느낄 수도 있다. 의식적으로 다른 체액에 집중하며 탐험하면서 그 속성을 찾아본다.

3   체액이 자유롭게 흐르며 즉흥적인 움직임이 일어날 때 감지하는 활동에도 균형을 갖추는 것이 중요하다. 감지 작업을 통해 얻은 인지를 바탕으로 즉흥적인 춤을 춰보라. 각각의 체액이 자신의 흐름 방향, 리듬 또는 파동, 기능, 농도, 그리고 "마음" 상태에 따라 표현될 때 그에 맞춰 움직

여라. 이제 생각은 멈추고 움직임을 느끼면서 그냥 움직여라(그림 9-13).
다음에 소개하는 정보는 즉흥적인 움직임을 위한 가이드라인으로 활용하
면 된다. [26]

동맥혈: 맥동; 말단으로 흐름; 활동적; 풍부함, 충만함, 묵직함; 에너지와 소통;
활동과 이완 사이의 리듬; 외부 환경과 역동적으로 상호작용.

정맥혈: 파도같은; 중심으로 흐름; 양육과 포용; 조류와 흐름; 올라가고 떨어지
는 모멘텀; 풍부함, 충만함, 묵직함; 충만함을 심장에 전하는 내향적 움직임.

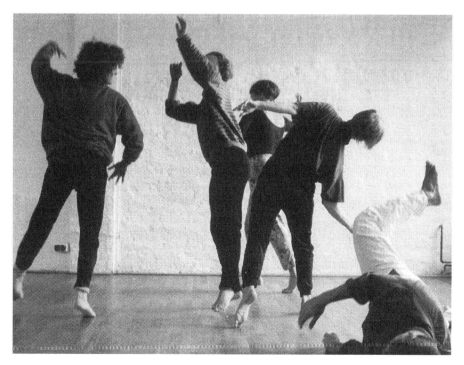

그림 9-13. 즉흥적인 춤을 통해 체액을 자유롭게 표현한다.

이소링스액: 지속적으로 휴식; 흘러들어오지도 않고 흘러나가지도 않음.

림프: 수정처럼 맑은 액체; 피부 아래 매우 가는 관; 중심을 향하는 느리고 지속적인 흐름; 인체 중심과 말단 사이에 공간장력 창조; 방어/면역 시스템; 경계를 창조하고 유지; 형태의 결정화; 움직임에 명료함과 방향성 제공; 근육 활동에 의해 지지받는 흐름.

뇌척수액: 뇌와 척수에 쿠션 역할; 공간과 시간 안에서 무한대로 흐르는 감각; 하늘과 땅 사이의 연장; 감수성; 균형; 중추신경 시스템 내부에서 순환하는 흐름; 척수신경을 통해 외부로 흐름; 움직일 때 명상과 같은 휴식과 고요함.

간질액: 내부의 바다, 세포의 고향; 조류의 움직임; 근육의 펌핑작용에 의해 활성화; 움직임에 공간성, 충만함, 그리고 감각적 속성 부여; 힘과 활력.

세포액: 현존 감각; 존재의 기반; "하나됨"; 힘, 고요함, 휴식; 아메바같은; 내호흡; 세포막의 확장과 수축; 우주적 생명 파동.

관절액: 점성 물질, 계란 흰자같은; 튀어오르는 속성; 충격 흡수; 비율동성; 이리저리 움직이는 속성; 웃음과 느슨함; 비구조화와 근심 걱정 없는.

결합조직: 인체의 내부 통합 유지; "공간 사이"를 채우고 그 속으로 움직임; 고급스럽고 감각적인 움직임 속성; 고양이가 스트레칭하는 것 같은; 힘과 탄성; 모든 세포와 조직을 지지.

지방: 땅적, 감각적, 풍부함; 액체이면서 무게감을 지닌; 가벼움과 부양감; 부드럽거나 또는 꺼칠한 분말처럼 움직임; 잠재력을 지닌; 온기와 유머; 뚱뚱함; 피부 아래, 조직과 관 주변; 쿠션 역할, 보호와 절연 기능.

이 모든 속성들이 익숙하게 느껴지면, 좀 더 쉽고 단호하게 하나의 체액에서 다른 체액으로 옮겨가며 바디마인스센터링 작업을 할 수 있다. 또 두 개 또는 그 이상의 체액 시스템을 결합하여 동시에 탐험을 할 수도 있다. 체액 탐험을 할 때 어떤 시스템에서부터 가장 쉽게 움직임을 구동시킬 수 있는지, 또는 어떤 시스템이 지지를 해주는지 확인하라. 편하거나 익숙하게 느껴지지 않는 체액 시스템에 관문 역할을 하는 시스템이 무엇인지도 찾아보라.

4   서로 다른 체액의 속성을 기반으로 그림을 그려보거나 노래를 부르는 것도 창조적인 탐험 방식이다.

5   체액 시스템을 탐험하는 과정에서 여러 종류의 음악에 맞춰 춤을 춰보라. 음악의 리듬과 특성을 몸으로 탐험해보라. 이를 통해 어떤 체액 또는 체액들의 조합이 자극받고 표현되는지 확인해보라. 여러분이 느끼고 있는 것을 표현하라. 그리고 그냥 즐겨라!

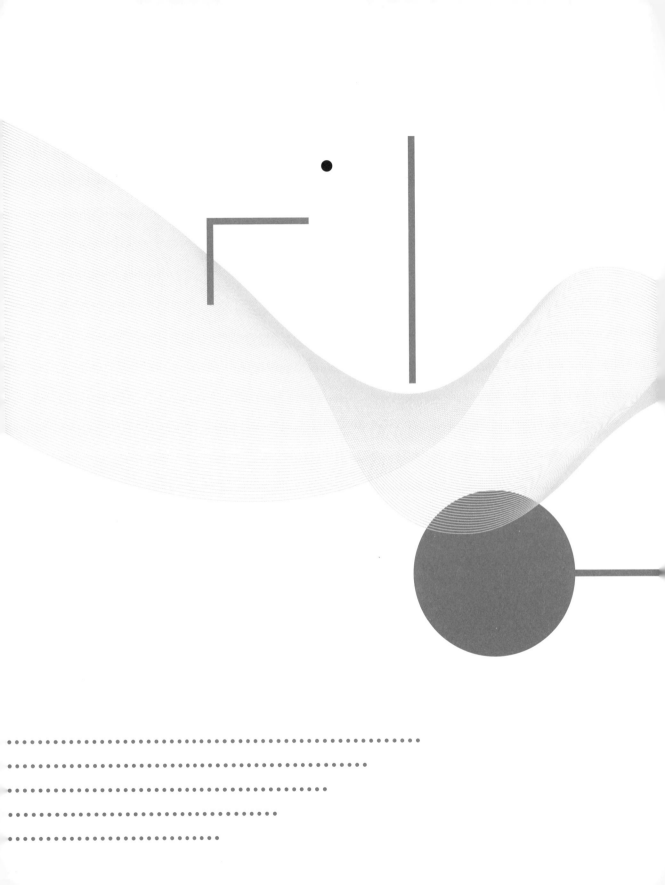

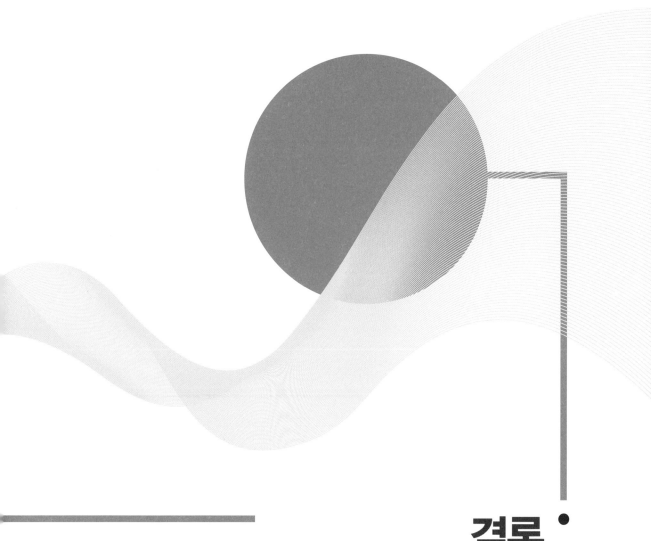

결론

10장

몸 "철학"으로

인간에겐 자기치유self-healing에 대한 잠재력이 있으며, 개인의 마음이 여기에 막대한 영향을 미칠 수 있다는 점에 대해, 현대의 주류 의학 전문가들의 이해가 점점 높아지고 있다. 이는 대체의학이나 전통적인 치유 시스템에서 이미 오래 전부터 알고 있었던 내용이다. 고대로부터 의사와 각 분야의 위대한 사상가들은 몸이 영혼에, 그리고 영혼이 몸에 영향을 미친다는 것을 이미 알고 있었다. 서양 문화에서는 이제 막 이러한 내용을 진실로 이해하고 받아들이기 시작했으며, 마음이 건강에 영향을 미친다는 사실에 대한 과학적 증거와 단초를 발견하고 있다. 미래의 건강 관리 영역에는 인지 능력이 치유와 손상에 미치는 영향뿐만 아니라, 건강해질 수 있는 잠재력이 있는 총체적인 개인의 능력을 존중하는 태도를 반드시 포함시켜야만 한다. 물론 건강 전문가들에게 되돌아가 그 책임을 온전히 그들의 발 아래 맡기는 사람도 있을 수 있다. 하지만 건강 전문가에게 자신을 맡긴 채로 이름도 없는 질병을 단지 예방하는 정도가 아닌, 새로운 형태의 건강 비전이 탄생하고 있다. 이 비전 안에서 개인은 스스로 자유롭게 건강을 선택하고, 그 선택에 책임을 지며, 창조적으로 자신의 웰빙을 확보한다. 이들은 치유의 원천이 자기 안에 있음을 깨닫는다. 이러한 건강 모델에서는 병리나 질병 관점이 아닌 잠재력 측면에서 인간을 바라본다.

바디마인스센터링의 체화 과정을 통해 우리는 자기치유를 하고 성장을 이루며 전체성을 향한 길에서 힘을 얻을 수 있다. 이 기법의 기반에는 자기인지 self-awareness가 깔려있기 때문이다. 자신에 대한 인지가 높아질수록, 좀 더 많은 선택과 자유 그리고 좀 더 스스로의 웰빙에 대한 더 큰 책임 의식을 갖게 된다. 진정한 치유는 모두 내면에서부터 비롯된다. 자신의 내면에 대한 인지가 깨어날수록, 제한되고 파괴적이며 습관적인 문제가 풀려나간다. 이는 타고난 치유 잠재력이 깨어나기 때문이다. 모든 치유 과정은 자신의 손에 달렸으며, 이 사실에 대한 자각이 더욱 자기자신의 주도성에 대한 존중을 높이고 개인의 통합에 힘을 불어넣는다.

바디마인드센터링 관점과 세포 구조 모델엔 광범위한 문화적 영향력이 반영되어 있다. 이미 살펴보았듯, 인체의 개별 시스템이 지닌 해부학적 구조물들엔 전체와의 관계를 맺으면서도 자신만의 독특한 표현, 기능, 욕구가 담겨있다. 각각의 시스템은 유기체 전체의 건강에서 똑같이 중요한 기능을 수행한다. 인체 시스템과 기능 사이의 내적인 관계는 아름다운 미시세계 모델이지만 개인이 모여서 집단을 이루고, 하부 집단들이 사회를 이루고, 이 사회가 국가와 세계 등으로 확장되며 맺는 관계에도 적용될 수 있다. 몸에 대한 이해를 통해, 우리는 하나의 시스템, 또는 하나의 장부라도 특정한 방식으로 과사용되거나, 학대되거나, 부정되면 전체 건강에 문제가 생긴다는 사실을 알게 되었다. 각 시스템이 지닌 자연스러운 기능이 온전히 그리고 동등하게 포용되어야 부분들 간의 건강한 관계가 유지될 수 있다. 시스템들 사이의 경쟁과 갈등이 일어나면 기능 장애가 발생할 뿐이다. 그 결과 인체의 세포와 조직은 부분으로써의 중요한 역할을 상실하고 서로를 보완해주는 능력도 잃게 된다.

인체에서 일어나는 법칙은 거시세계에서도 비슷하게 적용된다. 외부 세계에도 내부 세계와 마찬가지로 자연 법칙이 존재한다. 그런데 좀 더 권력과 명예를 지닌 집단이 그렇지 못한 집단을 억압하고, 내쫓고, 학대하면 상호 존중과 지지를 바탕으로한 창진적 관계는 무너지게 된다. 그러면 갈등과 폭력이 난무하고, 사회적, 정치적 안정이 깨진다. 건강한 사회, 건강한 정치 관계는 세포 모델에서처럼 개인과 집단의 권리와 욕구를 진정으로 존중하는 태도가 바탕이 되어야 한다. 그래야 개인과 집단의 독특한 개성이 사회와 세계 전체에 긍정적으로 기여하게 된다.

우리가 진정으로 자신의 몸 안에서 일어나는 자연적 질서를 수용하고, 따르며, 촉진시키게 되면, 개인과 집단 사이에 존재하는 강인함, 허약함, 그리고 차이까지도 진정으로 포용할 수 있게 될 것이다. 그러면 세상과 관계를 맺으며 공존하고, 보완하며, 조화를 이룰 수 있을 것이다. 이러한 태도 변화를 위해서는 개인의 생존, 위치, 권력 등과 같은 에고의 요구에 지배받고 있는 인지를 심장의 가치에 따르는 인지 그리고 더 큰 전체를 따르는 인지로 전환시킬 필요가 있다. 우리가 만약 이 내부의 분열과 갈등을 치유하지 못한다면 바깥 세상에 지속적인 변화와 실질적인 영향력을 주는 것도 희망할 수 없다. 이는 우리가 사는 세상이 곧 몸을 지닌 개인과 집단의 마음이 반영된 곳이기 때문이다.

오래된 지혜, 새로운 인지

내가 생각할 때 매우 독창적이긴 하지만, 어떤 면에서 보면 바디마인드센터링의 핵심이 그다지 새로운 것은 아니다. 좀 더 진실되게 말하자면, 바디마인드센터링은 인간 발달 과정과 자기인식의 근원에 대해 현대 서양인의 마음으로 새롭게 이해하고 재발견한 것이라 할 수 있다. 오랜 옛날에 심오한 감수성과 통찰을 지닌 재능있고 생각 밝은 남녀 수행자들은 인간의 몸−에너지−마음 시스템에 대해 깊은 탐구를 이미 했었다. "yoga"라는 단어는 "말과 소에 멍에를 씌운다"는 의미를 지닌 "yoke"와 관련이 있다. 그 깊은 의미를 추적하면 요가는 몸과 마음의 통합과 관련된 단어이다. 고대로부터 전해내려온 하타요가 외에도 호흡명상, 수피들이 추는 엑스테틱 댄스ecstatic dance, 무예 등은 이 몸−에너지−마음 통합을 지향하는 수련법이다. 바디마인드센터링도 마음과 에너지의 움직임에 대한 인지를 계발시킴으로써 몸, 마음, 그리고 영혼 사이에 존재하는 연결성을 경험하는데 관심을 둔다. 그리고 이러한 연결성을 명료하게 하고 깊게 하여 이를 창조적으로, 또는 치료적으로 활용하거나 영혼 계발을 위한 길로 나아간다.

이러한 수련법들은 몸과 마음을 의식으로 연결할 때 다리 역할을 하며, 인체 내부의 과정과 외부 표현 세계를 이어준다. 요가와 같이 오래되고 널리 알려진 시스템과 달리, 바디마인드센터링은 이제 겨우 조금 자라 발전의 경로를 나아가며 탐험하는 단계이기 때문에, 그 성장의 방향을 예측하기는 어렵다. 하지만 바디마인드센터링은 현대 서양 문화 속에서 살아가는 사람들의 마음에 꽤 독특하고 새로운 언어를 제공하고 있으며, 동양과 서양 모두에서 오랫동안 지속되어 내려왔던 지혜 전통의 도움을 받아 점점 기반을 형성해 나가고 있다.

바디마인드센터링 수련을 요가와 비교하면서, 이것이 영적인 길을 추구하는 수련이라고 주장하고 싶은 마음은 없다. 하지만 내 개인적인 관점에서 보면, 그리고 이 수련을 하는 다른 많은 사람들을 볼 때, 바디마인드센터링은 자신의 깊은 내면과 자신이 살아가는 우주로 열린 문의 역할을 하며, 영적인 삶이라는 큰 맥락으로 우리를 안내해주는 수련이라는 생각을 하게 된다. 왜냐면 이 수련법은 자연의 원리를 인체 경험을 통해 배울 수 있게 해주기 때문이다. 그러니 내 개인적인 이해와 관찰을 통해 그렇게 말할 수 있는 것이다. 난 늘 바디마인드센터링의 비전, 과정, 그리고 원리의 핵심적인 측면에 있어 진실됨을 유지할 수 있길 희망한다.

현대의 서양 문화에서도 새로운 의식이 부상하고 있다. 바로 "여성성 feminine"과 "남성성masculine"의 균형과 조화 원리에 관한 관심이다. 이는 개인적, 문화적 경험 측면에서 남성성의 속성과 가치를 다시 살피고 남성성이 표현되는 방식을 재평가하게 되었다는 뜻이다. 근대 서양 철학과 종교에서는 수 세기 동안 여성성을 폄하하고 몸을 죄악과 불경함의 근원이라는 태도를 취해왔다. 이는 현재까지도 이어지고 있다. 이러한 태도를 취하면 땅과 여성, 그리고 모성과 아이에 대한 존경심을 잃게 된다. 또 물리적인 몸의 느낌, 그리고 모든 인간 내면의 여성성에 대한 존중도 상실하게 된다. 육체 안에 그리고 땅 위에서 안온함을 느끼는 방법을 다시 배우고 "여성성"을 재평가함으로써 서양 문화에 만연한 불균형을 치유해야 한다.

산업과 기술이 발달함에 따라 인간은 점점 더 땅에서 유리되고 몸의 자유로운 움직임을 상실해 왔으며, 현대인들 대부분은 자신의 몸으로 현재 도달할 수 있는 제한된 가동범위 안에서만 움직이며 살아가고 있다. 그 결과 점진적으로 에너지 정체, 표현력, 생명력, 인지의 상실이 이어져 왔다. 진보와 발전에만 치중하느라 서양 문화에선 땅에 뿌리내리거나, 수용적이며 직관적인 존재의 기반과 접촉하는 문화가 상실되어 온 것이다. 땅은 그 자체로 인간의 스승이다. 그러므로 땅이 보내는 메시지에 집중하면 땅과 자신을 건강하게 하는 방법을 배울 수 있다. 알랜 블리클리Alan Bleakley는 이렇게 말했다.

> 땅의 가르침은 우리를 내면의 "첫 번째 서클"이자 스승, 즉 몸이라는 "땅"의 건강을 되돌아 보게 한다. 그 가르침은 우리 내면의 코어, 즉 진실과 치유의 장소를 바라보게 하는데, 이는 주로 죽음과 재탄생, 죽음 안의 삶과 삶 속의 죽음에

관한 것이다. [1]

몸을 대상으로 바디마인드센터링 작업을 함으로써 형성된 다르마Dharma
에 의해 개인적이며 문화적인 인지가 회복되면, 인간의 진정한 본성인 사랑과
지혜를 되찾게 된다. 내부에 형성된 분열을 치유하면 할수록 다른 사람이 스스
로를 치유할 수 있도록 도울 수도 있다. 이는 개인의 인지가 높아지고 그 파장
이 외부로 뻗어나갈수록 점차 문화적인 마음도 변화하기 때문이다. 깊고 또 개
인적인 경험을 통해 무언가를 배운다는 것은 우리가 누구인지에 대한 진실을
체화하는 과정이며, 우리의 삶에 담긴 진실성을 표현할 수 있다는 진정한 자신
감을 계발시키는 길이기도 하다. 그러므로 자신에게 안착될수록 인간은 자신에
게, 타인에게, 그리고 땅에게 친밀함을 느끼며, 이를 통해 자기 자신의 심장과
타인의 심장을 동시에 조우하게 된다.

몸―마음 경험을 위한 언어 진화시키기

바디마인드센터링을 통해 우리는 자신에 대해 좀 더 깊은 이해를 하게 된
다. 이 작업은, 테크닉 또는 배우고 따라야 할 시스템들의 집합이라기보다, 일
종의 과정이다. 바디마인드센터링에서 다루는 인간 몸에 관한 정보, 지식, 그리
고 통찰은 그 규모에 있어 여전히 성장하고 있기 때문에 단일한 테크닉이라고
부르기는 어렵다. 내가 이 책을 통해 제시한 것은 단지 하나의 프레임워크이자
가이드라인이다. 나는 바디마인드센터링이 내포하고 있는 가능성의 극히 제한
된 일부를 선했을 뿐이나. 바디마인드센터링 직입 과정은 개인마다 독특한 형
태로 적용할 수 있다. 왜냐면 우리 모두는 각자의 독특한 주체성과 다른 종류의

경험을 표현하며 살아가기 때문이다. 여기서 기술한 인체 시스템과 움직임패 턴, 그리고 시스템들 간의 연관성을 경직된 하나의 공식으로 대하지는 말라. 일 정한 시간 동안 많은 사람들이 체득을 통해 얻을 수 있는 통찰을 통해 바디마인 드센터링 과정에 접근해야 그 빛을 만끽할 수 있다. 더 깊은 탐험의 시간 속에 서 정제되고, 정교해진 체득에 의해 이러한 통찰의 빛이 급격히 변화할 수도 있 다. 개인적, 문화적 마음이 진화할수록 관점은 변하고 새로운 수준의 경험과 지 식에 도달할 수 있기 때문이다.

나는 현재 일어나고 있는 문화적 마음의 변화가 바디마인드센터링에 반 영되어 있다고 믿는다. 이 작업은 인간 진화와 관련되어 탄생한 것이고 또 바로 이 순간을 위해 탄생한 것이다. 바디마인드센터링은 서양 문화를 지배해 왔던 몸—마음 관계에 있어 아주 다른 형태의 경험을 제공한다. 과학의 발달 덕분에 우리는 이전 문화에서 다뤘던 것보다 더욱 정교하고 정확한 인체와 뇌 모델을 갖게 되었다. 그 결과 몸과 마음의 경험에 대한 새로운 언어가 진화하고 있다. 넓게 보면, 우리의 문화가 지닌 정신에 전혀 새로운 단계의 의식적 인지가 형성 되는 과정이 이 언어에 반영되고 있다. 필요에 의해서, 그리고 개인의 성장과 발전에 필요한 신체적, 정식적, 그리고 영적 테크닉의 활용 가능성 덕분에 우리 는 이렇게 증가한 인지를 단지 소수의 재능있고 헌신적인 사람이 아닌 다수의 삶 속으로 가져오고 있는 중이다.

이 새로운 언어를 말로 표현하는 것은 쉬운 일이 아니다. 왜냐면 여기엔 인간을 단지 "저기에 있는 무엇", 즉 "하나의 물체로 간주하며 과학적 탐구의 대 상으로 바라보는 관점"에서, "탐구하고 배워야 할 깊은 내적 자아를 품은 살아 있는 실체로 경험하는 관점"으로 우리의 인식과 의식이 이동해야 하기 때문이 다.

내가 여기서 소개한 것은 바디마인드센터링의 기본 원리 몇 가지일 뿐이다. 이들 원리 또한 계속 진화하고 있는 언어이다. 단어 그 자체는 결코 경험을 전달하지 못한다. 단어는 단지 하나의 지도이지 경험의 기반이 아니다. 하지만 지도는 실제 영토를 탐험하는 가이드가 될 수는 있다. 그러니 몸과 그 움직임, 그리고 자신의 느낌을 언어로 표현해보는 것은 경험 자체에 약간의 힌트를 전달해줄 수는 있다. 예를 들어, 나는 내가 세포에 관한 장을 쓸 때 명확한 선형적 전개가 아닌 중심 생각 주변 또는 그 안과 바깥에서 돌아다니며 썼다. 이는 세포가 중심핵 주변으로 원형 구조를 형성하고 있는 것과 닮았다. 하지만 신경과 근육 시스템에 관한 글을 쓸 때는 좀 더 선형적이고 논리적인 형태로 글의 구조를 잡았는데, 이는 관련된 시스템의 구조와 기능이 이를 반영한 것이다. 인체의 구조물과 시스템은 실제 자신의 언어 지도를 정의하는데, 이는 인간이 자신의 움직임과 마음의 속성을 정의하는 것과 같다.

비록 여기서 소개한 몇 가지 개념이 낯설게 느껴지더라도, 관련된 작업을 뭔가 아주 새롭거나 이상한 것으로 볼 필요는 없다. 왜냐면 해당 개념들은 이미 당신에게 익숙한 경험 중 많은 것들을 건드리기 때문이다. 바디마인드센터링에서 다루는 개념은 우리가 이미 자신의 몸에 내재하는 지혜로 깨닫고 있는, 그리고 우리의 행동을 통해 의식적 또는 무의식적으로 표현하고 있는 언어를 제공한다. 이 언어를 통해 자신의 경험을 정의하면, 그 경험은 기억되고, 의식의 영역으로 넘어가며, 명료해져서 새로운 방식으로 보여지거나 연결된다. 무의식적인 것, 미지의 것을 언어로 표현하여 의식의 수면 위로 올리는 작업은 그 자체로 주도성을 확보해가는 과정이다.

본질적인 차원에서 보면, 우리는 전통적인 해부학자나 의과학자들이 사체와 병자에 대해 연구한 방대한 지식에 기반을 둔 병리학과 죽음에 대한 학문이 아니라 생명과 자연에 대해 배우고 있는 것이다. 그러므로 몸에 대한 움직임이나 생생한 생명력과 건강에 대한 연구에 있어서는 다른 결론에 도달하게 된다. 우리는 모두 자연스러운 패턴과 움직임의 흐름이 있는 그대로 존재할 수 있도록 오랜 시간 그 길을 탐험하고 있다. 이 길은 자연스러운 발달과정, 땅과 하늘이 우리와 자연스럽게 정렬을 이루게 하는 것, 그리고 변화 과정이 자연스럽게 일어나게 하는 것과 관련이 있다. 이러한 자연스러움은 우리의 가능성이며, 의식의 특정 단계에서 자신을 인지하는 것 안에 존재한다. 움직임 탐험을 통해 우리는 개인적으로 그리고 문화적으로 잊었던 것을 "상기"시키게 된다. 움직이는 인체에 대한 탐구를 통해 인체를 통해 비롯되고 또 빛을 발하는 마음 또는 의식에 대해 연구하고 있는 것이다.

발달 움직임패턴을 탐험하다 보면 예전에 경험했던 물고기나 파충류같은 움직임을 떠올리게 되는데, 이러한 움직임 정보는 유전자에 각인되어 우리의 건강과 온전한 발전 가능성을 높이기 위해 특정한 형태로 표현된다.[2] 옛날에 살았던 사람들, 소위 "원시" 문화에서 살았던 이들의 삶은 현대인들보다 좀 더 육체적이고 땅과 조화를 이루고 있었다. 수렵하기, 나무에 오르기, 물고기를 잡거나 해산물을 채집하려고 물에 뛰어들기, 손으로 농작물을 경작하기, 항아리나 바구니를 머리에 이고 나르기, 원시적인 형태의 전쟁에 참여하기, 그리고 이 모든 활동들을 재현하고 기리는 춤을 추는 일상 속에는 현대인들의 움직임에 비해 훨씬 다양한 움직임 가능성이 표현되어 있다. 우리 문화에서는 이제서야 이러한 움직임의 필요성을 인지해가고 있는듯 하다. 피트니스, 운동, 스포츠, 댄스, 무예 등과 같은 것에 대한 관심이 최근에 크게 증가하고 있는 것이 이를 반영한다. 문화적인 관점에서 이야기한다면, 인체에 담긴 지혜가 불균형을 인식하고 자신의 필요에 의해 균형을 창출하려고 노력하는 것이라고 볼 수도 있다.

안으로 들어가 자신의 움직임의 원천에 도달해 그것을 감지하고, 그 깊은 원천에서부터 자신만의 춤을 추게 되면 우리는 다른 시간대, 그리고 다른 문화 속에서 드러났던 댄스 형태를 재발견하게 된다. 이는 마치 우리의 내면에 집단적 문화사가 담긴 것과 같으며, 이러한 것들은 모두 예식적이고 예술적인 표현을 위한 풍부한 원천이 된다.

이 작업은 댄스나 다른 움직임 학습 원리와 관련된 언어를 통해서도 인식이 된다. 각각의 움직임 시스템 또는 댄스 스타일은 신체 시스템을 조합해 활용하는 강조점이 서로 다르고, 선이나 장부와 관련된 에너지를 이용하는 방식도 다르다. 선과 장부 등에서 나오는 에너지는 움직임과 표현 방식 모두에 반영된다. 이와 관련된 두 종류의 서로 다른 예가 있다. 우선 전통 아프리칸 댄스는 땅적이고 리드미컬하며, 온몸을 요동하는 형태를 지닌다. 이 춤은 동맥 흐름, 근육, 장부, 그리고 하체 중심부에 있는 선의 에너지를 특정한 방식으로 표현한다. 하지만 포스트모던 댄스에서는 "이완" 기법을 강조하며 골격, 인대, 신경 시스템과 함께 CSF가 명확하게 흐르는 형태를 중요시한다. 여기엔 물론 개인차가 존재하지만 일반적인 경향성 또한 존재한다. 다시 말해, 특정한 댄스는 특수한 신체 시스템을 자극한다.

바디워크와 마사지를 할 때도 주로 활용하는 신체 시스템이 다르다. 이는 치료사가 사용하는 테크닉의 종류, 치료사 자신의 성향, 그리고 환자의 니즈에 따라 달라진다. 신체 시스템에 대한 이해가 높아지면 어떤 작업을 할 것인가를 결정할 때에도 도움이 된다. 환자가 보이는 증상에 따라 어떤 수준에서 어떤 신체 시스템에 접근할 것인가를 선택할 수 있기 때문이다. 바디워크를 받는 사람이 자신의 몸 안에 의식을 집중하면 터치의 질감 또한 변하며 더 직접적으로 해당 조직과 시스템에 깊은 영향을 줄 수 있다. 바디마인드센터링 또한 이러한 터치 예술the art of touch에 신체 기반 언어body-based language를 제공해준다.

물론 이러한 기법들을 숙련시키기 위해서는 전문가 트레이닝뿐만 아니라 환자나 학생 트레이닝도 필요하다. 더 깊은 경험과 이해를 얻길 원하는 독자에겐 바디마인드센터링 전문가 또는 티쳐 인증 과정을 추천한다.

몸 "철학"

철학적인 언급을 하며 마무리를 하겠다. "철학"이라는 단어는 그리스어에서 사랑을 뜻하는 "philos"와 지혜를 뜻하는 "sophia"에서 기원했다. 소피아는 여신이기도 하다. 그녀는 창조적이고 여성적인 영혼을 대표하며, 삶과 죽음이 혼재된 어둠의 자궁에서 태어난 직관과 지혜를 상징한다. 그녀의 속성은 관계, 느낌, 포괄, 포용, 그리고 양육이다. 철학이 "지혜에 대한 사랑"을 의미하기 때문에, 결국 철학자는 사랑과 현명함을 지닌 사람이다. 티벳 불교 전통에서 남성성masculine을 상징하는 카루나karuna는 사랑의 열정을, 여성성feminine을 상징하는 프라즈냐prajna는 지혜를 가리키고, 이들은 마치 새의 두 날개처럼 함께 작용해 인간을 깨달음으로 인도한다고 여긴다. 인간은 이 사랑과 지혜 모두를 계발시키지 않고서는 자신의 전체성을 깨달을 수 없다.

시인이자 철학자인 로버트 블리Robert Bly는, 예전에 소피아라는 단어의 어원이 공예, 즉 손으로 하는 기술과 관련되어 있다고 기술한 바가 있다. 방직공이 손으로 실을 직조하여 새로운 문양을 짓고, 재봉사가 바느질로 옷을 만드는 일, 또 선박 수리공이 배를 건조해 폭풍우 치는 바다를 항해하는 것 모두 소피아와 관련이 있다.[3] 만일 우리가 철학이 지혜와 공예에 대한 사랑이라는 점을 이해한다면, 서양 문화 속에서 학술적이고 이성적이며 논리적인 과정을 다루는 "철학"이 얼마나 본래 의미와 동떨어져 있는지 깨닫게 될 것이다. 철학의 원래 정의는 지혜와 보살핌, 그리고 자신이 직접 경험하고 학습하여 계발한 기술을 통해 타인을 치유하는 방법을 찾는 작업과 더 가깝다.

보니 베인브릿지 코헨도 바로 그런 사람이다. 그리고 나는 이 위대한 작업에 대한 그녀의 헌신에 감사를 표하고자 한다. 사랑과 지혜로 나에게 지속적으로 가르침을 전하고, 영감을 불어 넣고, 치유를 시켜준 그녀에게 고마운 마음을 전한다. 그녀는 자신의 통찰과 언어 그리고 사랑이 가득 담긴 터치를 통해 많은 사람들이 내면의 고향으로 되돌아갈 수 있도록 도움을 주었다.

고향으로 되돌아 온다는 것은 자기에게 회귀하여 자신의 전체성과 선한 내적 본성을 발견한다는 것을 의미한다. 자신의 몸 안에서 존재하고 편안한 느낌을 얻는 것은 건강과 웰빙의 기초를 형성하는데 중요한 요소이다. 사랑과 존경, 감수성 가득한 기술과 숙련된 손, 그리고 몸—마음 연결성에 의해 드러나는 지혜를 지닌 채로 탐험을 해나갈 때, 우리는 좀 더 고향에 가까이 다가가는 방법을 발견하고, 좀 더 생명과 관련된 철학의 진정한 의미를 깨우치게 될 것이다. 그리고 우리가 생명이 스스로를 자연스럽게 표현할 때 발생하는 사랑과 지혜를 배우게 되면, 인체에서 일어나는 모든 증상들이 바로 "길"을 가리킨다는 사실도 알게 될 것이다. 사실 그게 바로 길이다. 다시 말해, 질병과 고통이라는 증상은 "집으로 가는 길Home en route"에 보이는 일종의 표지판이다.[4] 이 표지판엔 장애물이 무엇인지 적혀 있지만, 장애물의 한계를 넘어가기 위해 필요한 것도 표시되어 있다. 이를 통해 우리는 자신의 전체성, 그리고 건강과 통합성을 재발견하게 된다.

깊고 사랑스럽게 몸을 접촉하면,
심장은 열리고, 영혼이 깨어난다.
심장이 열릴 때, 영혼도 움직인다.
영혼이 움직일 때,
춤의 근원이 느껴지면,
춤이 우리를 접촉하고,
우리를 부른다.

역자 후기

2019년에 내가 선앤숨연구소 이름으로 출간한 『선앤숨』과 이번에 번역해 소개하는 이 책 『바디마인드센터링 입문』은 모두 그 핵심에서 "나는 누구인가?"라는 질문을 다루고 있다.

인간은 물질만으로 구성되어 있지 않으며, 마음을 단지 "전기화학적 신호의 집합체"라는 말로 정의할 수는 없다. 구조통합의 대가인 아이다 롤프는 "모든 생명 경험의 핵심은 움직임이다The key to all life experience is movement"라는 말을 했다. 소마틱스를 주창한 토마스 한나는 "사는 것은 움직이는 것이다To live is to move."라며 움직임의 중요성을 강조했다. 나 또한 아이다 롤프와 토마스 한나로 대표되는 서양인들의 구조적 접근법과 기능적 접근법, 즉 구조와 기능을 개선시키는 거의 모든 서양적 접근법 또는 수련법의 핵심을 움직임movement으로 여기고, 교정을 "움직임의 효율을 높여가는 과정"으로 정의한다. 3자 관점의 몸인 바디(구조의 몸)의 고정을 줄이고, 1자 관점의 몸인 소마(기능의 몸)의 감각운동기억상실증을 제거하는 과정에서 몸의 움직임을 개선시키면 인체의 많은 문제가 해결된다.

하지만 물리적인 몸의 움직임을 좋게 하는 것만으로, 또는 그러한 물리적인 몸의 움직임을 "자기감지", "자기인지", "자기피드백" 하는 것만으로 건강을 모두 개선시킬 수 있는 것은 또 아니다. 에너지적인 몸, 영적인 몸에도 움직임과 흐름이 있고, 그러한 에너지의 흐름, 감정과 마음의 움직임 또한 인지의 대상이 될 수 있다. 인간이라면 누구나 지니고 있는 에너지를 효과적이면서 안정적으로 모으고, 에너지라인을 유통시키며, 이 과정을 통해 정기신(몸, 에너지, 마음)을 건강하게 한다면, 궁극적으로 "나는 누구인가?" 하는 질문에 대한 답을 찾아가는데 도움을 줄 수도 있다. 물론 이런 종류의 "에너지인지" 수련은 동서양을 막론하고 다양한 형태로 발전해 왔고 또 21세기 들어 동서고금의 융합 형태로 진화해 나가는 추세이다.

보니 베인브릿지 코헨의 바디마인드센터링과 예전에 번역해 소개한 리사 카파로의 소마학습somatic learning은 서양인 관점에서 동서고금의 전통 수련을 녹여내는 과정에서 개발된 21세기형 수련법이라 할 수 있다. 그렇기 때문에 동양인 관점에서 서양의 인체 과학과 소마틱스 접근법을 한국 전통 선(仙, SUN) 수련에 융합하여 에너지명상과 에너지무빙 개발 작업을 하고 있는 내 입장에서 보면, 두 가지 접근법 모두 그 체계성과 합리성에서 참조할 만한 요소들로 가득하다.

이 책을 읽어보면 곳곳에서 동양의 기(에너지) 수련 코드가 보인다. 의식을 집중하여 기운을 특정 세포나 조직 또는 기관으로 전달하거나, 해당 조직과 기관에 호흡을 넣어 기의 흐름을 원활하게 하는 방식은 동양적인 수련을 조금이라도 해봤던 사람들에게 낯설지 않다. 과불급이 없는 중용 상태의 의식집중, 에너지를 움직임으로 풀어내는 방식, 물리적인 몸과 에너지적인 몸 사이에서 일어나는 상호작용에 대한 설명 또한 본실석인 자원에서 이해하기 어려운 내용들은 아니다.

다만 내분비 시스템, 체액 시스템, 신경 시스템 등을 자유롭게 넘나들고, 난자와 정자가 만나 형성된 수정란에서 발달 움직임패턴까지 세련된 언어로 차곡차곡 설명해 나가는 논리는 동양인들이 쉽게 따라가기 어려운 측면이 있다. 문학, 심리학, 철학 등을 통해 언어 논리를 쌓아온 저자 린다 하틀리의 내공과 스승인 보니 베인브릿지 코헨이 전한 체험의 정수가 책 곳곳에 녹아 있다. 요가와 태극권의 수련 원리에서 티벳 불교의 호흡법까지 인체 과학의 용어로 풀어내는데, 동서고금을 융합해서 현대인들에게 어필한다는 측면에서 이만큼 정교한 수련법도 드물어 보인다. 개인적으로는 리사 카파로가 쓴 『소마지성을 깨워라』에 나온 수련법보다 정교하다고 여긴다. 다만 에너지바디를 바라보는 논리가 요가의 7-차크라와 내분비 시스템을 연계시키는 정도에서 그치는 것은 아쉬움이 있다. 또 의식을 활용해 에너지를 깨우는 대부분의 수련은 에너지 중심을 제대로 잡고 단계적으로 하지 않으면 "상기증"을 일으킬 우려가 있는데 이에 대한 이해와 경계가 부족해 보이는 것은 아쉬운 점이다.

동양인, 특히 한국인들은 자신의 문화전통에서 내려온 수련을 깔보거나, 신비주의적으로 바라보거나, 또는 무시하는 경향이 많다. 서양인들이 지난 몇백 년 동안 발전시켜 과학 언어로 정리한 바디워크와 소마틱스 기법들, 요가와 불교 전통의 선수행 그리고 온갖 종류의 "나를 찾아가는 다른 나라 수련법"에 대해서는 동경의 눈으로 바라보고 배우려고 하면서도, 지난 몇 천 년을 진화해온 한국과 동양 전통의 수련법에 대해서는 동일한 눈으로, 같은 잣대로 바라보려고 하지 않는다. 동양의 에너지 수련법들이 지나치게 신비주의에 치우쳐 있어서 좋지 않은 이미지가 형성된 것도 문제이지만, 이는 동서양의 문화 교류 과정이 불평등하게 이루어진 것과도 관련이 있다고 여긴다.

개인적으로는 오랜 시간 동양적인 수련, 특히 한국의 선(仙) 수련과 기공 수련을 다양하고 깊게 해왔다. 이 과정에서 선 수련에서 익히는 "에너지인지",

"에너지명상" 수련이 서양에서 개발된 수련법들에 비해 그 깊이가 남다르다는 확신을 갖게 되었다. 동양에서 오랜 시간 진화해 온 "에너지명상(仙)" 수련은 베인브릿지 코헨의 바디마인드센터링, 리사 카파로의 소마학습에 비해 월등한 부분들이 많다. 내가 끊임없이 바디마인드센터링과 소마학습같은 기법을 국내에 소개하는 이유가 바로 여기에 있다. 서양인들이 인간에 접근하는 방식의 정교함과 체계성을 우리는 더욱 치열하게 배워야 한다. 하지만 배움의 방향이 추종으로 이어지는 것은 경계해야 한다. 문화 뿐만 아니라 수련법 또한 교류의 산물이다. "남의 것"의 장점을 추종하기에 앞서, "내 것"의 장점을 제대로 수용하는 태도 또한 중요하다고 여긴다. 그러니 더더욱 남의 것의 장점을 정확하게 배울 필요가 있다. 그래야 "내 것"을 올바르게 평가하는 눈이 생기기 때문이다. 그런 의미에서 『바디마인드센터링 입문』 번역은 나에게도 큰 자극이 되었다.

삶은 끊임없는 과정이며 변화의 주체는 늘 자기 자신이기 때문에, 자신이 누구인지 알아가는 길에서 익힌 그 어떤 수련법도 결국 강을 건너는 배일 뿐이다. 강을 건넌 이후엔 배를 내려놓고 스스로 "자신의 길"을 찾아가야 한다. 그러니, 보니 베인브릿지 코헨의 바디마인드센터링, 리사 카파로의 소마학습, 토마스 한나의 소마운동, 크레이그 윌리암슨의 근육재훈련요법 뿐만 아니라 우리가 배우고 있는 모든 형태의 몸, 마음, 에너지 수련법들은 "내가 나를 알아가는 길"에서 활용할 수 있는 도구일 뿐이다. 그러니 도구에 집착할 필요는 없다. 도구를 잘 활용하여 "자신의 길"에서 "지금 이 순간"을 즐기면서 앞으로 한 발 더 나아가면 될 일이다.

2019년은 참으로 다사다난하게 보냈다. 영화 "백투더퓨쳐"에서 나오는 미래가 2015년이었는데, 그보다 5년이 더 지난 시간 속을 살아가고 있다는 생각을 하니 감이 잘 안 오기도 한다. AI, 양자컴퓨터, 핵융합발전, 자율주행 자동차와 드론전쟁 등에 대한 정보가 쏟아져 나오고, 미국과 중국, 한국과 일본은 무

역전쟁을 하고 미국과 이란은 세계 대전을 할 것처럼 시끄럽다. 지금의 하루는 과거 몇 십 년 동안의 진보를 합친 것보다 더 급격한 변화의 시간이다. "인지"의 힘을 "내면"으로 향하지 않으면 범죄를 저지를 것만 같은 에너지가 세상에 가득 넘친다. 바디마인드센터링과 같은 기법이 서양인들에게 각광받고 있는 이유 또한 이와 무관하지 않을 것 같다.

독자들이 내가 이전에 소개한 책들과 지금 읽고 있는 이 책에서 다루는 탐구법들을 통해 건강한 "몸-에너지-마음"을 지닌 삶을 살아갈 수 있길 바란다. 소마틱스는 인지의 학문이니, 적어도 이런 학문에 관심을 갖는 사람이라면 단지 겉멋 들린 사람들에 비해 방향 상실로 인한 흔들림이 적을 것이다. 더불어 "나는 누구인가?"란 질문을 탐구하는 모든 분들이, "자기 안에서 답을 찾는" 여정에서, 내가 소개하는 책들이 자신의 앞길을 밝히는 작은 촛불이 될 수 있길 희망한다.

전세계가 코로나 바이러스와
전쟁을 치르는 가운데
사당 소마코칭스튜디오에서
진성 최광석

노트

서문

1. Hexagram No. 24, *I Ching: The Book of Changes*, Reichard Wilhelm, translator. (London and Henley: Routledge & Kegan Paul, 1968), pp. 97-98.

2. Dianne M. Connelly, *All Sickness is Home Sickness*(Columbia, Maryland: Center for Traditional Acupuncture, 1986).

3. This work is described in Mary Fulkerson, Nancy Udow, and Barbara Clark, *Theatre Papers*(Totnes, Devon, England: Department of Theatre, Dartington College of Arts, 1977).

4. Bonnie Bainbridge Cohen, quoted in Nancy Stark Smith's interview "Moving from Within," in *Sensing, Feeling, and Action: The Experiential Anatomy of Body-Mind Centering*(Northampton, Massachusetts: Contact Editions, 1993), p. 11.

5. Cohen, "Moving from Within," p. 8

6. 바디마인드센터링에서 "신체 시스템"이라는 단어는, 골격 시스템 또는 근육

시스템과 같은 인체의 해부학적 시스템을 가리킨다.

7. Candace Pert는 몸, 마음, 그리고 감정이 서로 연결되어 있다는 내용을 담은 새로운 연구에서 신경펩티드가 핵심적인 역할을 한다고 기술한다. 이에 대해서는, "The Wisdom of the Receptors: Neuropeptides, the Emotions, and the Body-mind,"를 참조하라. in *Advances: The Journal of Mind-Body Health*, Vol. 3, No. 3, Summer 1986, pp. 8-16

8. Pert, "The Wisdom of the Receptors," p. 9.

9. Pert, "The Wisdom of the Receptors," p. 14. Emphasis added.

10. 과학 또한 그 자체로 주관성과 상대성 없이 존재하는 학문이 아니라는 사실을 기억해야 한다. 과학은 과학자가 속한 문화에 축적된 지식, 고정관념, 믿음과 경향성, 느낌에 의해, 그리고 과학자 자신에 의해서 영향을 받는다. 또 과학은 과학자들의 상상력과 영감에 의해서도 영향을 받는다. 과학과 이성은, 그렇기 때문에 절대적 진리를 강변하지 않는다. 과학은 집단지성이 지금까지 축적해온 상대적 진리일 뿐이다.

11. Marion Woodman, *The Ravaged Bridegroom*(Toronto, Canada: Inner City Books, 1990), p. 43.

12. 심리학에서 "잠재적 인격들"에 관한 이론과 그 치료적 적용은 Assagiloli의 정신통합 요법을 통해 발전되고 대중화되어 왔다. 이에 대해서는 다음 자료를 참조하라. Roberto Assagioli, *Psychosynthesis*(Wellingborough, England: Turnstone Press Ltd., 1975), and Piero Ferucci, *What We May Be*(Wellingborough, England: Turnstone Press Ltd., 1982).

1장

1. 인간 의식 발달과 서로 다른 층차 사이의 이행과 관련해서는 켄 윌버의 다음 책을 참조하라. *The Atman Project*(Wheaton, Illinois: The Theosophical Publishing House, 1980).

2. Lennart Nilsson은 다음 책에서 명료하고 단순하게 이 과정을 기술하고 있다. *Behold Man*(Boston: Little, Brown & Co., 1974), pp. 28–30.

3. Rupert Sheldrake는 형태공명론(theory of morphic resonance)을 통해 종의 집단적 기억이 개체의 물리적 사회적 발전에 형태를 부여할 수 있다고 주장한다. *The Presence of the Past*(London: Collins, 1988).

4. 돌고래에 생태에 대한 연구는 인간만이 "고등" 의식을 지니고 있다는 오랜 고정관념에 의문을 제기하고 있다.

5. Master T. T. Liang, *T'ai Chi Ch'uan* for Health and Self–Defense(New York: Vintage Books, 1977), p. 70.

6. 시몬톤스는 감정과 스트레스를 일으키는 요인을 연구하는데 있어 선구자이다. 그는 감정과 스트레스가 암으로 발전하는 과정, 그리고 이에 대한 치유에 대한 연구를 했다. O. Carl Simonton, *Getting Well Again*(New York: Bantam Books, 1980).

7. Diane Connelly, Traditional Acupuncture: *The Law of the Five Elements*(Columbia, Maryland: Center for Traditional Acupuncture, 1987), p.3.

8. Ken Wilber, *The Atman Project*.

9. Bonnie Bainbridge Cohen, Ruth Leeds, Linda Kalab, Susan Peffley, and Kay Wylic, *The Skeletal System: Manual for a Workshop in Body–Mind Centering*(Amherst, Massachusetts: The School for Body–Mind Centering,

1977), p.3.

10. Deane Juhan, *Job's Body*(Barrytown, New York: Station Hill Press, 1987), p. 29.

2장 _____

1. Ken Wilber, *The Atman Project*(Wheaton, Illinois: The Theosophical Publishing House, 1980), p. 83.

2. Bonnie Bainbridge Cohen, "The Action in Perceiving," in *Sensing, Feeling, and Action:The Experiential Anatomy of Body-Mind Centering*(Northampton, Massachusetts: Contact Editions, 1993), p. 115.

3. See Marylou R. Barnes, Carolyn A. Crutchfield, and Carolyn B. Heriza, *The Neurophysiological Basis of Patient Treatment, Vol. 2: Reflexes in Motor Development*(Atlanta, Georgia: Stocksville Publishing Co., 1978); Mary R. Fiorentino, *A Basis for Sensorimotor Development — Normal and Abnormal: The Influence of Primitive Postural Reflexes on the Development and Distribution of Tone*(Springfield, Illinois: Charles C. Thomas Publishers, 1981); and Bonnie Bainbridge Cohen, "The Alphabet of Movement(Part I & Part II)," in *Sensing, Feeling, and Action: The Experiential Anatomy of Body-Mind Centering*(Northampton, Massachusetts: Contact Editions, 1993), pp. 122-156, and *The Evolutionary Origins of Movement*(Amherst, Massachusetts: School for Body-Mind Centering, 1986).

3장

1. See Stanislav Grof, *Beyond the Brain*(Albany, New York: State University of New York Press, 1985), and The Adventure of Self—Discovery(Albany, New York: State University of New York Press, 1988).

2. Joseph Chilton Pearce, *Magical Child*(New York: Bantam Books, 1980), p. 52.

3. See Frank Caplan, *The First Twelve Months of Life*(New York: Bantam Books, 1978); and Ronald S. Illingworth, The Development of the Infant and Young Child(New York: Churchill Livingstone, 1983).

4. See *The Illustrated Encyclopedia of the Animal Kingdom*(Danbury, Connecticut: The Danbury Press, Grolier Enterprises Inc., 1983).

5. 바디마인드센터링 스쿨에서는 현재 "Push" 패턴 대신 "Yield and Push" 패턴이라는 쓰고 있다. 하지만 나는 이 책의 필요에 맞게 원래의 용어를 그대로 쓴다.

6. "Phylogeny" refers to the species, "ontogeny" to the individual.

7. 비록 자벌레가 척추동물은 아니지만 여기서 개인적인 예시로 들었다. 왜냐면 자벌레가 딱딱한 지면을 지렛대로 하여 움직이는 모습이 척추밀기패턴 움직임을 잘 반영하고 있기 때문이다. 현재 바디마인드센터링 스쿨에서는 물고기를 예시로 든다.

8. 기본 움직임 평면에 대한 개념은 Rudolf Laban에 의해 최초로 관찰, 연구되어 움직임을 분석하는데 적용되고 교육되었다. 다음 자료를 참조하라. Rudolf Laban. See Irmgard Bartenieff and Dori Lewis, *Body Movement: Coping with the Environment*(New York: Gordon & Breach Science Publishers, Inc., 1980).

4장

1. 나는 "공간" 안에 땅, 불, 물, 공기가 존재하므로, 공간을 기본 5원소 안에 포함시킨다. 이 시스템은 불교 심리학에서 활용된다.

2. Theodor Schwenk, *Sensitive Chaos*(London: Rudolf Steiner Press, 1965), p. 13.

3. *Temple Fay, M.D.: Progenitor of the Domain—Delacato Treatment Procedure*, James M. Wolf, editor(Springfield, Illinois: Charles C. Thomas Publications, 1968), p. 117—131.

4. See Madeleine Davis and David Wallbridge, *Boundary and Space: An Introduction to the Work of D. W. Winnicott*(London and New York: Penguin Books, 1983).

5. The "kinesphere," as personal space, is another concept developed in movement sudies by Rudolf Laban.

5장

1. See Caroly Shaffer's article on the work of Emilie Conrad—Da'oud, "Dancing in the Dark," in Yoga Journal, November/December 1987, pp. 48—55, 94, 98.

2. See Marget Mills and Bonnie Bainbridge Cohen, *Developmental Movement Therapy*(Amherst, Massachusetts: The School for Body—Mind Centering, 1979).

3. 여기서 소개하는 뇌와 발달 패턴에 대한 정보는 보니 베인브릿지 코헨이 예전에 했던 연구에 기반을 두고 있다. 바디마인드센터링 스쿨에서는 이 연구를 더욱 심화시켰다. 미스 코헨이 이 시스템을 재정의 한 것을 참조하라. 여

기서 소개한 정보는 바디마인드센터링 원리에 관한 일반적인 가이드라인으로 활용해야지, 그 핵심을 소개하는 최종 버전으로 받아들여서는 안 된다. 더 많은 정보를 원한다면 베인브릿지 코헨의 최근 저술을 확인하라.

4. 이 정보는 보니 베인브릿지 코헨의 다음 자료를 주로 참조하였다. "The Neuroendocrine System"(Amherst, Massachusetts: The School for Body-Mind Centering, unpublished), 이 자료의 수정본을 코헨이 개인적으로 내게 전하였다.

5. Madeleine Davis and David Wallbridge, *Boundary and space: An Introduction to the Work of D. W. Winnicott*(London and New York: Penguin Books, 1983), p. 65.

6장

1. See "Sensing, Feeling, and Action: An Interview with Bonnie Bainbridge Cohen" by Nacy Stark Smith, in *Sensing, Feeling, and Action: The Experiential Anatomy of Body-Mind Centering*(Northampton, Massachusetts: Contact Editions, 1993), p. 64.

2. Cohen, quoted in "Sensing, Feeling, and Action," in *Sensing, Feeling, and Action*, p. 64.

3. Richard Moss는 경계와 무경계 개념을 암과 치매와 관련해 다음 책에서 논하였다. *The Black Butterfly*(Berkeley, California: Celestial Arts, 1986).

7장

1. Deane Juhan, *Job's Body*(Barrytown, New York: Station Hill Press, 1987), p. 34.

2. See, for example, Wynn Kapit and Lawrence M. Elson, *The Anatomy Coloring Book*(New York: Harper and Row, 1977), pp. 102, 107; Edwin B. Steen and Ashley Montagu, *Anatomy and Physiology, Volumes I and II*(New York: Harper and Row, 1959), Vol. I, p. 35; Vol. II, p. 80; and Lennart Nilson, Behold Man(Boston: Little, Brown & Co., 1974), p. 52.

3. Juhan, *Job's Body*, p. 34.

4. Juhan, *Job's Body*, pp. 107−108.

5. Bonnie Bainbridge Cohen, Ruth Leeds, Linda Kalab, Susan Peffley, and Kay Wylie, *The Skeletal System: Manual for a Workshop in Body−Mind Centering*(Amherst, Massachusetts: The School for Body−Mind Centering, 1977), p. 5.

6. Bonnie Bainbridge Cohen, et al., "Joints and Ligaments." Unpublished manuscript.(Amherst, Massachusetts: The School for Body−Mind Centering, 1982), p. 1.

7. Cohen, et al., "Joints and Ligaments," p. i.

8. See I. A. Kapandji, *The Physiology of the Joints, Volume 3: The Trunk and Vertebral Column, Second Edition*(London and New York: Churchill Livingstone, 1974).

9. Cohen, et at., *The Skeletal System*, p. 5.

10. See Carmine D. Clemente, *Anatomy: A Regional Atlas of the Human Body*,

Third Edition (Baltimore, Maryland and Munich: Urban and Schwarzenberg, 1987), plates 134, 614, 616, and 617.

11. Cohen, et al., "Joints and Ligaments," p. i.

12. Laban은 상완을 기준으로 전완이 움직이는 것을 "distal movement"로 정의하였다. 바디마인드센터링에서는 같은 움직임을 "proximal initiation of movement."로 좀 더 섬세하게 차별화해 활용한다.

13. Cohen, et al., *The Skeletal System*, p. 4.

14. Juhan, *Job's Body*, p. 98.

15. Cheng Man-Ch'ing, *T'ai Chi Ch'uan: A Simplified Method of Calisthenics for Health & Self-Defense* (Berkeley, California: North Atlantic books, 1981), p. 8.

16. Kapit and Elson, *The Anatomy Coloring Book*, p. 9.

17. Bonnie Bainbridge Cohen, 1990 Addendum to *The Skeletal System*, p. 2.

18. Juhan, *Job's Body*, pp. 113-114.

19. "the small dance"라는 용어는 Steve Paxton에 의해 제기되었다. 그는 "Contact Improvisation"의 창시자다. 다음 자료를 참조하라. *Theatre Papers: First Series, Number 4* (Totnes, Devon, England: Dartington College of Arts, 1977).

20. Deane Juhan은 이에 대해 더 자세하고 깊은 설명을 제시한다. *Job's Body*, pp. 109-144; 193-244.

21. Clem W. Thompson, *Manual of Structural Kinesiology* (St. Louis, Missouri: C. V. Mosby Co., 1981).

22. Moshe Feldenkrais, *Awareness Through Movement* (London: Penguin Books, 1980), pp. 46-47.

23. See Juhan, *Job's Body*, Chapter Seven.

24. Lucille Daniels and Catherine Worthingham, *Muscle Testing*(Philadelphia: W. B. Saunders Co., 1980), p. 5.

25. Thompson, *Manual of Structural Kinesiology*, p. 3.

8장

1. See, for example, Alexander Lowen, *Bioenegetics*(New York: Penguin Books, 1976), and Ken Dychtwald, Bodymind(Mew York: Pantheon Books, 1977).

2. Bonnie Bainbridge Cohen, Ruth Leeds, Linda Kalab, Susan Peffley, and Kay Wylie, *The Skeletal System: Manual for a Workshop in Body−Mind Centering*(Amherst, Massachusetts: The School for Body−Mind Centering, 1977), p.3.

3. See Joseph Campbell, *The Masks of God*(New York: Penguin Books, 1959−1968).

4. Bonnie Bainbridge Cohen, Patricia Bardi, and Gail Turner, *The Organs: Manual for a Workshop in Body−Mind Centering*,(Amherst, Massachusetts: The School for Body−Mind Centering, 1977), p.2.

5. Cohen, et al., *The Organs*, p. 2.

6. Judith Kestenberg의 작업이 이에 대해 흥미로운 내용을 전한다. 다음 자료를 참조하라. *The Role of Movement Patterns in Development*(New York: Psychoanalytic Quarterly, Inc., 1967).

7. Cohen, et al., *The Organs*, p. 3.

8. Bonnie Bainbridge Cohen, "The Neuroendocrine System"(Amherst, Massachusetts: The School for Body—Mind Centering, unpublished), p. 9.

9. Cohen, et al., *The Organs*, p. 3.

10. *The Yellow Emperor's Classic of Internal Medicine*(Berkeley, California: University of California Press, 1972), Ilza Veith, translator; and Dianne M. Connelly, *Traditional Acupuncture: The Law of the Five Elements*(Columbia, Maryland: Center for Traditional Acupuncture, 1987).

11. Thorwald Dethlefsen and Rudiger Dahlke, *The Healing Power of Illness*(Dorset, England: Element Books, 1990).

12. See Geroge Vithoulkas, *Homeopathy: Medicine of the New Man*(New York: Prentice Hall Press, 1987).

13. See, for example, Piero Ferrucci, *What We May Be*(Wellingborough, England: Turnstone Press, Ltd., 1982); and James Vargiu, "The Theory of Subpersonalities," *Psychosynthesis Workbook*(Palo Alto, California: Psychosynthesis Institute, 1974).

14. See, for example, Alice Bailey, *Esoteric Healing*(New York: Lucis Publishing Co., 1975).

15. 이와 관련된 설명은 보니 베인브릿지 코헨의 "The Neuroendocrine System." 에서 가져왔다. 내분비 시스템과 관련해서 코헨의 작업은 Alice Bailey의 Esoteric Healing에서 주로 영향을 받았다. 하지만 이들은 서로 다른 시스템 이다. 다음을 참조하라. C. W. Leadbeater, *The Chakras*(Wheaton, Illinois, Madras, and London: Theosophical Publishing House, 1927); Douglas Baker, Esoteric Anatomy(London: Little Elephant, 1976); and Fritz Frederick Smith, *Inner Bridges*(Atlanta, Georgia: Humanics Ltd., 1986).

16. 미골체 그림은 Carmine D. Clemente의 다음 책에서 가져왔다. *Anatomy: A Regional Atlas of the Human Body, Third Edition*(Baltimore, Maryland and Munich: Urban & Schwarzenberg, 1987), plate 377.

17. Edwin B. Steen and Ashley Montagu, *Anatomy and Physiology, Volume 2*(New York: Barnes and Noble Books, 1959), p. 199.

18. 흉골체와 심장체는 둘 다 보니 베인브릿지 코헨에 의해 경험적으로 발견되었다. 하지만 흉골체에 대해 명료하고 과학적인 증거는 아직 없다. 그럼에도 불구하고, 인체에서 이러한 구조물을 인지하는 작업을 할 때, 해당 위치에서 매우 강력하고 뚜렷한 에너지를 경험할 수 있다.

19. See M. G. Nicholls, "Editorial and historical review," Minisymposium: The Natriuretic Peptide Hormones, Introduction, in *Journal of Internal Medicine*, Vol. 235, 1994, pp. 507−514; and Harriet MacMillan and Meir Steiner, "Commentary: Atrial Natriuretic Factor: Does It have a Role in Psychiatry?," in *Biological Psychiatry*, Vol. 35, 1994, pp. 272−277.

20. See Walter Pierpaoli and Vladimir A. Lesnikov, "The Pineal Aging Clock: Evidence, Models, Mechanism, Interventions," in *Annals New York Academy of Sciences*, Vol. 719, May 31, 1994, pp. 461−473.

21. Pierpaoli and Lesnikov, "The Pineal Aging Clock," p. 464.

22. See Pierpaoli and Lesnikov, "The Pineal Aging Clock," pp. 465−467.

23. See N. Vassiljev, J. Volyansky, V. Slepushkin, V. Kosich, and T. Koljada, "The Pineal Gland and Immunity," in *Annals New York Academy of Science*, Vol. 719, May 31, 1994, pp. 291−297.

24. Alan Bleakley, *Fruits of the Moon Tree*(London: Gateway Books, 1984), p. 187.

9장

1. Stanley Keleman, *Living Your Dying*(Derkeley, California: Center Press, 1974).

2. Carl Sagan, *The Dragons of Eden*(New York: Ballantine Books, 1978), p. 43.

3. See Sagan, *The Dragons of Eden*.

4. Bonnie Bainbridge Cohen, "The Neuroendocrine System"(Amherst, Massachusetts: The School for Body—Mind Centering, unpublished), pp. 20—21.

5. Cohen, "The Neuroendocrine System," p. 36.

6. Robert E. Ornstein, *The Psychology of Consciousness*(New York: Penguin Books, 1975), Chapter Three.

7. Bonnie Bainbridge Cohen, "The Action in Perceiving," in *Sensing, Feeling, and Action: The Experiential Anatomy of Body—Mind Centering*(Northampton, Massachusetts: Contact Editions, 1993), p. 117.

8. Cohen, "The Action in Perceiving," p. 118.

9. Lennart Nilsson, *Behold Man*(Boston: Little, Brown and Co., 1974), p. 26.

10. Bonnie Bainbridge Cohen, quoted in Nancy Stark Smith, "Sensing, Feeling, and Action," in *Sensing, Feeling, and Action: The Experiential Anatomy of Body—Mind Centering*(Northampton, Massachusetts: Contact Editions, 1993), p. 65.

11. Cohen, from unpublished seminar notes, 1983.

12. Sid Gilman and Sarah Winans Newman, Manter and Gatz's *Essentials of Clinical Neuroanatomy and Neurophysiology, Seventh Edition*(Philadelphia: F. A. Davis Co., 1987), p. 39.

13. See Stanislav Grof, *Beyond the Brain*(Albany, New York: State University of New York Press, 1985), and The Adventure of Self—Discovery(Albany, New York: State University of New York Press, 1988).

14. See Madeleine Davis and David Wallbridge, *Boundary and Space: An Introduction to the Work of D. W. Winnicott*(London and New York: Penguin Books, 1983).

15. 사실 "intelligence"라는 단어는 라틴어 "intelligere"에서 비롯되었다. 이는 "to gather between."이라는 의미를 지닌다.

16. Cohen, quoted in Lisa Nelson and Nancy Stark Smith, "The Neuroendocrine System," in *Sensing, Feeling, and Action: The Experiential Anatomy of Body—Mind Centering*(Northampton, Massachusetts: Contact Editions, 1993), p. 62.

17. Theodor Schwenk, *Sensitive Chaose*(London: Rudolf Steiner Press, 1965), p. 13.

18. Dean Juhan, *Job's Body*(Barrytown, New York: Station Hill Press, 1987), p. xxii.

19. This is discussed in Nancy Stark Smith's interview with Bonnie Bainbridge Cohen, "Sensing, Feeling, and Action," in *Sensing, Feeling, and Action*, pp. 63—65.

20. CSF, or a fluid similar to CSF, has been found within the fibers of connective tissue, according to R. F. Erlingheuser, "The Circulation of Cerebrospinal Fluid Through the Connective Tissue System"(Academy of Applied Osteopathy Yearbook, 1959), cited in Juhan, Job's Body, p. 73.

21. Fritz Frederick Smith, M. D. *Inner Bridges*(Atlanta, Gerogia: Humanics New

Age, 1986), p. 160.

22. Bonnie Bainbridge Cohen, "The Dancer's Warm-Up Through Body-Mind Centering," in *Sensing, Feeling, and Action: The Experiential Anatomy of Body-Mind Centering*(Northampton, Massachusetts: Contact Editions, 1993), p. 15.

23. John E. Upledger, Craniosacral Therapy(Chicago & Seattle: Eastland Press, 1983) and Craniosacral Therapy II: Beyond the Dura(Chicago and Seattle, Washington: Eastland Press, 1987).

24. Cohen, "The Dancer's Warm-Up," p. 15.

25. fascia에 대해 좀 더 온전한 설명을 원하면 다음을 참조하라. Ida Rolf, *Rolfing*(Rochester, Vermont: Healing Arts Press, 1989), Chapter Three.

26. 체액에 대한 가이드라인은 나와 바디마인드센터링 교사인 Gale Turner가 바디마인드센터링 스쿨의 트레이닝 프로그램을 가르치는 수업에서 함께 교육했던 내용이다. 이 가이드라인은 보니 베인브릿지 코헨의 다음 자료를 기반으로 한다. "The Dynamics of Flow: The Fluid System of the Body," in *Sensing, Feeling, and Action: The Experiential Anatomy of Body-Mind Centering*(Northampton, Massachusetts: Contact Editions, 1993). My thanks to Gale for permission to use it here.

10장

1. Alan Beakley, *Fruits of the Moon Tree*(London: Gateway Books, 1984), P. 50.
2. See Carl Sagan, *The Dragons of Eden*(New York: Ballantine Books, 1978).

3. In a lecture and reading given by Robert Bly for the London Convivium for Archetypal Studies, 1988.

4. Dianne M. Connelly, *All Sickness in Home Sickness*(Columbia, Maryland: Center for Traditional Acupuncture, 1986), p. 17.

참조문헌

인용된 문헌

Assagioli, Roberto, Psychosynthesis. Wellingborough, England: Turnstone Press, Ltd., 1975.

Bailey, Alice. Esoteric Healing. New York: Lucis Publishing Co., 1975.

Baker, Douglas. Esoteric Anatomy: London: Little Elephant, 1976.

Barnes, Marylou R., Carolyn A. Crutchfield, and Carolyn B. Heriza. The Neurophysiological Basis of Patient Treatment, Vol. 2. Reflexes in Motor Development. Atlanta, Georgia: Stocksville Publishing Co., 1978.

Bartenieff, Irmgard, and Dori Lewis. Body Movement: Coping with the Environment. New York: Gordon & Breach Science Publishers, Inc., 1980.

Bleakley, Alan. Fluits of the Moon Tree. London: Gateway Books, 1984.

Bly, Robert. Lecture and reading given at the London Convivium for Archetypal Studies, 1988.

Campbell, Joseph. The Masks of God. New York: Penguin Books, 1959–1968.

Calplan, Frank. The First Twelve Months of Life. New York: Bantam Books, 1978.

Clemente, Carmine D. Anatomy: A Regional Atlas of the Human Body, Third Edition.

Baltimore, Maryland and Munich: Urban & Schwarzenberg, 1987.

Cohen, Bonnie Bainbridge. The Evolutionary Origins of Movement. Amherst, Massachusetts: School for Body—Mind Centering, 1986.

———. "The Neuroendocrine System." Amherst, Massachusetts: The School for Body—Mind Centering, unpublished.

———. Sensing, Feeling, and Action: The Experiential Anatomy of Body—Mind Centering. Northampton, Massachusetts: Contact Editions, 1993.

Cohen, Bonnie Bainbridge, et al. "Joints and Ligaments." Unpublished manuscript. Amherst, Massachusetts: The School for Body—Mind Centering, 1982.

Cohen, Bonnie Bainbridge, Patricia Bardi, and Gail Turner. The Organs: Manual for a Workshop in Body—Mind Centering. Amherst, Massachusetts: The School for Body—Mind Centering, 1977.

Cohen, Bonnie Bainbridge, Ruth Leeds, Linda Kalab, Susan Peffley, and Kay Wylie. The Skeletal System: Manual for a Workshop in Body—Mind Centering. Amherst, Massachusetts: The School for Body—Mind Centering, 1977.

Connelly, Dianne M. All Sickness is Home Sickness. Columbia, Maryland: Center for Traditional Acupuncture, 1986.

———. Traditional Acupuncture: The Law of the Five Elements. Columbia,

Maryland: Center for Traditional Acupuncture, 1987.

Dianne, Lucille, and Catherine Worthingham. Muscle Testing. Philadelphia: W. B. Sauder Co., 1980.

Davis, Madeleine, and David Wallbridge. Boundary and Space: An Introduction to the Work of D. W. Winnicott. London and New York: Penguin Books, 1983.

Dethlefsen, Thorwald, and Rudiger Dahlke. The Healing Power of Illiness. Dorset: Element Books, 1990.

Dychtwald, Ken. Bodymind. New York: Pantheon Books, 1977.

Feldenkrais, Moshe. Awareness through Movement. London: Penguine Books, 1980.

Ferrucci, Piero. What We May Be. Wellingborough, England: Turnstone Press, Ltd., 1982.

Fiorentino, Mary R. A Basis for Sensorimotor Development — Normal and Abnormal: The Influence of Primitive Postural Reflexes on the Development and Distribution of Tone. Springfield, Illinois: Charles C. Thomas Publishers, 1981.

Gilman, Sid, and Sarah Winans Newman. Manter and Gatz's Essentials of Clinical Neuroanatomy and Neurophysiology, Seventh Edition. Philadelphia: F. A. Davis Co., 1987.

Grof, Stanislav. The Adventure of Self—Discovery. Albany, New York: State University of New York Press, 1988.

———. Beyond the Brain. Albany, New York: State University of New York Press, 1985.

Illingworth, Ronald S. The Development of the Infant and Young Child. New York: Churchill Livingstone, 1983.

The Illustrated Encyclopedia of the Animal Kingdom. Danbury, Connecticut: The Danbury Press, Grolier Enterprises Inc., 1968.

Juhan, Deane. Job's Body. Barrytown, New York: Station Hill Press, 1987.

Kapandji, I. A. The Physiology of the Joints, Volume 3: The Trunk and Vertebral Column, Second Edition. London and New York: Churchill Livingstone, 1974.

Kapit, Wynn, and Lawrence M. Elson. The Anatomy Coloring Book. New York: Harper and Row, 1977.

Keleman, Stanley. Living Your Dying. Berkeley, California: Center Press, 1974.

Kestenberg, Judith. The Role of Movement Patterns in Development. New York: Psychoanalytic Quarterly, Inc., 1967.

Leadbeater, C. W. The Chakras. Wheaton, Illinois, Madras, and London: Theosophical Publishing House, 1927.

Liang, T. T. T'ai Chi Ch'uan for Healing and Self−Defense. New York: Vintage Books, 1977.

Lowen, Alexander. Bioenergetics. New York: Penguin Books, 1976.

MacMillan, Harriet, and Meir Steiner. "Commentary: Atrial Natriuretic Factor: Does It have a Role in Psychiatry?," in Biological Psychiatry, Vol. 35, 1994.

Man−ch'ing, Cheng. T'ai Chi Ch'uan: A Simplified Method of Calisthenics for Health & Self−Defense. Berkeley, California: North Atlantic Books, 1981.

Mills, Margret, and Bonnie Bainbridge Cohen. Developmental Movement Therapy. Amherst, Massachusetts: The School for Body−Mind Centering,

1979.

Moss, Richard. The Black Butterfly. Berkeley, California: Celestial Arts, 1986.

Nelson, Lisa, and Nancy Stark Smith, Interview with Bonnie Bainbridge Cohen, "The Neuroendocrine System," in Sensing, Feeling, and Action: The Experiential Anatomy of Body—Mind Centering. Northampton, Massachusetts: Contact Editions, 1993.

Nicholla, M. G. "Editorial and historical review," Minisymposium: The Natriuretic Peptide Hormones, Introduction, in Journal of Internal Medicine, Vol. 235, 1994.

Nilson, Lennart. Behold Man. Boston: Little, Brown & Co., 1974.

Ornstein, Robert E. The Psychology of Consciousness. New York: Penguin Books, 1975.

Paxton, Steve. Theatre Papers: First Series, Number 4. Totnes, Devon, England: Dartington College of Arts, 1977.

Pearce, Joseph Chilton. Magical Child. New York: Bantanm Books, 1980.

Pierpaoli, Walter, and Vladimir A. Lesnikov. "The Pineal Aging Clock: Evidence, Models, Mechanisims, Interventions," in Annals New York Academy of Science, Vol. 719, May 31, 1994.

Rolf, Ida. Rolfing. Rochester, Vermont: Healing Arts Press, 1989.

Sagan, Carl. The Dragon of Eden. New York: Ballantine Books, 1978.

Schwenk, Theodor. Sensitive Chaos. London: Rudolf Steiner Press, 1965.

Shaffer, Carolyn. "Dancing in the Dark," in Yoga Jornal, November/December 1987.

Sheldrake, Rupert. The Presence of the Past. London: Collins, 1988.

Simonton, O. Carl, Stephanie Mattews-Simonton, and James L. Creighton. Getting Well Again. New York: Bantam Books, 1980.

Simth, Fritz Frederick. Inner Bridges. Atlanta, Gerogia: Humanics Ltd., 1986.

Smith, Nancy Stark. "Sensing, Feeling, and Action: An Interview with Bonnie Bainbridge Cohen," in Sensing, Feeling, and Action: The Experiential Anatomy of Body-Mind Centering. Northampton, Massachusetts: Contact Editions, 1993.

Thompson, Clem W. Manual of Structural Kinesiology. St. Louis: Missouri: C. V. Mosby Co., 1981.

Upledger, John E. Craniosacral Therapy. Chicago and Seattle, Washington: Eastland Press, 1983.

———. Craniosacral Therapy II: Beyond the Dura. Chicago and Seattle, Washington: Eastland Press, 1987.

Vargiu, James. "The Theory of Subpersonalities," in Psychosynthesis Workbook. Palo Alto, California: Psychosynthesis Institute, 1974.

Vassiljev, N., J. Volyansky, V. Slepushkin, V. Kosich, and T. Koljada. "The Pineal Gland and Immunity," in Annals New York Academy of Science, Vol. 719, May 31, 1994.

Veith, Ilza, traslator. The Yellow Emperor's Classic of Internal Medicine. Berkeley, California: University of California Press, 1972.

Vithoulkas, Geroge. Homeopathy: Medicine of the New Man. New York: Prentice Hall Press, 1987.

Wilber, Ken. The Atman Project. Wheaton, Illinois: The Theosophical Publishing House, 1980.

Wolf, James M., editor. Temple Fay, M. D. : Progenitor of the Domain−
Delacato Treatment Procedures. Springfield, Illinois: Charles C. Thomas
Publications, 1968.

추천 문헌

Asimov, Issac. The Human Brain. New York: Mentor, 1965.

Ayres, Jane. Sensory Integration and the Child. Los Angeles: Western
Psychological Services, 1979.

−−−. Sensory Integration and Learning Disorders. Los Angeles: Western
Psychological Services, 1972.

Barlow, Wilfred. The Alexander Principle. London: Victor Gollancz, Ltd., 1990.

Bertherat, Therese, and Carl Bernstein. The Body Has Its Reasons. New York:
Avon Books, 1979.

Blair, Lawrence. Rhythms of Vision. St. Albans, Hertsfordshire, England: Paladin
Press, 1976.

Bobath, Bertha. Techniques of Proprioceptive and Tactile Stimulation. London:
William Heinemann Medical Books Ltd., n.d.

−−−. Techniques of Stimulating and Facilitating Spontaneous Movements.
London: Western Cerebral Palsy Centre, n.d.

Ferner, Helmut, and Jochen Staubsend. Sobotta Atlas of Human Anatomy,
Volumes 1 and 2, Tenth Edition. Baltimore, Maryland and Munich: Urban
& Schwarzenberg, 1983.

Freeman, William Harvey, and Brain Bracegirdle. An Atlas of Invertebrate Structure. London: Heinemann Educational Books Ltd., 1971.

Holle, Britta. Motor Development in Children: Normal and Retarded. Oxford, England: Blackwell Scientific Publications, 1976.

Ilg, Frances L., and Louise Bates Ames. The Gesell Institute's "Child Behaviour." New York: Dell Publishing Co. Inc., 1960.

Jolly, Alison. The Evolution of Primate Behanior. New York: Macmillan Co., 1972.

Kapandji, I. A. The Physiology of the Joints, Volume 1, Fifth Edition; Volume 2, Second Edition, Volume 3, Second Edition. Edinburgh, London, and New York: Churchill Livingstone, 1982, 1970, 1974.

Keleman, Stanley. Emotional Anatomy. Berkeley, California: Center Press, 1985.

Laban, Rudolf. The Language of Movement. Boston: Plays, Inc., 1974.

Laban, Rudolf, and F. C. Lawrence. Effort. London: MacDonald & Evans Ltd., 1974.

Laban, Rudolf, and Lisa Ullmann. The Mastery of Movement. Boston: Plays, Inc., 1971.

Nichols, David, John Cooke, and Derek Whiteley. The Oxford Book of Invertebrate. London: Oxford University Press, 1971.

Park, Glen. The Art of Changing. Bath, England: Ashgrove Press, 1989.

Piontelli, Alessandra. From Fetus to Child: An Observational and Psychoanalytic Study. London & New York: Tavistock/Routledge, 1992.

Romanes, G. J. Cunningham's Textbook of Anatomy, Tenth Edition. London: Oxford University Press, 1964.

Romer, Alfred Sherwood. The Vertebrate Story. Chicago: The University of Chicago Press, 1959.

Samuels, Mike, and Nancy Samuels. Seeing with the Mind's Eye. New York: Random House Inc., 1975.

Sweigard, Lulu E. Human Movement Potential, New York: Harper & Row, 1974.

Todd, Mabel Elsworth. The Thinking Body. New York: Dance Horizons, 1972.

Torrey, Theodore W. Morphogenesis of the Vertebrates. New York: John Wiley & Sons Inc., 1962.

Warfel, John H. The Extremities, Fourth Edition. Philadelphia: Lea & Febiger, 1974.

―――. The Head, Neck and Trunk: Muscles and Motor Points, Fourth Edition. Philadelphia: Lea & Febiger, 1973.

Watson, Lyal. Supernature. London: Coronet Books, 1974.

Whyte, Lancelot Law, Editor. Aspects of Form. London: Lund Humphries, 1968.

Wilentz, Joan Steen. The Senses of Man. New York: Thomas Y. Crowell Co., 1971.